揭牌

于天启省名中医
传承工作室揭牌

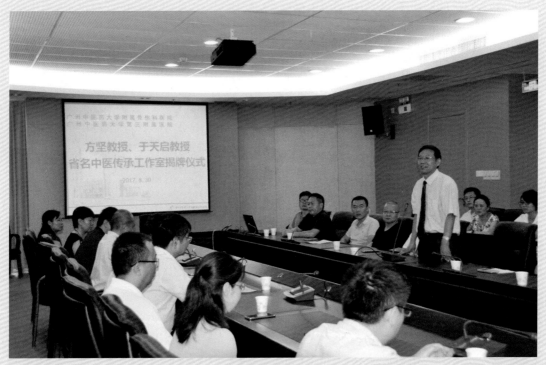

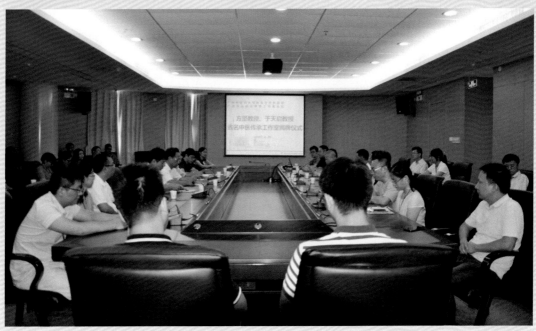

拜师

于天启省名中医
传承工作室拜师

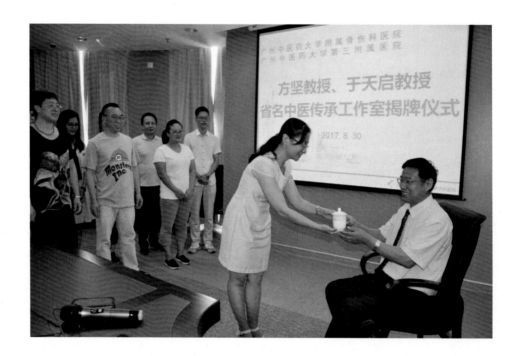

挂牌

于天启省名中医
传承工作室挂牌

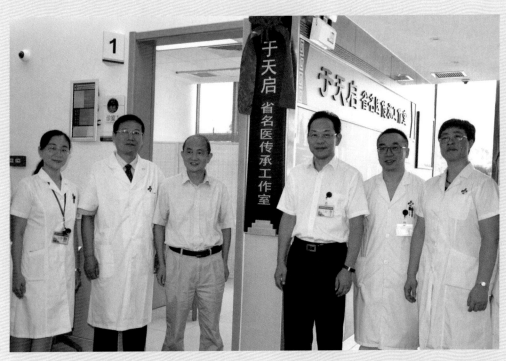

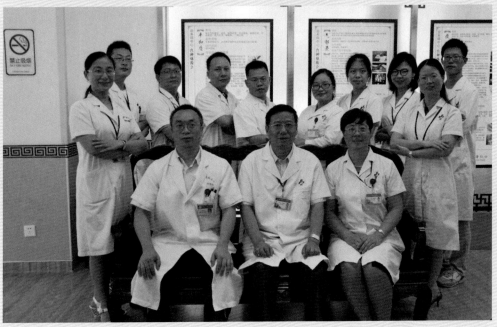

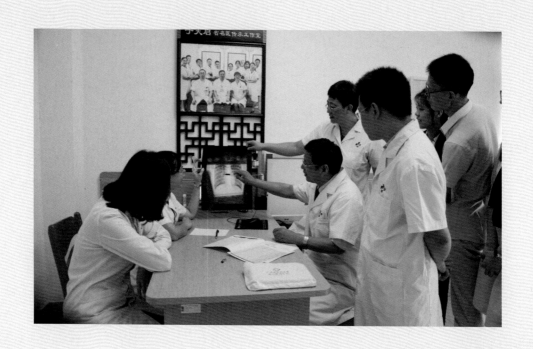

交流掠影

于天启省名中医传承工作室
临床、教学、学术交流掠影

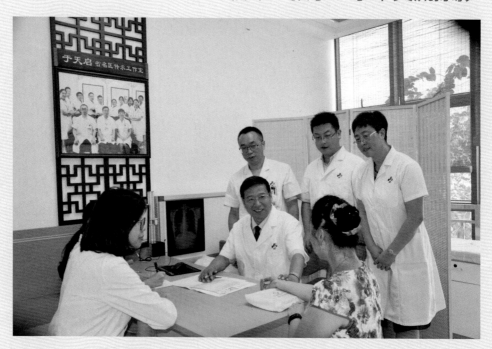

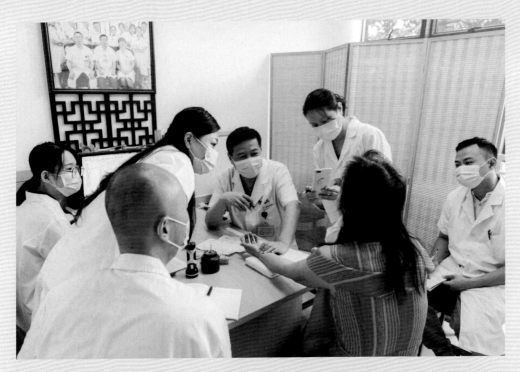

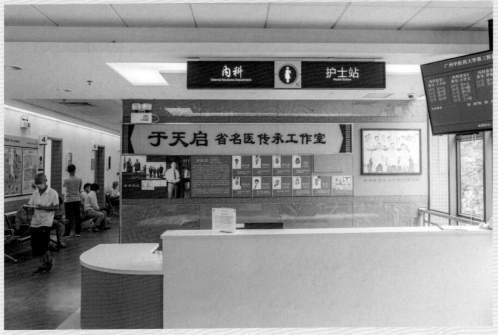

交流掠影

签约

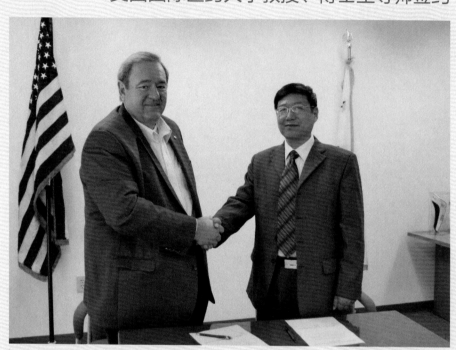

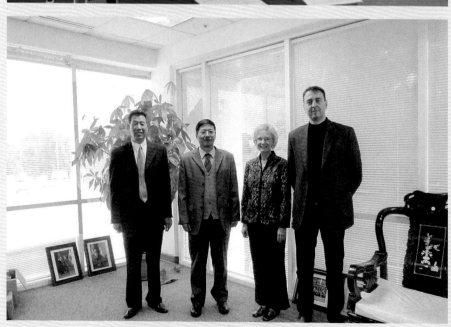

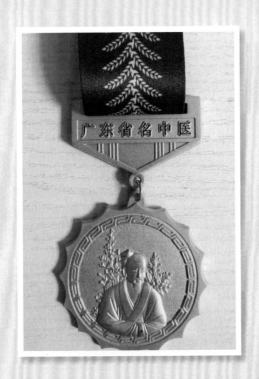

广东省名中医
荣誉称号

荣誉证书

于天启 同志在中医药工作中做出显

著成绩，特授予广东省名中医称号。

粤府证〔2017〕0001号 　　　　　　二〇一七年九月十八日

广东省第四届"羊城好医生"
荣誉称号

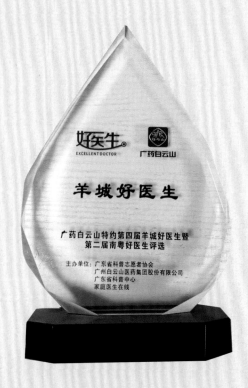

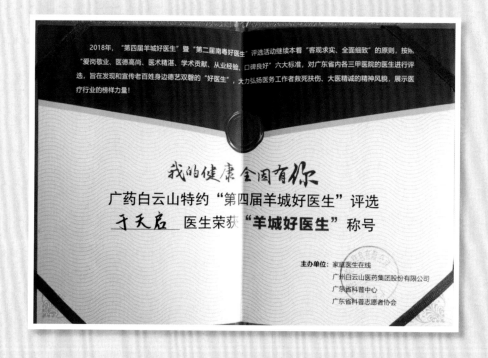

于天启 主编

临证撷要

于天启
名中医经验传承

SPM
南方传媒

广东科技出版社
全国优秀出版社

·广州·

图书在版编目（CIP）数据

临证辑要：于天启名中医经验传承 / 于天启主编. —广州：广东科技出版社，2022.7

ISBN 978-7-5359-7836-3

Ⅰ.①临…　Ⅱ.①于…　Ⅲ.①中医临床—经验—中国—现代　Ⅳ.①R249.7

中国版本图书馆CIP数据核字（2022）第048239号

临证辑要——于天启名中医经验传承

LINZHENG JIYAO——YU TIANQI MINGZHONGYI JINGYAN CHUANCHENG

出 版 人：严奉强

责任编辑：曾永琳　郭芷莹

装帧设计：友间文化

责任校对：曾乐慧　李云柯

责任印制：彭海波

出版发行：广东科技出版社

（广州市环市东路水荫路11号　邮政编码：510075）

销售热线：020-37607413

http://www.gdstp.com.cn

E-mail：gdkjbw@nfcb.com.cn

经　　销：广东新华发行集团股份有限公司

印　　刷：广州市东盛彩印有限公司

（广州市增城区新塘镇太平洋工业区十路2号　邮政编码：510700）

规　　格：787 mm×1 092 mm　1/16　印张20　插页4　字数410千

版　　次：2022年7月第1版

2022年7月第1次印刷

定　　价：108.00元

编委会

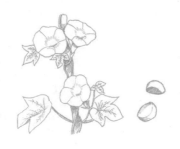

前　言
Preface

　　本书是于天启省名中医传承工作室临床实践经验的总结，供广大中医工作者及中医爱好者学习参考。书中的观点仅属一家之言，旨在抛砖引玉，恳请各位读者不吝斧正，争鸣创新，扩展新知，振兴中医，后学幸甚！

　　全书主要内容分为四部分。医考自录篇为于天启名中医自传。守正传薪篇为于天启省名中医传承工作室团队专家、研究生、师承弟子对临证中遇到的中医理论问题及临床疑难问题的授业解惑，分为话远古河图洛书、万物变化运与气、人与自然一本源、一阴一阳谓之道、生克制化在五行、观脏象司外揣内、风为阳邪善多变、气机逆乱病丛生、百病多由痰作祟、排疑解难思路广、中药气味藏玄机、中药煎服学问大、养生保健循规律13个专题，解释中医阴阳、五行之源流，中医精髓整体观念、辨证施治，中医理、法、方、药原则，中医的生命观与生、长、盛、壮、老、已规律。认真阅读本书，可对中医

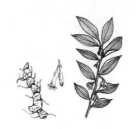

前言

防病、治病理论有更深层次的理性感悟。师承心得篇是于天启省名中医传承工作室师承弟子临证心得精选。临证撷粹篇为于天启省名中医传承工作室团队专家、研究生、师承弟子临证诊疗的典型验案及跟诊感悟，分为缺铁性贫血、巨幼细胞贫血、慢性再生障碍性贫血、地中海贫血、肾性贫血、肿瘤相关性贫血、真性红细胞增多症、原发免疫性血小板减少症、原发性血小板增多症、过敏性紫癜、白细胞减少症与粒细胞缺乏症、慢性粒细胞白血病、骨髓增生异常综合征、多发性骨髓瘤、恶性淋巴瘤、高脂血症、糖尿病、痛风共18个专病，重点是运用中医理、法、方、药的临床思考、难点分析、方药体会，并附有西医疾病诊断标准及疗效评价标准以供参考。如认真阅读，可以启发中医思维，提高中医临床实践能力。全书通俗易懂，简、验、廉、便，易学易用。

中医五千年临床实践表明，中医药是一个伟大的宝库。进入二十一世纪，科技日新月异，随着5G和6G技术发展，云计算大数据开发，边缘学科交叉融合，脑科学量子研究等深入进行，中医振兴是历史的必然。

2022年5月于雅居蓝湾书斋

目录

师承心得

临证撷粹

后记

引子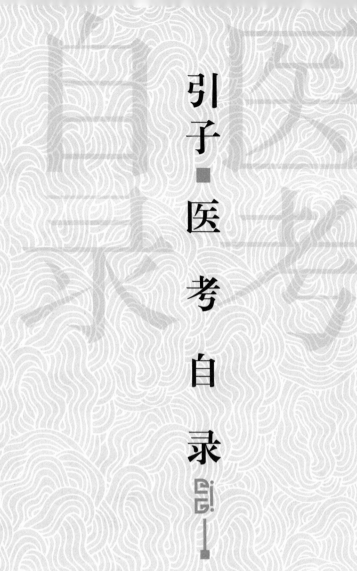

引子·医考自录

光阴荏苒，白驹过隙，弹指之间，从医之路四十年。蓦然回首，斗转星移，医道漫漫其修远，求索岐黄辑录传。

一、久有心志，要为良医

我生长在河南省淮阳县（今周口市淮阳区）齐老乡一个名叫于集的小乡村。二十世纪六十年代，于集村大队由十个小队组成，自然人口两千余人，是齐老乡最大的自然村，长期住户基本都是于姓。我的伯父于世荣，字子房，是村里的赤脚医生，大家尊称他为"大先生"，村民有感冒、肚子痛等都请他治疗。伯父为人和善，总是面带微笑，与邻里关系融洽，不管严寒酷暑，也不管白天黑夜，无论哪家有患者都是随喊随到。看到伯父用针灸解除患者痛苦于瞬间，我觉得伯父很厉害、真了不起。当无数次看到患者痛苦万状但经伯父针灸后露出欣慰笑容，当无数次看到农忙时很多人主动帮伯父割麦、收秋，当无数次看到乡邻碰到伯父时的那种尊重、敬仰，我越来越崇拜伯父，越来越觉得当"大先生"真好，内心深处渐渐萌生长大也要学伯父当"大先生"的念头。机缘巧合之下，1980年高考，我如愿以偿被河南中医学院（现河南中医药大学）录取，开始了学医生涯，终于实现了一直伴随我成长的要当"大先生"的梦想。

二、勤求古训，融会新知

我于1980年9月进入河南中医学院就读，1985年6月以优异的成绩毕业，获学士学位。五年间我系统学习了中医阴阳、五行、脏象、经络、中药、方剂等基础理论，中医内、外、妇、儿、针灸、耳鼻喉，以及西医解剖、生理、病理、药理、诊断等各科理论，精读了《黄帝内经》

《伤寒论》《金匮要略》《温病条辨》《神农本草经》等经典，通读了历代名医、名家之著作，尤其是金元四大家著作，写了大量读书笔记，对经典章节、名言、名句等反复背诵，深刻领悟。课余时间去图书馆查阅中西医文献，关注中医中药研究进展，关注现代医学的学术前沿动态及医疗模式，研究比较中西医对疾病的认知方法、治疗措施、疗效评价等，发现随着社会进步、科技发展，西医检查设备越来越先进、治疗技术越来越尖端、治疗药物越来越精准，但临床疾病却是越看越多，越看越复杂。尤其新发、突发未知病，肿瘤、血液疑难病等仍然是困扰临床的难题。反思医疗现状，总觉得目前西医的教育模式、医学思维模式有待创新，而中医的治未病理念及简、验、廉、便的方法更值得深思和研究。

三、临证实践，汲取众长

小时候跟随伯父看病时，伯父曾让我背诵汤头歌诀及一些简单的针灸穴位口诀。

我真正的临床实践是1980年以后的四个阶段，回想起来，受益颇丰。

第一阶段是大学期间，我体验了中医单验方治病，深深体会到中医治病的神奇之处和中医的博大精深，至今记忆犹新。第一次是大二的时候，我乡高中老师（男，41岁，胃痛、胃胀、消瘦三年余，加重半个月）来省会找我带他去郑州某大医院就诊，经化验、拍片、B超、胃镜等检查，确诊十二指肠球炎、十二指肠球部溃疡（前壁），口服抑制胃酸药、胃黏膜保护剂、促胃肠动力药一个月，症状时轻时重、反反复复。复诊，诊断同前，仍给予以上同类西药，病情不见好转，遂失去信心。后想改服中药试试，即向我索方，我把收集到的治胃病单验方推荐给他试用：干净猪肚1个，纳入白术50g、高良姜30g、小茴香30g、加水4碗，煮开后改小火，慢炖一小时去药渣，分三次于餐后两小时左右服用。他服用后自觉胃痛、胃胀症状明显减轻，连续吃了6个猪肚，症状消失，后每周按此方服用两次巩固，三个月后复查，炎症消失，溃疡愈合。此后多次使用此方，发现此方对脾胃虚弱或脾胃虚寒型胃病效果较好。第二次是本家于姓侄儿，九个月大，患解颅病，西医诊断脑积水，跑遍省内各大医院皆束手无策，对症治疗无明显效果，每日抽搐三十多次。后经多方询问，找到一位开个体诊所的年近七十的苗姓退休老中医，看儿科病远近闻名，看诊后给自制的红色小药丸一瓶，每粒绿豆大小，一次六粒，一天三次，开水化开服用。真是想不到的神奇，侄儿服药一周后抽搐便控制住了，连续服药半年，抽搐未再发作。大学期间我曾多次侍诊"窥方"，未果，仅知道有朱砂、琥珀、大黄、牵牛子几味药材，引以为憾。第三次是我自己牙疼，非常痛苦，止痛药也不起作用，于是去找邵经明老师，小小银针仅针刺翳风、合谷、内庭三个穴位，疼痛立止，真是不可思议。

第二阶段是大学期间我在河南中医学院第一附属医院、河南省人民医院中医科临床见习、实习，培养了中医思维，坚定了中医理念。对我影响最大的经历是跟诊妇科褚玉霞老师、内科周世印老师。褚玉霞老师擅长治妇科病，尤其对痛经、月经异常用药出神入化，效如桴鼓，令人敬佩。我曾跟诊抄方300张，总结基础用药8味、基本用方6个，观察体会其辨证选药60余味，对益母草、苏木、刘寄奴、王不留行、五灵脂体会深刻，受益匪浅，至今我临床治疗痛经，用之得心应手。周世印老师擅长中西医结合治疗内科疑难杂症，尤其是肾病综合征、系统性红斑狼疮、再生障碍性贫血、慢性支气管炎合并肺气肿、冠心病、骨髓增生异常综合征、肺癌、肠癌等，积累了丰富的临床经验。我曾跟其抄方500余张，总结基本用方10个，观察体会其辨证选药80余味，对瓦楞子、青礞石、曼陀罗、罂粟壳、三棱、莪术、槐花、皂角刺治疗肺癌、肠癌的疗效、机制多有感悟，现在科内使用的自制专药——通络止痛贴治疗顽固性疼痛疗效显著，其中有一味主药即是从曼陀罗花中提取的。

第三阶段是1985年大学毕业后被分配到河南省西华县中医院至2000年的15年间，我先后在病房、急诊、门诊从事一线医疗工作。当时西华县中医院有四大名医，县内闻名，人人皆晓。对他们我非常佩服，常常抽空跟诊，并利用业余时间到中药房查找他们的看病处方，反复揣摩学习，总结归纳常用经验方16个，观察体会他们的常用药物百余味。在临床我能熟练掌握、灵活应用的有：马凤书院长补中益气汤加减生大黄、熟大黄、大黄炭或酒洗大黄及限制大黄的煎煮时间治疗胃系疾病，补阳还五汤加减土鳖虫、豨莶草、鸡血藤、丝瓜络等治疗卒中后遗症，小青龙汤加减桔梗、前胡、紫菀、款冬花、旋覆花、百部等治疗肺胀等肺系疾病的方法；妇科老中医庞云龙经验方治疗不孕不育、更年期综合征的方法；骨科老中医高红太经验方治疗痹病关节痛的方法；癫痫科老中医马春堂经验方治疗癫痫的方法；儿科老中医李文贤经验方治疗儿科食积、消化不良的方法等。1988年3月至1989年9月，医院选派我到北京中医学院东直门医院（现北京中医药大学东直门医院）进修心血管病一年、消化病半年，主要收获有两方面。其一是临床工作让我加深了对中医基础理论脏腑气血的理解，熟练了基本技能操作。如于维杰教授运用血府逐瘀汤加减治疗心系疾病，让我对补血与活血、益气与活血、行气与活血、祛瘀与活血等气血关系的辨证有了深层次理解，尤其对调畅三焦气机的灵活用药有所顿悟。方中桔梗、柴胡、枳壳调畅上、中、下三焦气机，临床随病、随症加减，常选瓜蒌皮、薤白、紫菀、郁金、姜黄等调理上焦气机，延胡索、乌药、香附、青皮、麦芽等调理中焦气机，枳实、厚朴、大腹皮、小茴香、益母草等调理下焦气机。气血选药、变通灵活，万变不离其宗。另外，在进修期间我不怕苦、不怕累，主动加班，多值夜班，抢做胸穿、骨穿、腰穿、腹穿等操作，日积月累，熟能生巧。其二是协助麻仲学博士完成《中国医学诊法大全》的组稿、审稿、定稿及负责《中国医学预防法大全》的写作体例（担任编写办公室主任），与全国各地专家的沟通交流，让我拓宽了中医视野，中医思维也系统化了。回顾1985—2000年的15年，我的临床业务精益求精，诊疗水平不断提高，至1990年工作5年后，我在当地已小有名气，慕名而来的患者越来越多，医院各科及院领导遇到医疗棘手问题常常请我会诊。到1998年我已位列西华县中医院六大名医之一，全院医护及广大患者尊称我为"于仙"。

第四阶段是2000年我39岁那年参加全国硕士研究生统考，被广州中医药大学第一附属医院录取，师从陈志雄教授，开展专科血液肿瘤疾病的系统研究。2002年在中山大学第一附属医院血液科进修血液病九个月，又全面学习了现代医学血液病细胞形态、免疫表型、遗传基因、分子生物学发病机制及靶向、靶点、生物免疫等新疗法。2004年参与创建广州市中医医院血液肿瘤科，2006年广州市中医医院血液肿瘤科通过国家中医药管理局重点专科评审，成为国家级重点专科建设单位。2006年遴选为广州市20名中医临床优秀人才，跟师丘和明教授、王清海教授三年。2008年遴选为广东省100名中医临床优秀人才，跟师陈志雄教授、邱健行教授三年。2010年遴选为国家中医药管理局第二批222名全国优秀中医临床人才（广东省5名），跟师陈志雄教授、陈信义教授、马凤书主任医师三年。中医临床优秀人才培养期间曾游学跟诊多名国医大师、多名全国名中医，并参观全国各地特色科室、特色疗法20余次。经过三年研究生深造及多年跟师、跟诊、游学，我的中医文化底蕴渐渐深厚，中医治病功底渐渐夯实，面对临床千变万化的疑、难、危、重疾病，能做到心中有数。正如《黄帝内经》所要求的那样，通过诊察患者的色泽和脉搏，就能辨别病症属阴属阳；通过审察面部五色的亮泽或重浊，就能知道病的部位；通过观察呼吸，听患者发出的声音，就可以得知所患的病苦；通过诊察四时色脉的正常与否，就能分析为何脏何腑的病；通过诊察寸口的脉，从它的浮、沉、滑、涩，就能了解疾病产生的原因。

四、知常达变，活学活用

知常达变、活学活用是中医辨证施治的活灵魂，也是中医技术水平及思维境界的体现。随着长期的临床实践，疑、难、危、重疾病越看越多，我深深体会到只有知常才能达变，学会变通才能活用。

达变活用是临床中医治疗疑难杂症的最根本的辨证方法，也是最根本的施治方法，因此临床的关键是要谨察把握阴阳所在而调之，以平为期。具体体现有攻补兼施、寒热同用、敛散同用、通涩同用、以毒攻毒等。如虚证宜补，实证宜泻，人尽知之，然体弱之人，冒风伤食，或强壮之人，劳倦亡阳，或本不亏虚，邪深难出，或本已极虚，外邪尚伏，种种不同。若单纯用补，则邪气易留；单纯用攻，则正气随脱。治不得当，此病未愈，彼病又起，故临床宜攻补兼施、寒热同用、扶正祛邪、调和阴阳。如半夏泻心汤用芩、连之苦寒以降，干姜之辛热以温。黄连汤用黄连清胸中之热，干姜温脾胃之寒，桂枝宣通上下之阳气，半夏降逆止呕。附子泻心汤用滚开水浸泡大黄、黄连、黄芩，使其以治气分之热痞，附子用水专煎，取其味厚力雄，以专补肾间阳气之虚。乌梅丸中附子、干姜、桂枝温经扶阳以胜寒；川椒、细辛味辣性温，通阳破阴，黄连、黄柏苦寒，清热除烦。干姜黄芩黄连人参汤用黄芩、黄连以泻上热，用干姜温脾以祛中寒，此类方皆清上、温下、辛开、苦降、寒热并用。再如久咳，在降气止咳基础上稍加宣肺升提药提壶揭盖，久泻在收涩止泻基础上稍加通便、利湿药，顽固汗证在敛汗基础上稍加透散药，此类皆是敛法、涩法的灵活变通，活学活用。

以毒攻毒是临床治疗疑、难、危、重疾病的常用方法，如若使用得当，疗效立竿见影。夫成病之由，无非外感内伤，六淫致病，过盛者成毒。内伤饮食郁积成食毒，湿邪过盛成湿毒，热邪过盛成热毒，痰瘀搏结成瘀毒，时行疫疠成瘟毒。治疗毒邪，当以毒攻毒，邪毒不去，病体不安。与无毒中药相比，有毒中药具有功专力强、作用迅速等优点。如催吐之瓜蒂、常山；泻下之巴豆、甘遂、牵牛子、大戟、芫花；驱虫之雷丸、苦楝子；镇惊祛风之全蝎、蜈蚣；治风湿之雷公藤、白花蛇；治痛痹之草乌、川乌；止痛之细辛；平喘发汗之麻黄；治鼻渊之苍耳子；治痢之白头翁；治咽喉肿痛之山豆根；麻醉之洋金花；治癌症之斑蝥、蟾蜍等。但古人也有云：毒（药）能愈病，也能杀人，因此有文献称有毒中药为"虎狼之药"，但也有一些医家称其为"特效药"，如金元大家张从正选用有毒中药治疗顽症、痼疾多能应手取效。现代临床实践证明有毒中药具有双重性，使用得当可治疗顽病痼疾，但剂量很难把握，稍有不慎，就会有中毒的危险，甚至致残、致死。经过长期临床实践，我用有毒中药治疗疑难杂症积累了一定经验，如自拟七星丹主药砒霜、马钱子治疗再生障碍性贫血，十星丹主药蟾酥、牛黄治疗白血病，加味控涎丹主药甘遂、大戟、牵牛子治疗胸腔积液、腹水，加味礞石滚痰丸主药青礞石、五灵脂治疗肺癌，加味六味地黄丸主药斑蝥、九香虫治疗紫癜肾、顽固蛋白尿，加味手捻丹主药曼陀罗花、雷公藤治疗硬皮病，加味磁朱丸主药朱砂、琥珀治疗癫痫，皆取得较好效果。

广州市中医医院血液肿瘤科自2004年创建以来，收治疑、难、危、重患者越来越多，科室规模逐渐扩大，业务技术水平不断提高，行业内知名度及影响力不断扩大。2009年我调入广州中医药大学第三附属医院组建血液肿瘤科，任科主任。2013年广州中医药大学第三附属医院血液肿瘤科通过广东省中医药局评审成为省级重点专科建设单位，2017年通过验收挂牌。2018年广州中医药大学第三附属医院血液肿瘤科通过国家中医药管理局评审成为国家级华南区域中医血液病诊疗中心培育单位，同年我获得"广东省名中医"荣誉称号。

五、守正创新，薪火传承

我自幼喜欢医学，四十年来系统学习了中西医基础知识和临床各科理论，博览百家丛书，熟记经典，发皇古义。在市级、省级、国家级中医临床优秀人才培养期间，锲而不舍，长期坚持读经典、做临床、拜名师、融新知，十余年间总结丘和明教授、陈志雄教授、陈信义教授、王清海教授、邱健行教授、张磊教授、马凤书主任医师等国内知名专家典型验案180例，包括常见病、多发病、急症、疑难重症，涉及内、外、妇、儿、五官等各科病种60多个。书写中医四大经典读书笔记60余篇，书写临床心得体会90篇，对河图洛书、阴阳五行、五运六气、天人合一、脏腑经络等有了深入理解，由感性认识转变为理性感悟。

临床看诊融八纲辨证、脏腑辨证、六经辨证、卫气营血辨证、三焦辨证、经络辨证于一体，抓住风、寒、暑、湿、燥、火六淫本质，探讨疾病变化规律，据"症"辨"证"、由"证"辨"病"，因病症立法、因法处方、因方遣药，理法方药，丝丝入扣。我擅长中西医结合治疗疑难杂症，特别对血液肿瘤之白血病、各种贫血、紫癜、肺癌、肠癌、骨髓瘤、淋巴瘤等有独到的研究及学术见解。自拟益髓颗粒治疗紫癜，经验方康元散治疗残存癌细胞，瘤癥消Ⅱ、Ⅳ号冲剂及九五穴位透毒贴治疗不同类型的癌病、癌痛，七星丹治疗各类贫血，十星丹治疗白血病等，都取得令人满意的效果，受到患者好评。

临床治疗过程突出中医特色，总结出中医治疗血液肿瘤的六大优势：①因人制宜，增强自身免疫，杀灭残存癌细胞，预防复发，提高康复治愈率。②辨证辨病相结合，减轻放疗、化疗的毒副作用，提高生活质量。③扶正祛邪、增效减毒，增强放疗、化疗的综合治疗作用，延长生命。④补先天、养后天相结合，促进术后康复，预防扩散转移。⑤专病专药、靶向治疗，如康元散治疗残存癌细胞，瘤癥消Ⅱ、Ⅳ号冲剂及九五穴位透毒贴治疗癌病、癌痛，七星丹治疗再生障碍性贫血等。⑥整体观念，根据患者身体状况，局部病灶及手术、放疗、化疗等情况进行全面评估，调和阴阳，带瘤生存。

我于2012年获聘美国国际医药大学教授、博士生导师，2015年获聘美国福特中医药大学教授，走出国门，主讲中医四大经典，授业解惑，传播中医精髓、振兴中医事业。2016年获聘广东省中医药局首批师承导师，跟诊副高1人、主治中医师1人，三年顺利结业，指导总结典型医案90例，评阅读经典笔记60篇，点评跟师心得60篇。2017年获聘广东中医师承教育研究中心临床实践指导老师，主讲方剂、中诊，临床师承跟诊4人。

2017年广东省中医药局启动于天启省名中医传承工作室建设项目，成立了以杨宏光副主任中医师为负责人的10人工作室建设专家团队，其中1名主任中医师，3名副主任中医师，2名主治中医师，3名住院中医师，1名网络信息工程师。制定了工作室建设规章制度、工作流程、人才培养规划。在工作室建设周期内继承专家学术思想，整理专家学术经验，出版专家验案著作1部，立项专科领域科研课题2项，发表学术论文5篇，培养学术继承人3名。以血液肿瘤专病为中心，工作室注重中医药传承创新，不断学习新技术，先后派工作室负责人杨宏光副主任中医师到中山大学肿瘤医院学习流式细胞术、干细胞免疫新疗法。回科后开展中药离子透毒疗法、穴位贴敷止痛量表观察等，丰富了中医治疗方法，进一步提高了临床疗效，受到患者的一致好评。派师承继承人冯明辉副主任中医师到北京中医药大学东直门医院血液肿瘤科学习中药热灌注介入疗法，增效减毒，提高了患者生活质量，减少了癌细胞扩散转移，提高了患者生存率。另外，工作室还与美国国际医药大学、广州中医药大学第一附属医院、广东省中医院等多家单位合作,特别是在中医药防治血液肿瘤病研究领域,搭建新平台,塑造名医、名科品牌,推动中医内科学科血液肿瘤专科建设发展。

于天启省名中医传承工作室建设项目于2020年11月通过验收挂牌。在论著、论文、科研等方面,参与论著《中国医学诊法大全》《缺血性肢体疼痛与镇痛》《血证集成——丘和明教授学术经验与传承》《全国中医药行业高等教育"十三五"创新教材——中医血液病学》等重点章节的编写,发表学术论文36篇,主持或参与国家"973"计划重大课题、省自然科学基金课题、省科技计划课题等5项,获省级科技进步三等奖2项,参与培养博士研究生6名、硕士研究生13名。

六、振兴中医,造福人类

中医是中国传统文化的重要组成部分,是五千年中华文明的结晶,具有完整的理论体系。其精气神学说、阴阳五行学说、气血津液学说、脏象学说、经络学说、体质学说、病因学说、病机学说、治则学说、养生学说等,天人合一、天人相应的整体观及辨证论治体系具有超强的实用性、科学性、先进性、超前性。

大道至简,中医把人看作一个生物机器,认为人的生命是全息的,受内在环境和外在环境的影响,在生、长、盛、壮、老、已的不同阶段,形与神自稳平衡的动态变化(生生之气)通过神、色、形、态垂象于外(信息)。中医望、闻、问、切,取象比类,司外揣内,透过现象看本质,运用理、法、方、药,调节动态平衡,无论新发病、未知病、疑难病、亚健康等皆可迎刃而解,方法简、验、廉、便。

西医与中医属于两个不同的理论体系,西医指标定量、客观,通过解剖、实验,把形体物质研究逐渐微观化,从形体到系统、从系统到器官、从器官到组织、从组织到细胞，又从细胞形态到细胞免疫、从细胞免疫到细胞染色体、从细胞染色体到细胞基因、从细胞基因到细胞分子构成等研究取得了非凡的成就，人体生理、病理机制一目了然。而且随着科技发展，检查设备越来越先进，治疗措施越来越尖端，治疗方法越来越精准，但临床实践反而是疾病越看越多，亚健康、未知病、突发病、疑难病仍然困扰临床医生。

反思现状，我觉得西医的研究方向、医疗思维模式有待创新发展。其一，对人进行碎片化的微观精准研究犹如盲人摸象，只见树木不见森林，虽然局部定量客观，但很难反映整体生命本质。其二，对人进行碎片化研究，方法孤立、静止，不能反映生命的全息动态变化。其三，物竞天择，微生物属性很难被人认知。如新发病或突发病，有的属未知细菌、真菌或病毒感染，研究费时费力，从研究清楚病因，生产出检测诊断试剂，再到生产出药物，周期漫长，甚至还没有等到研究清楚，细菌或病毒已经发生变异。因此，目前这种单纯针对结果的医疗研究模式存在严重缺陷。

反观中医，治病理念超前，整体观念、辨证施治，能透过症状信息看本质，八纲辨证能定性，五脏辨证能定位，理、法、方、药一体，理、法天人合一、天人相应，方、药取之不尽、用之不竭，简、验、廉、便，大道至简。实践表明，人体生命不是僵死的、静止的、支离破碎的，而是整体的生克制化，动态平衡。身体的疾病，当然也不是僵死的、静止的、支离破碎的，也是同人一样在不停地动态变化。

因此，随着5G和6G技术发展，云计算大数据开发，边缘学科交叉融合，脑科学量子研究等深入进行，中医精气神理论研究、经络研究、治未病研究等将脱胎换骨，二十一世纪中医必将成为人类养生保健的主流医学，这是历史的必然，我们有责任振兴中医，造福人类。

守正传薪

一、话远古河图洛书

河图洛书要说简单则非常简单，仅仅是两幅星象绘图而已，它们反映的是宇宙星象分布及变化规律。但究其内在本质，要多复杂就有多复杂，星象分布及变化的自然现象背后隐藏数理法则，天地气象、物候变化之原动力，自然界万物生、长、化、收、藏之秩序，以及人类生、长、盛、壮、老、已之往复循环、生生息息，尽在其中。也可以说河图洛书神奇奥秘、玄妙无比，是中医生命之源泉。

（一）河图洛书之源流

河图洛书是中国远古时期流传下来的两幅神秘图案，相传上古伏羲时代，黄河中浮出龙马，背负"河图"献给伏羲，伏羲依此画成八卦。大禹时代洛水中有神龟出现，背驮"洛书"呈献大禹，大禹据此将天下划为九州，制定九章大法。后来周文王又根据伏羲八卦研究出文王八卦和六十四卦，也称《周易》或《易》。河图、洛书在现存文献《尚书》《易传》及诸子百家著作中亦有收录，但其最有名的出处即《易·系辞上》中的"河出图，洛出书，圣人则之"这句话。后来北宋易学家刘牧，精研陈抟所传《龙图易》，著书《易数钩隐图》，第一次将这两幅图案命名为河图、洛书。

有关河图、洛书的起源出处，自秦汉以来研究资料汗牛充栋，但扑朔迷离，众说纷纭，仁者见仁、智者见智，是中华文明史上的千古之谜，至今仍未解开。综合参考文献，部分学者赞誉河图洛书是"宇宙魔方"，是史前文明的结晶，但大部分学者认为河图、洛书是中国传统思想文化中自然哲学与社会实践的两幅缩影图，反映了5 000年来宇宙星体分布排列规律及天地时空运转变化规律。一直以来，河图、洛书就被

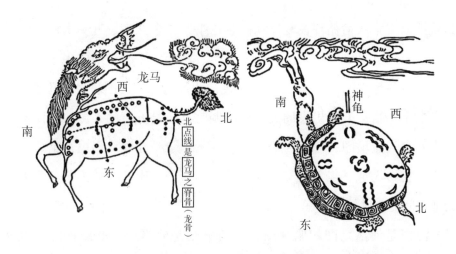

认为是中国传统文化之源，中华文明之瑰宝。中医是中国传统文化的重要组成部分，因此也可以说河图、洛书是中医之源头。本人通过学习河图、洛书，对中医阴阳学说、五行学说、脏象学说及四大经典理论深有感悟。

（二）河图洛书是宇宙星象结构模型简图

1. 河图洛书的二维结构及内涵

上古时期，古人为了认识宇宙自然现象，仰观天文，俯察地理，近取诸身，远取诸物，长期思考，把恒星按几个为一组结合在一起，每个组合给一个名称。这样的恒星组合称为星官。不同星官所占的天空区域范围各不相同。众多的星官中有28个占有重要的地位，这就是三垣二十八宿。到唐代出现了《步天歌》，三垣二十八宿发展为中国古代的星空区域划分体系，颇似现今天文学上的星座。三垣是紫微垣、太微垣、天市垣。二十八宿即东方青龙七宿：角、亢、氐、房、心、尾、箕，北方玄武七宿：斗、牛、女、虚、危、室、壁，西方白虎七宿：奎、娄、胃、昴（mǎo）、毕、觜（zī）、参，南方朱雀七宿：井、鬼、柳、星、张、翼、轸（zhěn）。另外把五颗运行的行星称为五纬，即木曰岁星，火曰荧惑星，土曰镇星，金曰太白星，水曰辰星。五星运行，其轨迹以二十八宿循环往复。河图、洛书乃二十八宿、五星出没宇宙时空的天象。五星一般按木、火、土、金、水的顺序，相继出现于北极天空，每星各行72天，五星合周天360度。由此可见，河图、洛书乃根据本宇宙二十八宿、五星出没的天象而绘制，这也是五行的来源。河图本是二十八宿天象星图，其用为地理，故在天为象，在地成形也，寓意极多极广，玄妙无穷。洛书其实就是五行星运行至二十八宿的天象，是表述天地空间变化脉络的图案。

河图是河洛之图的俯视图，而洛书则是河洛之图的侧视图，也就是说，河图与洛书是天体运行到特定位置时的平面投影图。无论是河图还是洛书，都是三维星体图的表象，河洛之图真正的形状是双螺旋结构的。天地万物有气即有形，有形即有质，有质即有数，有数即有象，气、形、质、数、象五要素用图形表达即为河图、洛书。

河图、洛书中东西南北、上下左右和四面八方的交叉点称为"中"。河图之象用排列成数阵的黑点和白点表示，由一、二、三、四、五、六、七、八、九、十组成，用十个黑白圆点表示阴阳、五行、四

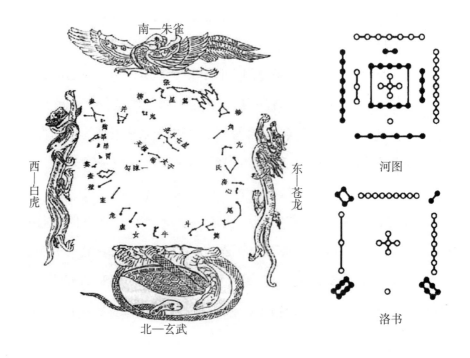

南—朱雀

西—白虎

东—苍龙

北—玄武

河图

洛书

象。白点表示阳的常态和极态两种运行状态，黑点表示阴的常态和极态两种运行状态。

图形排列特点是一、六在后，二、七在前，三、八在左，四、九在右，五、十居中。与宇宙东、南、西、北、中五个方位的对应关系如下。

北方：一个白点在内，六个黑点在外，表示玄武星象，五行为水。

南方：二个黑点在内，七个白点在外，表示朱雀星象，五行为火。

东方：三个白点在内，八个黑点在外，表示青龙星象，五行为木。

西方：四个黑点在内，九个白点在外，表示白虎星象，五行为金。

中央：五个白点在内，十个黑点在外，表示时空奇点，五行为土。

因此，河图的内涵为一、六为水，居北；二、七为火，居南；三、八为木，居东；四、九为金，居西；五、十为土，居中。北方水生东方木，东方木生南方火，南方火生中央土，中央土生西方金，西方金生北方水，此五行相生之序也。河图中的黑白点数相加总和五十五，其中一、三、五、七、九是天数，二、四、六、八、十是地数，天数累加是二十五，地数累加为三十，两数之和五十五即为天地总数。河图中的天数是奇，是阳；地数是偶，是阴，阴阳相索。据古代哲学家的解释，河图中上、下、左、右、中五组数目分别与金、木、水、火、土五行有关。金、木、水、火、土这几种物质基本形态的生成与转化，甚至天地万物的生长与凋亡，都可以从这张图上得到验证，由此定义这十个自然数中一、二、三、四、五为生数，六、七、八、九、十为成数。从而得出五行相生之理，天地生成之道。

洛书将河图四方的八个数旋转排成八方而为八卦，只是将火的二、七与金的四、九变换了位置，同时土五为中显用而寄八方，土十则不显而藏于用。

变化之后的洛书特点：戴九履一（上九下一），左三右七，二、四为肩，六、八为足，五居中央。其内涵为一、六水克二、七火，二、七火克四、九金，四、九金克三、八木，三、八木克五中土，五中土克一、六水，此五行相克之序也。因此，河图、洛书也是中医五行学说之来源。

2. 河图与洛书的关系

一般认为河图为体，洛书为用；河图主常，洛书主变；河图重合，洛书重分；方圆相藏，阴阳相抱，相互为用，不可分割。汉代刘歆认为"河图洛书相为经纬"；南宋朱熹、蔡元定认为"河图主全，故极于十；洛书主变，故极于九"。"河图以五生数统五成数而同处于方，盖揭其全以示人而道其常，数之体也。洛书以五奇数统四偶数而各居其所，盖主于阳以统阴而肇其变，数之用也"；南宋蔡沈《易学启蒙》认为"河图体圆而用方，圣人以之而画卦；洛书体方而用圆，圣人以之而叙畴"；《洪范皇极·内篇》认为"河图主象、洛书主数；河图主偶、洛书主奇；河图主静、洛书主动"；清代万年淳《易拇》以图之方圆论河洛关系，认为"河图外方而内圆""中十点作圆布""外四圈分布四方，为方形，十包五在内，仍然圆中藏方，方中藏圆，阴中有阳，阳中有阴之妙也。而十五居中，即洛书纵横皆十五之数，是又河图包裹洛书之象""洛书外圆而内方，圆者黑白共四十数，圆布精其外，包裹河图之象"，并认为"河图已具洛书之体，洛书实有运用河图之妙，因将图书奇偶方圆交互表之以图"；近代杭辛斋认为"河图为体而中有用，洛书为用而中有体"。另外，也有人认为河图重"合"，具有奇偶相配、阴阳互抱、生成相依的特点；洛书重"分"，具有奇偶分离、生成异位的特点，两者一分一合，体现对立统一、盛衰动静的辩证关系。

（三）河图构建天地万物生成模式

1. 河图生四象、定五行

河图本是星图，坐北朝南，左东右西，水生木、木生火、火生土、土生金、金生水，为五行左旋相生。中心不动，一、三、五、七、九为阳数左旋，二、四、六、八、十为阴数左旋；皆为顺时针旋转，为五行万物相生之运行。河图用为地理，故在天为象，在地成形也。在天为象乃三垣二十八宿，在地成形则为青龙、白虎、朱雀、玄武、明堂。河图定五行先天之位，东木西金，南火北水，中间土。五行左旋而生，中土自旋。故河图五行相生，乃万物相生之理也。土为德为中，故五行运动先天有好生之德也。土为中为阴，四象在外为阳，此内外阴阳之理；木火相生为阳，金水相生为阴，乃阴阳水火既济之理；五行中各有阴阳相交，生生不息，乃阴阳互根同源之理；中土为静，外四象为动，乃阴阳动静之理。若将河图方形化为圆形，木火为阳，金水为阴，阴土阳土各为黑白鱼眼，就是太极图了。此时水为太阴，火为太阳，木为少阳，金为少阴，乃太极四象也。故河图乃阴阳之用，易象之源也。

2. 河图生天地之数理

河图布东、南、西、北、中五个方位，并有天数五，地数五。其中，一、三、五、七、九为奇数阳数，相加得"二十有五"，这个和数便是天数；二、四、六、八、十为偶数阴数，相加得"三十"，这个和数便是地数。所以，"天数五"是指奇数一、三、五、七、九这五位阳数，"天数二十有五"则是指奇数"五位相得"之后的和数；"地数五"是指偶数二、四、六、八、十这五位阴数，"地数三十"则是指偶数"五位相得"之后的和数。《素问·上古天真论篇》开篇就讲："法于阴阳，和于术数。"术——算术，和——和数，是算术加法运算的得数。奇数阳数+1+3+5+7+9=+25，为天之大数，偶数阴数-2-4-6-8-10=-30，为地之大数，皆术数之和也。宋代邵雍《观物外篇》曰："乾坤起自奇偶。"也就是说天地是由奇偶之数变化而来的。但只有天奇地偶的五位之和，才能成天地之大器，这应是河图"五位相得"数理变化的意义，所以河图实质上是天地生成图。《素问·阴阳应象大论篇》曰："积阳为天，积阴为地……清阳为天，浊阴为地。"即阳数一、

三、五、七、九之和为二十有五，阳气轻清，至清至阳者升为天；阴数二、四、六、八、十之和为三十，阴气重浊，至浊至阴者降为地，此乃数和天地成也。河图的"相得"产生了天和地，阳数阴数只有同性聚集方可成天地之大数、极数。极则变，量至大至极则变。阳数一、三、五、七、九之和二十有五，乃河图最大的天数、阳数，也是天阳之极数，是天数之极，所以"积阳为天"，是量变到质变，是阳数积阳至大至极而量变为天。阴数二、四、六、八、十"五位相得"之和三十，乃地之大数极数也，所以阴数积阴至大至极量变而为地。《易·系辞上》曰："极其数，遂定天下之象。"

3. 河图生天地万物万象

河图以三与八合于东，七与二合于南，五与十合于中，九与四合于西，一与六合于北，天数与地数"而各有合"。奇偶相合就是天地相感、阴阳相合。《易·系辞下》曰："天地氤氲，万物化醇，男女构精，万物化生。""天地感而万物化

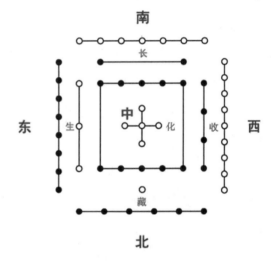

生。"明确指出阴阳相合、天地相感的结果是生命万物的化生，而生命万物化生的标志应该是生、长、化、收、藏五运轮回的生死之变化，即河图三与八合于东而"生"，七与二合于南而"长"，五与十合于中而"化"，九与四合于西而"收"，一与六合于北而"藏"。故河图奇偶相合，亦即"天数二十有五，地数三十"之"凡天地之数五十有五""而各有合"的数理变化。

4. 河图内含阴阳化合之道

明代张景岳曰："阴阳之理，阳为始，阴为终。"无始则无终，无生则无成，所以，以生成论，生为始，成为终，因此作为阳数的天数应是生数，是"阳为始"，作为阴数的地数应是成数，是"阴为终"。清代石寿棠《医原·阴阳治法大要论》曰："阳，天道也。阴，地道也。非天之阳，地亦不凝，而万物不生；非地之阴，天亦无依，而万物不成。"《观物外篇》在论述奇偶阴阳之数时曰："阳得阴而生，阴得阳而成。"及"无阴则阳无以生，无阳则阴无以化""天主生、地主成""阳生阴长"，这些都说明作为阳数的奇数就是生数，作为阴数的偶数就是成数。而所谓的生数一、二、三、四、五阴阳混合数相加则是阳数三（+1-2+3-4+5=+3），所谓的成数六、七、八、九、十阴阳混合数相加则是阴数八（-6+7-8+9-10=-8），这实际上是相佐相克的结果，正是三、八木主"生"。

（四）河图揭示了天地万物时空的衍变规律

河图的阴阳数是由太极阴阳演变而来的。太极首先演变出河图的奇偶阴阳之数。河图奇偶阴阳之数同性的"五位相得"之和之极则演变出天地之象，以五为建制的天地之象"而各有合"则成生、长、化、收、藏五运的万物之器，万物之器生、长、盛、壮、老、已的生死轮回、五运之变化则复归于鬼神之道也。河图揭示了天地万物的生成是按照太极、数、

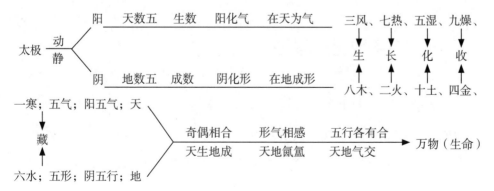

象、器的图式展开的，是太极阴阳生数，数则象，象则器，器变生死则复归鬼神之道也。

（五）学河图洛书的感悟

（1）河图、洛书所展示的数理、象数等内涵，是对宇宙万物之象的概括与总结。以黑白点展示的宇宙星象分布及衍变之象，揭示了阴阳与五行，以及时间与空间的高度关联性、统一性，是中医阴阳学说、五行学说、脏象学说等基础理论的本源。

（2）河图四象，春夏秋冬，寒热之极、之变是伤寒论、温热论的立论基础。如《伤寒杂病论》大青龙汤、小青龙汤、白虎汤、玄武汤等理法方药，以及《金匮要略·脏腑经络先后病》中"四季脾旺不受邪，即勿补之"，与河图、洛书四象时空变化及五行皆藉土的理论高度一致。金朝李东垣《脾胃论》中"内伤脾胃，百病由生"重视"中土"的思想也与河图、洛书一脉相承。

（3）河图、洛书"中和"及动态平衡的核心思想是指导中医治疗疾病的根本方法。

（4）《素问·阴阳应象大论篇》："阴阳者，天地之道也，万物之纲纪，变化之父母，生杀之本始，神明之府也。治病必求于本。"本者，阴阳也。因此探讨河图、洛书对中医守正创新、发扬光大、振兴腾飞，具有重要的历史意义和现实意义。

二、万物变化运与气

运指五运，即土运、金运、水运、木运、火运的总称。气指六气，即风、寒、暑、湿、燥、火的总称。五运六气，简称运气，中医的运气学说根据天人相应、天人合一的"六气、六律"和"五气更立"的周期变化理论，探讨自然变化的周期性并进一步研究其对人体健康和疾病的影响。中医运气学是以阴阳、五行、干支等为经纬，融自然、生命多领域知识形成的中医理论，用以阐释自然、生命与疾病的时空规律，是一门防病、治病与健康养生的学问。运气学说认为，人与自然界是一个动态变化着的整体。一年四季春温、夏热、秋凉、冬寒的气候变化规律，对人体的脏腑、经络、气血、阴阳均有一定的影响。如《素问·天元纪大论篇》云："寒暑燥湿风火，天之阴阳也，三阴三阳上奉之。木火土金水火，地之阴阳也，生长化收藏下应之。"《素问·至真要大论篇》曰："夫百病之生也，皆生于风寒暑湿燥火，以之化之变也。"《素问·六节脏象论篇》又云："不知年之所加，气之盛衰，虚实之所起，不可以为工矣。"因此，学习掌握运气学说对临床防病治病具有重大意义。

（一）运气的内涵

运，明代张三锡《医学六要·五运要略》称："盖运者，动也，主行乎天地之间，管一年之化令也。"气，《素问·至真要大论篇》云："夫百病之生也，皆生于风寒暑湿燥火，以之化之变也。"《类经·逆顺相传至困而死》注曰："盖天地之气，以六为节，如三阴三阳，是为六气。"三阴三阳，即厥阴风木、少阴君火、少阳相火、太阴湿土、阳明燥金、太阳寒水。又天干所临，为五运；地支所司，为六气。运、气相谐，为五运六气。

1. 天干配地五行、化天五运

十天干：1甲、2乙、3丙、4丁、5戊、6己、7庚、8辛、9壬、10癸。

表2-1　天干配地五行

天干	甲、乙	丙、丁	戊、己	庚、辛	壬、癸
五行	木	火	土	金	水

表2-2 天干化天五运

天干	甲、己	乙、庚	丙、辛	丁、壬	戊、癸
五运	土运	金运	水运	木运	火运

天干化五运为甲、己化土运，乙、庚化金运，丙、辛化水运，丁、壬化木运，戊、癸化火运。其中单数（甲、丙、戊、庚、壬）为运太过之年，双数（乙、丁、己、辛、癸）为运不及之年。古代用天干地支纪年，从甲己年化土运开始，土、金、水、木、火、土循环往复，周而复始。逢甲、丙、戊、庚、壬年为"+"，表示太过；逢乙、丁、己、辛、癸年为"-"，表示不及。如逢乙年表示金运不及，逢庚年则表示金运太过，以此类推。

2. 十二地支配阴阳、化六气

十二地支：1子、2丑、3寅、4卯、5辰、6巳、7午、8未、9申、10酉、11戌、12亥。

寅、卯、辰、申、酉、戌配阳，子、丑、午、未、巳、亥配阴。

表2-3 十二地支配阴阳——三阴三阳

地支	子、午	丑、未	寅、申	卯、酉	辰、戌	巳、亥
阴阳	少阴	太阴	少阳	阳明	太阳	厥阴

表2-4 十二地支化六气

地支	子、午	丑、未	寅、申	卯、酉	辰、戌	巳、亥
六气	少阴君火司天；阳明燥金在泉	太阴湿土司天；太阳寒水在泉	少阳相火司天；厥阴风木在泉	阳明燥金司天；少阴君火在泉	太阳寒水司天；太阴湿土在泉	厥阴风木司天；少阳相火在泉

3. 天地阴阳，化气交合

"人法地，地法天，天法道，道法自然"，故天人合一，天地气交，万物化生，天气为客气、地气为主气。天气，天之岁运（也称中运）所主，以天干推演，统主一年，有太过、不及、平气之别，因岁运五运循环往复，故客气年年变化，具体到什么客气所主，各随当年干支推演，依厥阴风木→少阴君火→太阴湿土→少阳相火→阳明燥金→太阳寒水次第，属太少阴阳相递，年年不同。客气的司天、在泉也依地支推演，分主上、下半年天气。地气即主气，每年五季所主不变，即春温、夏热、长夏湿、秋燥、冬寒。主气按厥阴风木→少阴君火→少阳相火→太阴湿土→阳明燥金→太阳寒水的顺序，五行按木→火→土→金→水的顺序，属五行相生的次第，年年固定不移。天地气交即客气、主气加临。客主加临的变化法则，有运盛气盛、主强客强、主强客弱、主弱客强之分，呈现相助、相害、并列等种种复杂情况。

4. 人五脏化五气，五气顺应自然

地之五行为了与天之六气相配属，在五行之后又加上一个火，即木、火、土、金、水、火，以与六气——风、暑、湿、燥、寒、火相对应，即"天有阴阳，地亦有阴阳""寒暑燥湿风火，天之阴阳也""木火土金水火，地之阴阳也"（《素问·天元纪大论篇》）。

天之六气（风、君火、湿、相火、燥、寒）配三阴三阳，是以气的多少分阴阳，一阴指厥阴，二阴指少阴，三阴指太阴；一阳指少阳，二阳指阳明，三阳指太阳。先哲主要是以六气、干支和阴阳五行来测算自然界气候的变化，亦即运气的测算。在测算时以天之风、火、湿、热、燥、寒六气配以三阴三阳，亦即以厥阴（一阴）配风，以少阴（二阴）配热（火），以太阴（三阴）配湿，以少阳（一阳）配火（暑），以阳明（二阳）配燥，以太阳（三阳）配寒。由于热和火系属一类，又把火分为君火和相火，即君火为热，相火为火（暑）。

木在天为风，在脏为肝；火在天为热，在脏为心；土在天为湿，在脏为脾；金在天为燥，在脏为肺；水在天为寒，在脏为肾。《素问·至真要大论篇》载"帝曰：愿闻病机何如？岐伯曰：诸风掉眩，皆属于

肝；诸寒收引，皆属于肾；诸气膹郁，皆属于肺；诸湿肿满，皆属于脾；诸热瞀瘛，皆属于火（心）；诸痛痒疮，皆属于心（火）；诸厥固泄，皆属于下；诸痿喘呕，皆属于上；诸禁鼓栗，如丧神守，皆属于火；诸痉项强，皆属于湿；诸逆冲上，皆属于火；诸胀腹大，皆属于热；诸躁狂越，皆属于火；诸暴强直，皆属于风；诸病有声，鼓之如鼓，皆属于热；诸病胕肿，疼酸惊骇，皆属于火；诸转反戾，水液浑浊，皆属于热；诸病水液，澄澈清冷，皆属于寒；诸呕吐酸，暴注下迫，皆属于热。故大要曰：谨守病机，各司其属，有者求之，无者求之，盛者责之，虚者责之，必先五胜，疏其血气，令其条达，而致和平，此之谓也"。

（二）五运六气之变之化

五运六气是天地宇宙运动变化的结果，以四季、气候、物候、脏象、病症为其化、为其变。在四季表现为春温、夏热、秋凉、冬寒四时规律；在气候表现为风、寒、暑、湿、燥、火之象；在物候表现为生、长、化、收、藏之象；在脏象表现为神——魂、魄、志、意、神、喜、怒、忧、思、恐，色——黄、白、青、赤、黑，味——辛、甘、酸、苦、咸，脉——毛、钩、石、弦、和缓等；在病症表现为痛、肿、动、干、浮、濡泻之象等。《素问·五常政大论篇》载"黄帝问曰：太虚寥廓，五运回薄，衰盛不同，损益相从，愿闻平气，何如而名，何如而纪也？岐伯对曰：昭乎哉问也；木曰敷和，火曰升明，土曰备化，金曰审平，水曰静顺。帝曰：其不及奈何？岐伯曰：木曰委和，火曰伏明，土曰卑监，金曰从革，水曰涸流。帝曰：太过何谓？岐伯曰：木曰发生，火曰赫曦，土曰敦阜，金曰坚成，水曰流衍。帝曰：三气之纪，愿闻其候。岐伯曰：悉乎哉问也！敷和之纪，木德周行，阳舒阴布，五化宣平。其气端，其性随，其用曲直，其化生荣，其类草木，其政发散，其候温和，其令风，其脏肝，肝其畏清；其主目，其谷麻，其果李，其实核，其应春，其虫毛，其畜犬，其色苍；其养筋，其病里急支满，其味酸，其音角，其物中坚，其数八。升明之纪，正阳而治，德施周普，五化均衡。其气高，其性速，其用燔灼，其化蕃茂，其类火，其政明曜，其候炎暑，其令热，其脏心，心其畏寒；其主舌，其谷麦，其果杏，其实络，其应夏，其虫羽，其畜马，其色赤；其养血，其病瞤瘛，其味苦，其音徵，其物脉，其数七。备化之纪，气协天休，德流四政，五化齐修。其气平，其性顺，其用高下，其化丰满，其类土，其政安静，其候溽蒸，其令湿，其脏脾，脾其畏风；其主口，其谷稷，其果枣，其实肉，其应长夏，其虫倮，其畜牛，其色黄；其养肉，其病否，其味甘，其音宫，其物肤，其数五。审平之纪，收而不争，杀而无犯，五化宣明。其气洁，其性刚，其用散落，其化坚敛，其类金，其政劲肃，其候清切，其令燥，其脏肺，肺其畏热；其主鼻，其谷稻，其果桃，其实壳，其应秋，其虫介，其畜鸡，其色白；其养皮毛，其病咳，其味辛，其音商，其物外坚，其数九。静顺之纪，藏而勿害，治而善下，五化咸整。其气明，其性下，其用沃衍，其化凝坚，其类水，其政流演，其候凝肃，其令寒，其脏肾，肾其畏湿；其主二阴，其谷豆，其果栗，其实濡，其应冬，其虫鳞，其畜彘，其色黑；其养骨髓，其病厥，其味咸，其音羽，其物濡，其数六。故生而勿杀，长而勿罚，化而勿制，收而勿害，藏而勿抑，是谓平气……"（太过、不及参考《黄帝内经》五运六气七篇大论）

（三）五运六气对人体的影响

运气对人体产生的影响，主要包括六气的病因作用、疾病的季节倾向、不同地区气候及天气变化对疾病的影响等。从发病的规律看，由于五运变化，六气变化，运气相合的变化，各有不同的气候，因此对人体发病的影响也不尽相同。每年气候变化的一般规律：春风、夏热、长夏湿、秋燥、冬寒。这种变化与发病的关系：春季肝病较多，夏季心病较多，长夏脾病较多，秋季肺病较多，冬季肾病较多。从五运来说，木为初运，相当于每年的春季，由于木在天为风，在脏为肝，故每年春季气候变化以风气为重，人体以肝气变化为著，肝病较多为其特点。火为二运，相当于每年的夏季，由于火在天为热，在脏为心，故每年夏季气候变化以火热为重，人体以心气变化为著，心病较多为其特点。土为三运，相当于每年夏秋之际，由于土在天为湿，在脏为脾，故每年夏秋之际气候变化表现为雨水较多，湿气较重，人体以脾气变化为著，脾病较多为其特点。金为四运，相当于每年的秋季，由于金在天为燥，在脏为肺，故每年秋季气候变化以燥气为重，人体以肺气变化为著，肺病较多为其特点。水为五运，相当于每年的冬季，由于水在天为寒，在脏为肾，故每年冬季气候比较寒冷，人体以肾气变化为著，肾病、关节疾病较多为其特点。从六气来说，与五运基本相似。主气的初之气为厥阴风木，相当于每年的初春，气候多风，疾病流行以肝病居多。二之气为少阴君火，相当于每年的暮春初夏，气候逐渐转热，疾病流行以肝心病居多。三之气为少阳相火，相当于每年的夏季，气候炎热，疾病流行以心病、暑病居多。四之气为太阴湿土，相当于每年的暮夏初秋，气候变化以湿气为重，疾病流行以脾病居多。五之气为阳明燥金，相当于每年秋冬之间，气候变化以燥气较重，疾病发生以肺病居多。终之气为太阳寒水，相当于每年的严冬，气候严寒，疾病发生以关节疾病和感冒居多。总之，可以根据五运六气的变化规律来推测疾病发生的大致情况。

五运六气通过天地四时之气太过、不及、平气等程度的不同，表现为性质上的寒凉、温热、平，运动趋势上的升降、浮沉、枢机，时间位点上的先期、后期、当期，变化自稳调节上的胜则复、郁乃发，以及运气加临、主客加临等。五运、六气，主气、客气，主运、客运，是对同一天地不同层次或视角变化规律的提炼，形成了运气加临、客主加临等调谐法则，多重变化规律的整合更接近天人、病症的实际变化。运气加临包括五运六气同化，即运、气属性相同或相近，同其化而相助，有太乙天符、天符、岁会、同天符、同岁会。如运本太过，得天化、地化则气化偏胜，易致胜复、郁发；若运本不及，得天化、地化则气化转平。还有五运与六气相异，如运生气（小逆）或运克气（不和），为运盛气衰；气生运（顺化）或气克运（天刑），为气盛运衰。若运太过而被抑，运不及而得助，气化转平，称平气，则气候平和，民少生病，或病情较单纯，疫病不易流行。客主加临，一般"主"突出稳定性、主体性，"客"突出变化性、客体性。主客之分具有相对性，如五运为主，六气为客；主气、主运为主，客气、客运为客；四时之常为主，四时之变与异为客；人体为主，天地之气变化为客；脏腑为主，经络为客；脏腑自身变化为主，疾病影响为客等。临证应灵活变通，标本论治，权衡施法，常以五运定病位，以六气定病性。换言之，五运六气是对主客、虚实变化的理论推导。不同年月的应时之气、非时之气均存在主客、虚实的变化。若应时之气平和顺畅，遇有脏腑之气不顺者散发疾病，而脏腑平和、气血顺畅者健康；若应时之气过盛（太过）或过衰（不及），易引发相应脏腑失衡者群体散发症状相类的疾病。若非时之气较弱，对应时之气影响轻浅，脏腑和顺者不易生病，个别脏腑失衡者可散发疾病；若非时之气过于乖戾强盛，无论脏腑顺否都可能引发疾病，只是病情与预后有所区别，甚至会暴发病势严峻的重大疫病。

三、人与自然一本源

"天人合一"是中医整体观念的核心内容，是中医理论体系独有的优势。随着现代医学模式由生物医学模式向生物-心理-社会医学模式转变，天人合一观点在疾病防治及养生、治未病方面表现出超前性和优越性，具有重要的临床意义。中医理论认为天地是大宇宙，人体是小宇宙，人生活在天地之间，自然环境之内，是整个物质世界的一部分，换句话说就是，人和自然环境是一个整体。所以，当自然环境发生变化时，人体也会发生与之相应的变化，而且人体小宇宙对自然界大宇宙有相应的调节能力和适应能力。

（一）天人合一的内涵

天人合一的核心思想是"中和"，强调天、地、人是一个大的统一体，而且它们之间相互联系、相互影响、共生共存，维持动态平衡，即中医基础理论重要内容阴阳五行的生、克、制、化动态平衡。如《素问·宝命全形论篇》曰："人以天地之气生，四时之法成""夫人生于地，悬命于天，天地合气，命之曰人。人能应四时者，天地为之父母，知万物者，谓之天子。"《素问·生气通天论篇》曰："夫自古通天者，生之本，本于阴阳。天地之间，六合之内，其气九州、九窍、五脏、十二节，皆通乎天气，其生五，其气三，数犯此者，则邪气伤人，此寿命之本也。"《素问·六节脏象论篇》亦云："天食人以五气，地食人以五味。"这几段内经经文主要论述人的生命活动与自然界阴阳运动变化相通应的"天人合一观"。其主要说明两点：一是通过"生之本，本于阴阳"，来阐明人与自然阴阳的密切关系，指出人生存在自然界，必须适应四时六气的变化，否则就会生病，从而说明阴阳是人的生命之根本。二是说明养生的方法在于顺从"四时之序"，认为人体只有顺应四时气候变化规律，注重精神情志调养，才能使"阳气密固"而邪不能侵袭发病。如果违犯时序，则外邪易伤人体，因而疾病发生，影响人体健康。如《灵枢·五癃津液别篇》说："天暑衣厚则腠理开，故汗出……天寒则腠理闭，气湿不行，水下留于膀胱，则为溺与气。"这是人体天暑多汗少尿，天寒少汗多尿的调节功能，是人与自然求得统一的生理活动表现。

适应四时气候变化规律，主动地调养身体，是《黄帝内经》一贯主张的养生防病思想，除从天时气候和精神调养的角度论述外，在《素问·四气调神大论篇》等篇还作了十分具体的讨论。《素问·四气调神大论篇》说："故阴阳四时者，万物之终始也，死生之本也，逆之则灾害生，从之则苛疾不起。"又说："春夏养阳，秋冬养阴，以从其根，故与万物沉浮于生长之门。"这是要求人们随着四时气候阴阳变化从饮食起居、精神情志和形体锻炼等方面调养身体，以求健康长寿，避免疾病的发生。由此可见，顺应自然变化，是养生的最高法则，亦是"寿命之本"。

（二）天人合一观点的临床运用

天人合一是中医阴阳五行理论的核心思想，有着深厚的理论基础和丰富的实践内容，在中医临床中有着广泛的应用，具有重要的理论和临床应用价值。临床上任何疾病都不是孤立存在的，都会受体质禀赋、性情习惯、地域环境、时令气候等多种因素的制约影响。因此，诊疗疾病必须根据不同的时间、地域和个体的具体情况采取不同的方法。

1. 因时制宜

人生活在大自然中，无时无刻不受天气、季节变化的影响，这也是人类在适应自然的过程中逐渐进化而成的。例如体质差、适应能力不强或比较脆弱的人，当外界环境发生较大的变化时，其机体的平衡常因不能适应而遭到破坏，因而患上疾病。所以中医讲"天人相应"，强调治病"必先岁气，毋伐天和"。如同样是感冒，发生在冬季就用麻黄汤辛温发汗解表，因冬季是寒邪主令。发生在长夏则用香薷饮清暑化湿解表，因长夏暑湿主令。故明代医家吴昆说："岁气有偏，人病因之，用药必明乎岁气。"所谓岁气即每年的气候和季节变化。

2. 因地制宜

临床上，同样的疾病采用同样的治疗方法，反而会有不同的治疗效果，是地理环境使然。如《医学源流论·卷下·五方异治论》云："人禀天地之气以生，故其气体随地不同。西北之人，气深而厚，凡受风寒，难于透出，宜用疏通重剂；东南之人，气浮而薄，凡遇风寒，易于疏泄，宜用疏通轻剂。"中医临床治疗也确实如此。如治疗外感风寒表证，因西北地区气候严寒，人们腠理多致密，故多重用辛温解表药，常选麻黄、桂枝；东南地区气候温热，人们腠理多疏松，故用辛温解表药不可太重，常选荆芥、防风等，此因地异也。

3. 因人制宜

因人制宜就是根据人的体质厚薄、禀赋强弱、年龄长幼、性别男女，治疗用药时区别对待。

4. 因时养生

《素问·四气调神大论篇》云："春三月，此谓发陈。天地俱生，万物以荣，夜卧早起，广步于庭，被发缓形，以使志生，生而勿杀，予而勿夺，赏而勿罚，此春气之应，养生之道也；逆之则伤肝，夏为寒变，奉长者少……冬三月，此谓闭藏，水冰地坼，勿扰乎阳，早卧晚起，必待日光，使志若伏若匿，若有私意，若已有得，祛寒就温，无泄皮肤，使气亟夺。此冬气之应，养藏之道也；逆之则伤肾，春为痿厥，奉生者少。"该篇提出了起居养生的基本方法，指出人的行为起居、情志活动应该适应自然界春、夏、秋、冬四时阴阳消长变化，与天地万物的生、长、化、收、藏的规律一致，以保持机体内阴阳相对平衡，起到防病保健的作用。

总之，《黄帝内经》以四时五脏阴阳为理论基础，从自然界中四时、昼夜等节律变化和人体生物钟角度，阐述了因时、因地、因人养生防病治病的思想，以五脏应四时的规律说明五脏与四时同步的节律性变化，不仅注重生命物质的空间状态和功能，也注意到随时间变化的生物节律，提出人体养生必须遵照自然界的周期节律变化。这些丰富的养生理论，对深入探索生命现象的节律性，揭示人体奥秘，发展生命科学具有重要的指导意义。

四、一阴一阳谓之道

阴阳学说是中医最高层次的理论，属于道的层面。阴阳无所指又无所不指，如整体可以分阴阳，局部也可以分阴阳，具体事物和现象的时空衍变可以分阴阳，人体结构和功能变化也可以分阴阳，等等。理解阴阳的关键：一是要区分观察的对象；二是要理解阴阳的内涵和外延；三是要理解具体事物阴阳的特指属性。如《素问·阴阳应象大论篇》云："阴阳者，天地之道也，万物之纲纪，变化之父母，生杀之本始，神明之府也，治病必求于本。"本者，阴阳也。具体到宇宙，天为阳、地为阴，上为阳、下为阴，升为阳、降为阴，亮为阳、暗为阴，动为阳、静为阴等；具体到人体，表为阳、里为阴，腑为阳、脏为阴，气为阳、血为阴，功能为阳、形体为阴等；具体到药物，性味辛甘淡发散为阳，酸苦咸涌泄为阴；等等。因此，阴阳是相对的、有条件的，理解阴阳要学会观察、类比、思考、归纳、概括。

（一）中医阴阳的内涵

阴阳的概念是中国传统文化的精华，是对事物内部或事物之间对立统一关系、运动变化关系的高度抽象概括。阴阳是相对的、有条件的，可以说无所指，也可以说无所不指，可以有名有形，也可以无名无形，天地万物的生生息息都可以用阴阳来解释，而且层层深入，阴中有阳，阳中有阴。它是杂家、纵横家、道家、墨家、法家、兵家、医家、阴阳家等诸子百家的理论基础，直到战国中后期，齐国稷下学者邹衍以阴阳观念为核心，正式创立了阴阳学说。古代医家运用阴阳学说来解释人体的生理现象、病理变化，以及疾病的发生、发展、预防、治疗等，逐渐形成了中医的阴阳五行学说、脏象学说、运气学说等基本理论，因此阴阳学说是中医重要的基础理论之一，且被广泛应用于自然科学、社会科学、思维科学等领域。

（二）人体阴阳的属性分类

1. 对人体结构阴阳属性分类

《素问·宝命全形论篇》曰："人生有形，不离阴阳。"《素问·金匮真言论篇》曰："夫言人之阴阳，则外为阳，内为阴；言人身之阴阳，则背为阳，腹为阴；言人身之脏腑中阴阳，则脏者为阴，腑者为阳，肝、心、脾、肺、肾五脏皆为阴……"如就人体部位而言，上部为阳，下部为阴，体表为阳，体内为阴；就背腹而言，背部为阳，腹部为阴；就四肢而言，四肢外侧为阳，内侧为阴；就筋骨皮肤而言，筋骨在内故为阴，皮肤在外故为阳；就内脏而言，六腑传化物而不藏为阳，五脏藏精气而不泻为阴；就五脏本身而言，心、肺居于上焦故为阳，肝、脾、肾居于下焦故为阴；等等。

2. 对人体功能阴阳属性分类

就人体功能属性而言，功能属阳的是一种外向的、发散的、上升的、温热的、明亮的现象（信息或能量），具有刚健、向上、生发、展示、外向、伸展、明朗、积极、好动等特性；功能属阴的是一种内向的、收敛的、下降的、寒冷的、晦暗的现象（信息或能量），具有柔弱、向下、收敛、隐藏、内向、收缩、储蓄、消极、安静等特征。任何一个具体的事物都具有阴阳的两重性，即阴中有阳，阳中有阴。具体到人体，体内热性，炎上则为阳，寒性，趋下则为阴；清阳上升则为阳，浊气下降则为阴。而阴阳的上下交感则为自然界的普遍规律。如肾水和心火，心火下降，温暖肾水，使肾水不寒；肾水上升，制约心火，使心火不亢，即水火既济。如果把人体看成是一个圆，水火调和则在中间。中焦脾土左升，肝气和肾水都随着上升；中焦胃气右降，胆气和心火随着下降。在这个圆圈里，脾胃一阴一阳，就是圆中心的轴，一切都是围绕着它们转，这个圆的运动维持着人体生命的循环。所以，这个圆是一个动态的圆，其活动的动力来自脾胃吸收的后天精气。故曰："有胃气则生，无胃气则死。"

（三）阴阳的辩证关系

1. 对立制约关系

阴阳两个方面的相互对立，主要表现为它们之间的相互制约、相互消长。阴与阳相互制约和相互消长的结果是达到动态平衡，称为"阴平阳秘"，这种平衡遭到破坏即形成疾病。

2. 互根互用关系

阴阳是对立统一的，阳存于阴，阴依存于阳。阴阳都是以对立的一方为存在、为条件。任何一方都不能脱离对方而单独存在，这就是阴阳的互根作用。阴阳互根作用既是事物发展变化的条件，又是阴阳转化的内在根据。因此，双方在一定条件下是可以转化的。如春夏为阳，秋冬为阴，没有春夏，就无所谓秋冬；没有秋冬，就无所谓春夏。寒为阴，热为阳，没有寒就无所谓热，反之亦然。阴不可无阳，阳不可无阴，阴阳双方密不可分。

3. 彼此消长关系

阴阳之间的相互制约、互根互用，并不是永远处于静止和不变的状态，而是始终处于变化之中，阴长阳消，阳长阴消，即所谓的"消长平衡"。阴阳就在这种运动变化中，生生不息。任何一方太过盛或太过衰，破坏了"阴消阳长，阳消阴长"的动态平衡，就会引起机体的不适。

4. 相互转化关系

阴阳对立的双方在一定条件下可以向其相反的方向转化，阳转化为阴，阴转化为阳。如一年四季之中的寒暑交替，一天之中的昼夜变化等。再如寒饮中阻患者本为阴证，但由于某种原因，寒饮可以化热，即属于阴证转化为阳证。阳证也可以转化为阴证，如某些急性温热病患者，由于热毒极重，大量耗伤元气，在持续高热的情况下，突然出现体温下降、面色苍白、四肢厥冷、脉微欲绝等阳气暴脱的危象，即属于阳证转化为阴证。但如果抢救及时，处理得当，患者四肢转温，色脉转和，阳气得以恢复，病情又可出现转机，可见阴阳互相转化是有条件的。阴阳的消长（量变）和转化（质变）是事物发展变化全过程中密不可分的两个阶段，消长是转化的前提，转化是消长的结果。

5. 动态平衡关系

动态平衡是指阴阳双方自动维持和自动恢复其协调状态的能力和趋势。阴阳平衡是阴阳的本性。阴阳平衡以"自和"为核心，依靠内在自我的相互作用而实现"自和"。阴阳平衡的机制，在于阴阳双方的交互作用。阴阳虽然属性相反，但两者存在互生、互化、互制、互用等关系，在交互作用的变化中相反相成，是维持事物或现象协调发展的内在机制。阴阳二气的协调就是"自和"，阴阳二气相互维系才能达到"自和"的状态。

阴阳动态平衡，是相对的，是阴阳双方在交互作用中处于大体均势的状态，即阴阳协调和相对稳定状态。阴阳双方以对立制约与互根互用为基础，在一定限度内消长和在一定条件下转化，维持阴阳平衡状态。这一状态在自然界标志着气的正常变化，四时寒暑的正常更替；在人体中标志着生命活动的稳定、有序、协调。

综上所述，阴和阳是事物的相对属性，因而存在着无限可分性。阴阳的对立制约、互根互用、消长平衡和相互转化等，说明阴和阳之间的相互关系不是孤立、静止不变的，而是相互联系、相互影响、相反相成的。这一点对我们理解中医阴阳学说的运用非常重要。

（四）中医阴阳的运用

1. 临床比象思维

《素问·阴阳应象大论篇》曰："阴阳者，天地之道也，万物之纲纪，变化之父母，生杀之本始，神明之府也，治病必求于本。"这段话对阴阳作了高度的浓缩和概括。阴阳无处不在，自然界的一切事物都在不停地运动、变化、发展，事物的新生和死亡、变化和发展源于事物内部对立统一的阴阳矛盾。《素问·阴阳应象大论篇》曰："阴阳者，血气之男女也；左右者，阴阳之道路也；水火者，阴阳之征兆也；阴阳者，万物之能始也。"阴阳不仅可以指特定的某一事物，也可以代表自然界或事物的现象和属性，还可以在一定条件下特指某一事物对立统一的两个具体方面。

2. 解释人体的生理活动

阴阳学说可以广泛说明人体生理活动的物质基础、生理活动的基本形式、脏腑生理功能及其相互关系、机体的防御功能等，并认为这些关系协调、平衡才能维持人体的健康状态，即"阴平阳秘，精神乃治"。就人体内物质的代谢过程来看，生理活动主要是以阴阳互根互用的消长平衡方式进行的。人体活动所需的各种精微物质（属阴）的补充，是在不断消耗内脏能量（属阳）的情况下完成的；属阴的精微物质产生以后，又在相关内脏器官中转换为种种不同的能量，在能量产生的同时，精微物质随之消耗。前者属于阴长阳消的过程，后者是阳长阴消的过程。生命活动就在这种阴阳不断消长的过程中维持动态平衡。

3. 解释人体的病理变化

疾病是致病因素作用于人体而引起体内阴阳平衡失调、脏腑组织损伤，以及功能障碍的过程。阴阳学说不但可以对病理过程进行分析，还可以对引起病理过程的正邪双方加以说明。病邪可以分为阴邪和阳邪两大类。《素问·调经论篇》就说："夫邪之生也，或生于阴，或生于阳。"就六淫邪气而言，风、暑、热邪为阳邪，寒与湿邪为阴邪。人体的正气，又有阴精与阳气之别。在邪正斗争过程中，机体阴阳失调会产生偏盛、偏衰、互损、转化、格拒、亡失等病机变化。这就是中医学认识和分析疾病基本病机的理论依据。

4. 指导疾病的诊断、治疗和预防

阴阳失调是疾病发生、发展、变化的根本，由此产生的各种错综复杂的疾病都可以用阴阳理论来诊断和治疗。如《素问·阴阳应象大论篇》曰："善诊者，察色按脉，先别阴阳。""善治者治皮毛，其次治肌肤，其次治筋脉，其次治六腑，其次治五脏……"因此，在诊察疾病时，用阴阳二分法归纳，有助于对病变的总体属性作出判断，从而把握疾病的关键。调和阴阳，达到"阴平阳秘"状态，是防病治病的根本原则，也是阴阳理论用于疾病防治的基本思路。

五、生克制化在五行

五行学说是中国传统文化的核心，也是中医基础理论的重要组成部分，它是用来阐释事物内部或事物之间相互关系的，不仅指五种具体物质本身，而且是对五种功能属性类似的事物或现象的高度抽象概括，并以五者之间的相互滋生、相互制约来论述和推演事物或现象之间的相互关系及运动变化的规律。这个"行"是运动或变化趋势的意思，五行即是指五种运动形式或五种变化趋势。五行学说同阴阳学说一样，也是一

种哲学概念，是一种认识和分析事物的思维方法。

（一）五行学说的内涵

1. 五行之属性

春天属木，代表气向四周扩散的运动方式。春天，花草树木生长茂盛，树木的枝条向四周伸展，养料往枝头输送，所以春属木。

夏天属火，代表气向上的运动方式。火的特点就是向上，夏天各种植物向上生长，长势迅猛，所以夏属火。

长夏属土，长夏是夏和秋之间的一段过渡期，天气湿热，庄稼走向成熟，所以长夏属土。

秋天属金，代表气向内收缩的运动方式。金的特点是稳固，秋天收获，人们储蓄粮食为过冬做准备，树叶凋落，所以秋属金。

冬天属水，代表气向下的运动方式。水往低处流，冬天万物休眠，为春天蓄积养料，所以冬属水。

2. 五行与人体的对应关系

五行就是木、火、土、金、水五种属性，是抽象概念，可以特指也可以非特指，实际上"五"就是个数字，可以特指人体五指、五官、五体、五脏、五味等，也可以对人体结构和人体功能进行五归类。在中医基础理论里，用五行描述人体脏象系统肝、心、脾、肺、肾的功能和关系，需要注意的是，这里所说的五脏是个功能概念，并不限于具体的解剖学上的五脏。如肝属木是指肝木生长、生发、柔和、条达、舒畅的特性，心属火是指心火温热、升腾、明亮的特性，脾属土是指脾土生化、承载、受纳的特性，肺属金是指肺金清洁、清肃、收敛的特性，肾属水是指肾水寒凉、滋润、向下运行的特性。

表2-5　五行与人体对应关系列表

五行	五脏	六腑（不含三焦）	季节	情绪	五官	五味	形体
木	肝	胆	春	怒	目	酸	筋
火	心	小肠	夏	喜	舌	苦	脉
土	脾	胃	长夏	思	口	甘	肉
金	肺	大肠	秋	悲	鼻	辛	皮毛
水	肾	膀胱	冬	恐	耳	咸	骨

3. 五行的运动形式

五行的运动形式是古人在长期的生活和生产实践中，对木、火、土、金、水五种属性的直观观察和朴素认识的基础上，进行抽象而逐渐形成的理论概念，是用以识别和归纳各类事物五行运动变化的依据。而"水曰润下，火曰炎上，木曰曲直，金曰从革，土爰稼穑"，则是五行运动形式的经典概括。"水曰润下"是指肾水具有向下运行的特性，引申为凡具有寒凉、滋润、向下运行等性质或作用的事物和现象，均归属于水。火的运动形式为"炎上"，是指火具有炎热、上升、光明的变化趋势，引申为凡具有温热、升腾、明亮等性质或作用的事物和现象，均归属于火。木的运动形式为"曲直"，是指树木的枝条具有生长、柔和、能屈能伸的变化趋势，引申为凡具有生长、升发、条达、舒畅等性质或作用的事物和现象，均归属于木。"金曰从革"是指金具有清凉、肃降的变化趋势，引申为凡具有清洁、清肃、收敛、沉降等性质或作用的事物和现象，均归属于金。土的运动形式为"稼穑"，是指土具有播种和收获的变化趋势，引申为凡具有生化、承载、受纳等性质或作用的事物和现象，均归属于土。

（二）五行相互关系

1. 五行相生、相克与五行制化

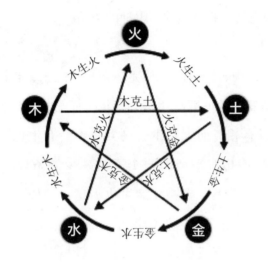

1）相生规律

生，含有资生、助长、促进的意义。五行之间，都具有互相资生、互相助长的关系，这种关系简称为"五行相生"。五行相生的次序：木生火，火生土，土生金，金生水，水生木。在五行相生的关系中，任何一行都具有生我、我生两方面的关系，也就是"母子关系"。生我者为母，我生者为子。以水为例，生我者为金，则金为水之母；我生者为木，则木为水之子。其他四行，以此类推。由于肝属木，心属火，脾属土，肺属金，肾属水，结合五脏来讲，就是肝生心，心生脾，脾生肺，肺生肾，肾生肝，相生就是起资生和促进作用。

2）相克规律

克，含有制约、阻抑、克服的意义。五行之间，都具有相互制约、相互克服、相互阻抑的关系，简称"五行相克"。五行相克的次序：木克土，土克水，水克火，火克金，金克木。在五行相克的关系中，任何一行都具有克我、我克两方面的关系，也就是"所胜""所不胜"的关系。克我者为"所不胜"，我克者为"所胜"。以木为例，克我者为金，则金为木之"所不胜"，我克者为土，则土为木之"所胜"。其他四行，以此类推。结合五脏来讲，就是肝克脾，脾克肾，肾克心，心克肺，肺克肝，相克就是起着制约和阻抑的作用。

3）五行制化

在五行相生之中，同时寓有相克，在相克之中，也同时寓有相生。这是自然界运动变化的一般规律。只有相生而无相克，就不能保持正常的平衡发展；只有相克而无相生，则万物不会有生化。所以相生、相克是一切事物维持相对平衡的两个不可缺少的条件。只有在相互作用、相互协调的基础上，事物才能生化不息。例如，木能克土，但土却能生金制木。因此，在这种情况下，土虽被克，但并不会发生偏衰。火、土、金、水都是如此。古人把五行相生寓有相克和五行相克寓有相生的这种内在联系，称为"五行制化"。制化规律的具体情况如下：

木克土，土生金，金克木。

火克金，金生水，水克火。

土克水，水生木，木克土。

金克木，木生火，火克金。

水克火，火生土，土克水。

2. 五行胜复

五行胜复，是指五行之中一行亢盛（即胜气），则引起其所不胜（即复气）的报复性制约，从而使五行之间复归于协调和稳定。五行胜复，是一种五行之间按相克规律进行的自我调节。五行胜复的规律是"有胜之气，其必来复也""胜至则复……复已而胜，不复则害"。其效应是通过胜复调节机制，五行系统在局部出现不平衡的情况下，可以自行调节，以维持其整体的协调平衡。

3. 五脏的生克制化

1）五脏之间的相生

肝生心就是木生火，如肝藏血以济心；心生脾就是火生土，如心之阳气可以温脾；脾生肺就是土生金，如脾运化水谷之精气可以益肺；肺生肾就是金生水，如肺气清肃则津气下行以资肾；肾生肝就是水生木，如肾藏精以滋养肝的阴血等。

2）五脏之间的相克

肺（金）的清肃下降，可抑制肝（木）阳的上亢，即金克木；肝（木）的条达，可以疏泄脾（土）的壅滞，即木克土；脾（土）的运化，可以防止肾（水）水的泛滥，即土克水；肾（水）阴的上济，可以制约心（火）阳亢烈，即水克火；心（火）的阳热，可以制约肺（金）的清肃太过，即火克金。但必须指出，用五行学说来说明脏腑之间的平衡关系，存在一定的局限性。这是因为五脏对应五行只是针对五脏的部分特性而言，五行并不能解释世界上的一切现象，只能解释部分关系。

3）五脏之间的相互影响

母病及子，指五行中的某一行异常，累及子行，导致母子两行皆异常。其形成多是母行虚弱，引发子行亦不足，终致母子两行皆虚。

子病及母，指五行中某一行异常，影响及母行，终致子母两行皆异常。其形成有三：一是子行亢盛，引发母行亢盛，结果是子母两行皆亢盛，一般称为"子病犯母"。二是子行虚弱，上累母行，引起母行不足，终致子母两行俱虚。三是子行亢盛，损伤母行，导致子盛母衰，一般称为"子盗母气"。

（三）中医五行学说的临床应用

古代医家，仰观天文，俯察地理，近取诸身，远取诸物，采用取象比类的方法，将世上万事万物朴素地分为五类，在五行属性的基础上，运用生克制化的关系，来说明和解释事物之间的相互联系和变化。像阴阳一样，五行之间存在着相生相克的关系，相生相克是任何事物不可分割的两个方面。没有相生，就没有任何事物的发生发展；没有相克，就没有事物发生发展中的协调和平衡。相生保证了事物发展的原动力和可能性，相克保证了事物发展的控制力和协调性。事物之间这种生中有克、克中有生，相辅相成、互相为用的关系，维持和推动事物的不断生长、变化和发展。《类经图翼》曰："盖造化之机，不可无生，亦不可无制。无生则发育无由，无制则亢而为害。生克循环，运行不息，而天地之道，斯无穷已。"

1. 在生理方面的应用

1）说明五脏的生理特点

此应用主要指以五行的特性来说明五脏的生理功能。如木有生长、升发、舒畅、条达的特性，而肝喜条达而恶抑郁，有疏通气血、调畅情志的功能，故以肝属木。余依此类推。

2）构建天人合一的五脏系统

此应用主要指以五行特性进行类比和推演络绎，以五脏为中心，联系人体的各种组织结构与功能，使人体的形体、官窍、精神、情志等分别归属于五脏，构建了以五脏为中心的生理病理系统。并将自然界的五方、五气、五色、五味等与人体的五脏系统联系起来，建立了以五脏为中心的天人一体的五脏系统，从而使人体内外环境联结成一个密切联系的整体。

3）说明五脏之间的生理联系

此应用主要表现为如下方面：一是以五行相生说明五脏之间的资生关系。如肝生心，木生火，即肝藏血以济心，肝之疏泄以助心行血等。二是以五行相克说明五脏之间的制约关系。如肾制约心，水克火。即肾水可以上济心阴，以防止心火之亢盛等。三是以五行的制化和胜复来说明五脏之间的自我调节，以保持其整体的协调平衡和人体内环境的统一。

2. 在病理方面的应用

五行学说在病理方面，主要应用于阐释五脏病变的相互影响和相互传变。主要表现为如下方面：一是相生关系的传变，包括"母病及子"和"子病及母"两方面。二是相克关系的传变，包括"相乘"传变和"相侮"传变两方面。根据相生传与相克传，可以推断病情的轻浅或深重。

3. 在疾病诊断方面的应用

此应用主要在于分析四诊收集的外在信息、症状、征象，依据五行属性归类和五行生克乘侮规律，以确定五脏病变的部位，并推断病情的轻重顺逆。

（1）从本脏所主的色、脉来诊断本脏病。

（2）从出现他脏所主的色、脉来分析五脏疾病的传变情况。

（3）从面部五色"主色""客色"的生克关系，来推断病情的顺逆。

（4）从色与脉之间的生克关系来判断疾病的预后。

4. 在疾病治疗方面的应用

1）指导脏腑用药

《金匮要略》云："见肝之病，知肝传脾，当先实脾。""夫肝之病，补用酸，助用焦苦，益用甘味之药调之。酸入肝，焦苦入心，甘入脾。脾能伤肾，肾气微弱，则水不行；水不行，则心火气盛；心火气盛，则伤肺；肺被伤，则金气不行；金气不行，则肝气盛。故实脾，则肝自愈。此治肝补脾之要妙也。肝虚则用此法，实则不在用之。"

2）预防五脏疾病的传变

运用五行母子相及与相乘、相侮的关系来说明五脏疾病的相互传变。掌握了五脏疾病的传变规律以后，临床上除针对有病脏器进行治疗外，还应注意其可能被传及的脏器，采取预防性治疗措施，控制其传变。如"见肝之病，则知肝当传之于脾，故先实其脾气"。

3）确定治疗原则

根据相生关系来确定治疗原则，可以概括为补母和泻子，即所谓的"虚者补其母，实者泻其子"。根据相克关系来确定治疗原则，可以概括为抑强和扶弱，即泻其克者之强，补其被克者之弱。

4）制定治疗方法

药物疗法方面，依据五行相生规律确定的治法，常用的有滋水涵木、益火补土、培土生金和金水相生等法；依据五行相克规律确定的治法，常用的有抑木扶土、培土制水、佐金平木和泻南补北等法。

针灸疗法方面，如依据"五腧穴"的五行属性及其生克关系，来进行选穴治疗等。

总之，中医学运用五行的属性及生克乘侮规律来解释五脏生理和五脏病变及其相互影响与关系，并通过调整五脏间生克乘侮关系来治疗疾病。如：①疏肝健脾（金克木），肝木乘脾土，则临床上见肝脾不和证，治疗时一般是采取"培土抑木"的方法。②滋肾养肝（金生水），肾生肝，肾精能滋养肝，即"水能生木"，当"肾水"不足时，肝木失养，患者出现"肝阳上亢"等水不涵木的病证，治疗时要滋水涵木，肝阳上亢的证候可以得到改善。③温肾助脾（火生土），脾的运化功能需要肾阳的帮助才能正常进行，如果肾阳虚导致脾阳虚，临床上出现脾肾阳虚证，产生腹泻、水肿等证，治宜温补肾火，资助脾阳（温肾健脾）。④补脾益肺（土生金），脾气健运，将饮食精微运输给肺，从而保持肺的功能正常，脾虚时精微不升，肺浊不降，容易产生痰湿，出现痰多、咳嗽等症状，治疗则须健脾化痰，即采用"培土生金"（健脾补肺）的方法治疗，往往能取得较好的效果。⑤补肾济心（水火相济），肾主水，心主火，肾藏精。正常时，心肾互济，心助肾以阳，肾助心以阴，互相交往，保持平衡状态，中医叫"心肾相交"。如肾水不足，不能滋润心阳，就会引起心火亢盛的症状，出现"心肾不交证"，治宜滋肾水（阴）降心火，使病证痊愈。

六、观脏象司外揣内

脏象学说是研究人体脏腑的生理功能、病理变化及其相互关系的学说。脏，古作藏，指居于体内的脏腑；象，指脏腑的功能活动和病理变化反映于体外的种种征象。脏腑包括五脏、六腑和奇恒之腑。五脏即心、肝、脾、肺、肾，又称为五藏；六腑即胆、胃、小肠、大肠、膀胱、三焦，又称为六府；奇恒之腑即脑、髓、骨、脉、胆、女子胞，由于奇恒之腑分别从属于其他脏腑，故一般只称五脏六腑。五脏的功能概括为藏精气而不泻，六腑的功能概括为传化物而不藏。

"藏象"是中国古代哲学"藏""象"范畴在中医学领域的渗透和应用。本人认为"藏象"之"象"可分为"形质之象""生理之象""病理之象""自然之象"四大类。一是形质之象，是指藏于人体内的内脏器官的解剖形态和部位。如《医宗必读》云："肺虚如蜂巢。"即言肺为组织结构疏松、中有孔窍的含气器官，此为肺的外见形质之象。二是生理之象，是指人体内脏腑生理功能的一切外在表象。作为生命活体的人，其所表现的"象"是极为丰富和不断变化的，它能动态地、生动地、真实地反映生理功能的状态及其各种变化。如《灵枢·脉度篇》谓："心气通于舌，心和则舌能知五味矣。"三是病理之象，是指体内脏腑功能失调后呈现于外的所有病理现象。如见面色不华，舌质淡胖，脉象无力，惊悸怔忡，胸闷气短者，多为心气虚损；面色晦滞，舌色紫暗，脉象沉涩或结代，心前区憋闷疼痛者，多为心脉痹阻等。四是自然之象，是运用取象思维的方法，以五行特性为纲，将自然界的各种变化与脏腑的生理病理表现相联系。"人法地，地法天，天法道，道法自然"，因此人体之藏象是天人合一、千变万化之象的缩影，万象不离其宗，都可用中医木、火、土、金、水五行系统归类。如五藏：肝、心、脾、肺、肾；藏之五性：将军、君主、仓廪、相傅、作强；藏之五功能：出谋虑、出神明、藏五味、主治节、出伎巧；藏之五本：罢极之本、生之本、仓廪之本、气之本、封藏之本；藏之五主：魂之居、神之变、营之居、魄之处、精之处；藏之五华：爪、面、唇四白、毛、发；藏之五体：筋、血脉、肌肉、皮毛、骨；藏之五病：发惊骇、发五藏、发舌本、在背、在络；藏之五气：风、热、湿、燥、寒；藏之五应：春、夏、长夏、秋、冬；藏之五化：生、长、化、收、藏；藏之五色：青、赤、黄、白、黑；藏之五味：酸、苦、甘、辛、咸；藏之五臭：臊、焦、香、腥、腐；藏之五声：呼、笑、歌、哭、呻；藏之五动：握、忧、哕、咳、栗；藏之五志：怒、喜、思、忧、恐；藏之五用：动、躁、化、固、藏；藏之五虫：毛、羽、倮、介、鳞；等等。对于人体小宇宙来说，肝、心、脾、肺、肾，则是这一系统之内的5个要素。如果进一步把肝、心、脾、肺、肾5个要素中的每个藏象作为下一级的一个子系统，那么就形成了人体复杂的天人合一系统。诸如五藏之间生、克、乘、侮的关系，藏象与经络学说之间的关系，藏象与阴阳、气血之间的关系，五藏与六腑的关系，五藏与奇恒之腑的关系等，都可以用五要素系统归纳。

《素问·六节脏象论篇》谓脏象特点："心者，生之本，神之变也，其华在面，其充在血脉，为阳中之太阳，通于夏气。肺者，气之本，魄之处也，其华在毛，其充在皮，为阳中之太阴，通于秋气。肾者，主蛰，封藏之本，精之处也，其华在发，其充在骨，为阴中之少阴，通于冬气。肝者，罢极之本，魂之居也，其华在爪，其充在筋，以生血气，其味酸，其色苍，此为阴中之少阳，通于春气。脾、胃、大肠、小肠、三焦、膀胱者，仓廪之本，营之居也，名曰器，能化糟粕，转味而入出者也，其华在唇四白，其充在肌，其味甘，其色黄，此至阴之类，通于土气。凡十一脏，取决于胆也。"

总之，中医脏象是以动态的形而上的功能体系兼赅形而下的形体结构，西医是以静态的形而下的近代物理、化学体系研究人体内的细胞分子基因结构。脏象研究的对象与方法，决定了中医基础科学的本质特色，也是中医区别于西医的根本所在。脏象研究的是有病的人，西医研究的是人的病。脏象临床诊断靠的是阴阳五行基础理论，整体观念和辨证论治是其灵魂。观其脉症，知犯何逆，随证治之，强调动态平衡。西医临床诊断靠的是影像学检查及各种生化指标，强调客观指标。中医临床分科都是以大内科为前提的相对分科，脏象生理病理系统要素可互为因果。西医内、外、妇、儿各科，研究方向是分子基因逐层微分，生理病理系统要素难以交叉。因此，随着量子信息技术的深入研究，中医脏象理论指导人类养生保健、防病治病的优势将更加突出。

七、风为阳邪善多变

《素问·风论篇》谓："风者，善行而数变。"《素问·至真要大论篇》谓："诸暴强直，皆属于风。"《金匮要略》谓："夫人禀五常，因风气而生长，风气虽能生万物，亦能害万物。"《温病条辨》亦谓："五运六气，非风不利，风也者，六气之帅也，诸病之领袖也。"

肌表为人体一身之藩篱，若风邪外侵，首犯肌表，可致卫气失和，玄府启闭失常，营卫失调。若单纯风邪为患，可见汗出恶风、鼻鸣干呕等症，方选桂枝汤，解肌祛风，调和营卫；若兼夹寒邪，则可见恶寒无汗、肢节疼痛等症，方选麻黄汤，发汗解表，祛风散寒；若兼夹热邪，则可见微恶风寒、咳嗽、身热不甚等症，宜用桑菊饮，辛凉祛风解表；若兼夹湿邪，则常见恶寒发热、肢体酸痛等症，宜用九味羌活汤，发汗散风祛湿等；若风邪侵袭肌腠，邪气与卫气搏击，则可见风疹、瘾疹时发时止，皮肤瘙痒，或者斑疹呈点片状、团块状，甚者可见湿疹等症，方用《外科正宗》之消风散，疏风养血，清热除湿；若风邪犯肺，肺气失宣，咽喉鼻窍不利。如风寒偏甚，常见恶寒发热无汗、咳嗽痰稀、鼻塞流涕等症，可用止嗽散，疏风宣肺，化痰止咳；如风热偏甚，可见发热、微恶风寒、咳嗽咽痛等症，方用银翘散，疏风透表，清热解毒；如风燥偏甚，可依据燥邪的温凉之性，分别选用桑杏汤或杏苏散，疏风润燥。若风水相搏，肺气闭塞，宣降失常，通调水道失职，水液不能下归肾与膀胱，气化而出，聚于头面四肢，可见眼睑浮肿，甚则可见四肢全身皆肿、恶寒发热、肢节酸楚、小便不利等症，治宜《金匮要略》之越婢加术汤，疏风清热，宣肺行水等；若风客肠腑与湿热相混，壅遏大肠，损伤阴络，阴络伤则血内溢，故而临床可见"肠风"、便前出血、色鲜势急等症，可以选用槐花散或槐角丸，疏风理气，清肠止血等。

内风属于"内生五邪"，主要指体内脏腑阴阳气血失调，阳气亢逆变动的病理状态。通常包括肝阳化风、热极生风、阴虚风动、脾虚生风、血虚生风五种。肝阳化风多肝肾阴亏，水不涵木，浮阳不潜，肝阳上亢，甚则阳亢化风，风动而气血逆乱，故临床可见头目眩晕、肢麻震颤，甚者突然昏仆、口眼歪斜、半身不遂等症，治宜镇肝熄风汤，滋阴潜阳；热极生风多外感温热病邪，邪热炽盛，煎灼津液，伤及营血，燔灼肝经，常可见高热、神昏躁扰、手足抽搐、发为惊厥等症，可用羚羊钩藤汤，凉肝熄风，增液舒筋；阴虚风动多邪热久耗，真阴渐亏，筋脉失于濡养，虚风内起，而见手足蠕动、神倦脉弱、形体消瘦、五心烦热、颧红盗汗等症，方选大定风珠或者复脉汤，滋阴息风；脾虚生风多由于长期吐泻，或攻伐太过，损伤脾气，或禀赋不足，脾肾本虚，再病泻利，重伤其阳，气血生化无源，筋脉失养而致，表现为手足微搐、肢冷、口鼻气微、昏睡露睛等症，方选归脾汤，温补脾胃；血虚生风多久病血虚，或者急、慢性失血，营血亏虚，筋脉失养，血络不荣，常见眩晕、面色苍白、肢体麻木、筋肉跳动，甚则手足拘挛不伸、皮肤瘙痒、爪甲不荣等症，方选四物汤，养血祛风。

总之，风为阳邪善多变，为诸邪致病之先导，可透过腠理侵袭人体或内外合邪，损伤脏腑。风者善行数变，风邪进入人体后，引动内风，无处不及，或在皮肤，或在经脉，或在脏腑，为病变化多端。因此，选祛风药治疗风邪也应该像风一样，徐徐透散，利用中药辛、散、温、通、香、窜等特性，达到多层次、多环节、多途径地治疗风病的目的。

八、气机逆乱病丛生

《黄帝内经》所云"百病皆生于气"，是对中医病机的高度概括。《说文解字》云："百，十十也。"后引申为所有的、众多的，又特指百倍，数量多的意思。

"百病生于气也"首见于《素问·举痛论篇》："百病生于气也，怒则气上，喜则气缓，悲则气消，恐则气下，寒则气收，炅则气泄，惊则气乱，劳则气耗，思则气结。"共有因气而病者九条，旨在说明各种疾病的发生与气的运动变化之间的密切关系，成为历代医家临床重视调气的理论渊源。如张景岳在《景岳全书·疾病类》云："气之在人，和则为正气，不和则为邪气，凡表里虚实，逆顺缓急，无不因气而至，故百病皆生于气。"怒为肝志，大怒最易导致气机骤然上升，引动血气暴逆，损伤脉络而呕血，甚至血气蒙蔽清窍而神志昏厥，亦可横逆伤及脾气，脾失健运而生飧泄，即《素问·举痛论篇》所云"怒则气逆，甚则呕血及飧泄，故气上矣"。悲忧过度是一种消极的情感活动，持续过久则使人意志消沉，精神萎靡，神气不足，即《素问·举痛论篇》所云"悲则心系急，肺布叶举，而上焦不通，荣卫不散，热气在中，故气消矣"。恐惧是对某一事物感到恐惧不安，进而深陷其中，不能解脱，导

致气机下陷，或升发不及，即《素问·举痛论篇》所云"恐则精却，却则上焦闭，闭则气还，还则下焦胀，故气不（下）行矣"。喜则气缓，《素问·举痛论篇》谓"喜则气和志达，荣卫通利，故气缓矣"。张景岳注曰："气脉和调，故志畅达。营卫通利，故气徐缓。"然喜甚则气过于缓而渐至涣散。故《素问·调经论篇》又曰："喜则气散。"《灵枢·本神篇》又曰："喜乐者，神惮散而不藏。"过度思虑，可使气机结滞而不通利，即《素问·举痛论篇》所云"思则心有所存，神有所归，正气留而不行，故气结矣"。大惊则使气机突然遭受意外的强烈刺激，超越机体对外界事物的适应限度，而进入气行无所定处的紊乱状态，即《素问·举痛论篇》所云"惊则心无所倚，神无所归，虑无所定，故气乱矣"。此外，劳逸无度，亦可致气机失调和正气耗伤。如劳作激烈，常见喘息、汗出。喘息则肺气内损，汗出耗津，卫气随汗外泄，即《素问·举痛论篇》所云"劳则喘息汗出，外内皆越，故气耗矣"。火热可使腠理开，汗大泄，以致伤津耗气，即《素问·举痛论篇》所云"炅则腠理开，荣卫通，汗大泄，故气泄"。寒性凝滞导致腠理闭塞，卫气收敛，不得出入敷布，即《素问·举痛论篇》所云"寒则腠理闭，气不行，故气收矣"。

九、百病多由痰作祟

痰为饮邪停聚所形成的稠浊而黏滞的病理产物，多因脏腑气化功能失调，水液代谢障碍而产生。痰，既是病理产物，又是危害极广的致病因素。痰分有形之痰和无形之痰。有形之痰，视之可见，闻之有声，触之可及，如咳出可见的痰液，喉间可闻的水鸡痰鸣，体表可触及的痰核、积块等。无形之痰，无物可征，无形可见，但却能引起某些特殊病理变化和临床表现，如眩晕、心悸、怔忡等。痰之为物，随气升降，无所不到，来去无定，聚散无常，外至经络筋骨皮肉，内至五脏六腑，莫不为患，或贮于肺，或贮于胃，或凝滞于心膈，或聚于肠间，或客于经络、四肢、皮表等，故有"百病多由痰作祟"之说。

痰病究其脏腑，多与肺、脾、肾、肝有关。"脾为生痰之源，肺为贮痰之器，肾为生痰之根，肝为化痰之宇"，盖因肺朝百脉，主宣降，位于上焦；脾主运化升清，位于中焦；肾主温煦，位于下焦；肺、脾、肾位居三焦，职司全身之气化，三焦为气血津液之通路，一脏功能失调则三脏互相影响，进而波及五脏六腑、四肢百骸。肝主疏泄，既平衡协调五脏六腑之气的升降出入，又与脾升胃降密切相关，因此肝气郁结，必然导致全身气机不畅，进而气、血、津液不得输布，聚积成饮生痰。

综上所述，临床很多疾病均与痰邪相关，如常见的咳嗽、喘证、哮病、肺胀、肺痈、肺癌等肺系疾病；心悸、失眠、健忘、胸痹、眩晕、头痛、卒中、神昏、痴呆、癫病、狂病、痫病等心脑疾病；痞满、呕吐、反胃、噎膈、痢疾等消化疾病；肥胖、肝积、消渴等代谢疾病；痉病、颤病、郁病、厥病、积聚等肝系疾病；癃闭、关格、精隆、痹病等内科疾病。也可见于外科的瘿瘤、瘰疬、乳癖、肩凝、痛病等，以及妇科的带下病、月经不调、闭经、不孕症、子痫等。此外痰也可见于各种癌病。

十、排疑解难思路广

疑难病临床各科都可见到，"疑难"包括难辨和难治两个方面，疑难病在诊疗过程中具有病因复杂未明、多种疾病同发、病程缠绵漫长、久治不愈或无效等特点。如临床众多的奇病、怪病、宿疾、顽症，也包括新出现或突发的一些未曾认识的新症状、新病种等。

中医治疗疑难病具有高度的灵活性，观其脉症，知犯何逆，随证治之。需要因人、因时、因地三因制宜，可同病异治，亦可异病同治，务求治病求本。

（一）从痰论治

痰之为病，内而脏腑，外而经络，遍及全身无处不至。因此素有"痰为百病之母""百病皆由痰作祟"之说。痰之为病，可阻滞气机，影响气血运行、水液代谢，也可蒙蔽清窍，干扰神明，其症状变化多端，常见喘、悸、呕、满、肿、痛、癫、痫、狂、谵等疑难杂症。这些病症大多久治不愈，反复发作，因此临床疑难病治疗多宗"顽症多痰"之说。如痰阻心窍，方选瓜蒌薤白半夏汤合血府逐瘀汤；痰停胃肠，方选苓桂术甘汤；痰阻四肢经络，方选双合散合金铃子散；痰阻脑络，治以涤痰汤、安宫牛黄丸类方，随症加减；痰与火邪致病，治以生铁落饮、礞石滚痰丸加减；等等。总之，痰邪为患，无处不至，症状复杂，变幻多端，且常兼挟寒、火、燥、湿、风、热等。

（二）从瘀血论治

临床疑难、顽症"久病多瘀""久病入络"，病深邪痼，非草木类活血药物能够通达，常需虫类搜剔，如全蝎、蜈蚣、虻虫、白花蛇等活血通络，方可使脉络通达。笔者针对久治不愈的慢性再生障碍性贫血患者，在辨证治疗的基础上酌加三七、土鳖虫等活血化瘀之品，每每能提高其治疗效果。

（三）从气论治

《丹溪心法》创气郁、血郁、湿郁、痰郁、热郁、食郁等六郁，立越鞠丸治疗多种郁证，颇受后世推崇。在疑难病中最常见的郁为"气郁"，多选越鞠丸、逍遥散、甘麦大枣汤加减治疗；对郁伤心脾者，方选归脾汤、天王补心丹加减；随情志波动而起伏者，选柴胡疏肝散或半夏厚朴汤加减；气郁化火者，选龙胆泻肝汤合火麻仁丸加减。此外，临床治疗气郁疑难病还要分清主次，抓主要矛盾，不能面面俱到，否则会影响疗效。

（四）从毒论治

"毒"在中医学中具有很广的概念。故疑难病也多从毒论治，"以毒攻毒"，就是以有毒性成分的药物组方或单剂，治疗邪毒所致的疾病。如斑蝥制剂治疗肝癌、蜈蚣治疗乙型肝炎、天南星治疗宫颈癌、马钱子治疗食管癌、全蝎治疗肺癌、雷公藤治疗类风湿性关节炎、狼毒合乌梢蛇治疗银屑病等，都在临床上取得较好的疗效。如今"以毒攻毒"治疗疑难病逐渐被医家所重视，被患者及患者家属所接受。但应该注意的是，以剧毒药治疗疑难病要掌握好剂量，把握好尺度，要循序渐进，不能急于求成，不可过量，否则会"过之伤正"。临床如果对剂量把握不准，可以从小剂量开始，认真仔细观察中毒量，不断积累经验，提高临床疗效。

十一、中药气味藏玄机

四气五味是中国历代医家在长期医疗实践中总结出来的中药用药规律，是最重要的药性理论之一，是中医理法方药处方遣药的依据。气和味是每一味中药特有的物质属性。

（一）中药四气

中药包括寒、热、温、凉四种不同的药性，即中药四气，是由药物作用于人体所产生的不同反应和所获得的不同疗效决定的，它反映了药物对人体阴阳盛衰、寒热变化的作用倾向，是中药药性理论的重要组成部分。

1. 四气的物质属性

一般认为，能够减轻或消除热证的药物，属于寒性或凉性药。能够减轻或消除寒证的药物，多属于温性或热性药。此外，还有平性药，指寒热界限没有很明显、药性平和、作用较缓的一类药。但实际上没有绝对的平性药物，总是略有所偏，如甘草虽药性平，但实际上生甘草偏凉，而炙甘草偏温等。

2. 四气的功能属性

四气之中寓有阴阳的含义，寒凉属阴，温热属阳，寒凉与温热是相对应的两种药性。一般认为，寒凉药具有清热泻火、凉血解毒、滋阴清热、泻热通便、清热利湿、清热化痰、清心开窍、凉肝息风等功效。温热药具有温里散寒、暖肝散结、补火助阳、温阳利水、温经通络、引火归原、回阳救逆等功效。

（二）中药五味

五味是指中药有酸、苦、甘、辛、咸五种不同的味道，因而具有不同的治疗作用。

1. 五味的物质属性

五味一般是通过口尝而得，但也有一部分药物味道并不明显，所以，味也反映药物的实际性能，即药物的滋味有酸、苦、甘、辛、咸五种。

2. 五味的功能属性

五味的功能属性主要如下：

一是辛，"能散、能行"，即具有发散、行气、行血的作用。发散作用，用于治疗表证，如苏叶发散风寒；行气作用，如香附行气除胀；行血作用，如川芎活血化瘀。

二是甘，"能补、能和、能缓"，即具有补益、和中、调和药性和缓急止痛的作用。如人参大补元气，甘草调和药性并解药食中毒等，饴糖缓急止痛。

三是酸，"能收、能涩"，即具有收敛、固涩作用。如五味子固表止汗，用于体虚多汗证；乌梅敛肺止咳，用于肺虚久咳；五倍子涩肠止泻，用于久泻肠滑；山茱萸固精缩尿，用于遗精、滑精、遗尿、尿频；赤石脂固崩止带，用于崩带不止等。

四是苦，"能泄、能燥、能坚"，即具有清泻火热、泄降气逆、通泄大便、燥湿（坚阴）等作用。如黄芩、栀子清泻火热，用于热证、火证；如杏仁、葶苈子泄降气逆，用于咳喘、呕恶；如大黄泻热通便，用于热结便秘；如龙胆草、黄连清热燥湿，用于湿热证；如知母、黄柏泻火存阴，用于阴虚火旺等。

五是咸，"能下、能软"，即具有泻下通便、软坚散结作用。一般来说，泻下或润下通便，以及软化坚硬、消散结块的药物大多具有咸味，咸味药多用于治疗大便燥结、痰核、瘿瘤、癥瘕、痞块等证。如芒硝泻热通便；海藻、牡蛎消散瘿瘤；鳖甲软坚消癥等。此外，不少咸味药如海狗肾、蛤蚧、龟甲、鳖甲等都具有良好的补肾作用。同时，为了引药入肾，不少药物如知母、黄柏、杜仲、巴戟天等用盐水炮制也是这个意思。《素问·宣明五气篇》还有"咸走血"之说，即以水胜火之意，如大青叶、玄参、紫草等都有咸味，均入血分，具有清热凉血解毒之功。

另外淡味，"能渗、能利"，即具有渗湿利水作用，故有些利水渗湿药物具有淡味。淡味药多用于治疗水肿、小便不利等，如薏苡仁、茯苓、猪苓、泽泻等。后世医家主张"淡附于甘"，故只言五味，不称六味。

涩与酸味药作用相似，多用于治虚汗、尿频、遗精、滑精、出血等证。如莲子固精止带，禹余粮涩肠止泻，乌贼骨收涩止血等。

但这些仅是一般规律，并不是一成不变的。如黄柏归肾经不归心经，故其作用更多体现在泻肾火而非泻心火；枸杞子归肝肾经而不归脾经，故其作用重点体现在滋补肝肾而非补益脾土。

（三）性味合参

药性是由气味共同组成的，因此，必须把四气和五味结合起来，才能准确辨别药物的作用。

每一种药都有气和味。气味相同，作用往往相近，例如辛温药物大都有解表散寒的作用，苦寒药物大都有清热泻火的作用。气味有别，作用也就有所不同，例如气同味异，同是寒性药，具有清热的共性，但苦寒药多兼燥湿，适用于湿热证（如黄柏），甘寒药多能养阴，适用于阴虚内热证（如生地黄）。又如味同气异，同是辛味药，具有发散的共性，但辛温药能发散风寒（如紫苏），辛凉药发散风热（如薄荷）。还有些药物一气而兼有两种以上的味，其作用范围也就相应扩大，具有多种作用。如芒硝咸、苦、寒，咸能软坚，苦能降泄，与寒性相合，就能泻热通便；当归甘、辛、温，甘温补血，辛温又能行血。这些都说明药物的气味是错综复杂的，这种错综复杂的关系，也体现了药物具有多种多样的作用。

因此，对于每味药物的气和味，必须结合起来进行分析，以认识其各个方面的作用，而不能孤立地看待。一般来讲，可以分为以下几种情况。

（1）气味相同，作用相近。如辛温的药物多具有发散风寒的作用，甘温的药物具有补气助阳的作用。

（2）气味不同，作用有别。如黄连苦寒，清热燥湿；党参甘温，补中益气。

（3）气同味异、味同气异。如麻黄、杏仁、大枣、乌梅、肉苁蓉同属温性，由于五味不同，作用有异：麻黄辛温，散寒解表；杏仁苦温，下气止咳；大枣甘温，补脾益气；乌梅酸温，敛肺涩肠；肉苁蓉咸温，补肾助阳润肠。又如桂枝、薄荷、附子、石膏，均为辛味，因四气不同，作用有别：桂枝辛温，解表散寒；薄荷辛凉，疏散风热；附子辛热，补火助阳；石膏辛寒，清热泻火。

（4）一药兼有数味。这标志其治疗范围更广，如当归辛甘温，甘以补血、辛以行气活血、温以祛寒，故有补血、活血、行气止痛、温经散寒等作用，可用治血虚、血滞、血寒等多种疾病。

一般临床处方用药时既用其气，又用其味，也可能或用其气，或用其味。如升麻辛甘微寒，与黄芪同用治中气下陷时，则取其味甘升举阳气的作用；与葛根同用治麻疹不透时，则取其味辛解表透疹；与石膏同用治胃火牙痛时，则取其性寒以清热降火。

总之，药物气味配合的规律是比较复杂的，临床上，用四气五味的理论不能完全解释清楚的情况还需要与药物的升降浮沉、归经等理论结合起来，特别是要与现代科学结合起来，大力开展对中草药化学成分和药理作用的研究工作，不断充实中医药理论。

（四）中药四气五味的现代研究

1. 中药四气的物质基础

一是从四气的能量角度研究，二是从四气的分子量研究，三是从四气的无机元素及次生物质研究等。

2. 中药五味的物质基础

一是五味与给电体研究表明，药物的五味实质是其化学成分与味觉细胞中化学成分发生反应的结果。二是五味与中药成分相关研究表明，酸涩味药的收敛、固涩功效可能与其有机酸、鞣质等成分相关；苦味药的泻火、燥湿功效可能与其所含有生物碱、苷类、萜类、黄酮等成分相关；辛味药发散、行气作用与其含有挥发油、生物碱等成分相关；甘味药和中、滋补，增强机体免疫功能，促进营养吸收的功效可能与其多含人体所需蛋白质、氨基酸、维生素及多糖成分相关；咸味药软坚、散结、泻下的功效可能与其含有的大量无机盐、碘等成分相关。

3. 中药四气五味的整体性研究

中药的配伍研究表明：多味药配合应用，药物的相互作用，可增进疗效或抵消毒副作用，进而产生"七情和合"。中药的复方研究表明：通过中药色谱指纹图谱等数据，可更好地了解、分析复方的中药特性。

总之，中药四气五味理论是古代医家根据临床治疗经验的总结归纳，其形成受整体观及天人相应运气学说影响，是通过四时寒、热、温、凉等属性表述中药性味的理论。中药复方是中医整体观念、辨证论治的重要体现，作为现代中药研究的重要领域，中药复方研究应与应用环境紧密结合，运用动态思维，不应局限于本身固定的化学成分或结构，"方—证—病"整体性研究是符合中医药特点的研究模式。

十二、中药煎服学问大

中药的疗效受很多因素影响，其中煎药、服药方法是影响疗效的重要因素之一。因此，医生临床完成理法方药处方后，千万不要忘记向患者交代中药的煎服方法，否则煎服方法不正确，将直接影响临床疗效。

清代名医徐灵胎在《医学源流论》里说："煎药之法，最宜深讲，药之效与不效，全在乎此……方药虽中病，而煎法失度，其药必无效。"不正确的煎药方法，会直接影响药物有效成分的析出，进而影响疗效。采用科学的煎煮方法，才能确保汤剂的质量和临床疗效。如《温病条辨》中银翘散，要"鲜苇根汤煎，香气大出，即取服，勿过煮。因肺药取轻清，过煮则味厚而入中焦矣"。《伤寒论》中小青龙汤"以水一斗，先煮麻黄，减二升，去上沫，内诸药，煮取三升……"；炙甘草汤"以清酒七升、水八升，先煮八味，取三升，去滓，内胶烊消尽"。

因此，临证使用中药汤剂，一定要遵循其煎法，不可擅自忽略。临床实践也证明，临床疗效如何，中药煎服方法是非常重要的影响因素。而临床绝大部分医生和患者对于中药煎服方法重视不够，因此，要提高中药的临床疗效，必须重视中药的煎服方法。

（一）关于中药的煎法

1. 煎药器具的选择

古代有"银者上，磁者次之"的说法。结合生活实际，多提倡以"砂锅""瓦罐"煎药，禁用铁器、铝制器具，避免药物在高温环境下与铝铁等金属发生化学反应，产生毒性。因现代人生活压力大、生活节奏快，人们往往选择快而省时的机器煎药，或智能砂锅壶煎药。临床观察显示，砂锅煎药疗效可靠，但如果条件允许，仍然主张人工砂锅煎药。

2. 煎药用水的选择

古人用流水、雨水、泉水、酒等作为煎药用水，认为其具有不同的属性，应区别取用于不同体质的患者。但现实生活中，已很难做到。一般洁净的冷水，如自来水、井水等均可作为煎药用水。一些疑难病或滋补剂，根据病情也可选用山泉水、矿泉水等。

3. 煎药火候的控制

古人提出"武火""文火"之分。煎药时一般先用武火迅速煎沸，沸后改用文火慢煎，保持微沸状态，根据药物的质地、性质控制火候，以利药物有效成分的缓慢析出。机器煎药或智能砂锅壶煎药根据方剂大小、药物多少智能控温。

4. 关于煎药方法

煎煮前应将药物置于常温水中浸泡30min左右，以利于药物有效成分的析出。加水量应视药量、药物质地而定，一般以药物在砂锅内平摊后，没过药物平面3~5cm为宜。但患者实际煎药时，如药物大多为茎、叶、花，加水后，药物会漂浮于水面，难以确定加水量，因此有学者在古代与现代煎药用水研究的基础上提出，药、水比为1∶6比较合适。煎好后的药量为水量的1/3即可，但临床也应视病情轻、重、缓、急，灵活而定。此外，冬天煎药时，应该注意加温水泡煎，以免煎煮时间太长，使药物有效成分耗散，春、夏、秋季均应以常温水泡煎。浸泡用水应直接用以煎药，不应换水，以免造成有效成分的浪费。

煎煮时，一般应先武火（大火）煮沸（3～5min），后改文火（小火）慢煎保持微沸（30～40min）。当然，还应视实际情况和所煎煮药物性味的不同而定，如薄荷等芳香轻清之品应适当减少煎煮时间，滋补厚腻药物应文火久煎。煎煮过程中可适度搅拌，以防糊锅，但切忌频频揭盖，以防挥发性成分的丢失。如不慎将药物煎焦糊，应弃之另煎。

尤应指出的是，临床中常常会加葱、姜、蒜、大枣等食品佐料，患者可能家中自备，此时如果没有开至临床处方中，应另外叮嘱患者煎药时不要忘记将此类药材置入同煎，以免影响药效。

5. 关于特殊的药物

（1）介壳矿物类药物要先煎，如鳖甲、龟甲、龙骨、牡蛎等，因难以析出有效成分，故应于其他药物煎煮之前打碎煎煮，沸后煎煮20min左右，再下入余下药物同煎；有毒药物如川乌、草乌、生附片等也应先煎减毒。值得指出的是，临床中很多患者在先煎时，即加入大量水，待先煎药物沸后15min即加入剩余药物群煎，这种煎法不利于后下的群煎药物有效成分的析出。因此可将先煎改为另煎，先煎药物可单独少量水长时间煎煮后，再兑入群煎药物中混煎。

（2）芳香轻清易挥发之品宜轻煎或后下，如薄荷、藿香、砂仁、木香等，以及有效成分不适宜久煎的药材如钩藤、大黄等，一般煮沸后再煎煮约5min即可。但后下药物的煎煮时间又不尽相同，如薄荷煎煮10min左右其有效成分即已挥发，钩藤用于降压时煎煮不宜超过2min，否则会破坏其降压成分钩藤碱，大黄用于攻下时其有效成分大黄甙加热超过10min也会分解。故此类药物后下的时机应视不同药物而定。

（3）带绒毛、细小颗粒及质地轻浮的药物宜包煎，如带绒毛的辛夷、旋覆花等药物，带细小颗粒的海蛤粉、海金沙、车前子、菟丝子等药物，以及质地轻浮的蒲黄、槐花、马勃等药物。为防止此类药物煎煮时浮于水面致煎煮不充分或煎煮时糊锅，或煎煮后绒毛、细小颗粒对咽喉产生过大刺激，临床上多用纱布或茶袋包煎。

（4）贵重的药材要单煎，如人参等，可切片单煎后再与群药合煎，以利于有效成分的充分析出，避免浪费，也可单独服用。

（5）胶质黏性大及易于溶解的药物宜烊化，胶质黏性大的如阿胶、鹿角胶、龟板胶、蜂蜜等，以及某些易于溶解的如冰糖、红糖、饴糖等，应单独融化后，与药汁混合均匀服用。

（6）粉末状贵重药材宜冲服，如三七粉、羚羊角粉等，临床多炮制为粉末状，可直接冲水服用，以利于吸收，避免浪费。

6. 关于煎煮次数

临床上关于煎煮次数说法不一，其中以煎煮2次的为多。在临床实践过程中应根据病情需要及家庭经济情况确定，有研究表明平均每煎1次药，药物的光密度下降45.7%，即每煎1次药，可得有效成分约45%。那么，在保证最大有效成分提取和最低人力物力资源耗损的综合考虑下，家庭经济困难者或药物中有较多矿介类的可煎煮3次。科学的服法应该是将3次煎煮的溶液混合均匀，使药物有效成分均衡，分3次或多次适量服用。

（二）关于中药的服法

1. 关于服药时间选择

中药汤剂一般每日1剂，分2～3次，在饭后0.5～1h服用。但临床中，仍应根据患者情况而定。危重症或急症患者应不拘时服，慢性病患者可定时服用，以保持体内稳定的药物浓度。补益健脾药物多于饭前服用；对脾胃有刺激性的药物多于饭后服用；安神药宜睡前服用；泻下药宜空腹服用；截药宜在发作前2h服用以达防治目的；妇科调经药应行经前数日开始服用。另外，某些特定方剂对服药时间有特定要求，如十枣汤应平旦服，鸡鸣散宜五更时服等。一般而言，病在上焦宜饭后服，病在下焦宜饭前服。

2. 关于服药方法

一般服用补益、固涩、止咳、化痰、清热类方剂宜频而少；服用驱虫、泻下、解毒、利水、攻逐类方剂宜顿而多。泻下剂宜空腹顿服；温阳补肾之剂宜晨服；宁心安神之剂宜睡前服；补益脾胃之剂宜饭后服。病情复杂的大方或复方并用的应择时分服。如某些疑难杂症，病情错综复杂或新疾旧病交织，需要用二方或多方兼顾，则服药之法更宜深究，可以早服治本之剂，晚服治标之剂，或早服补益之剂，晚服化瘀之剂。对某些药入即吐者，根据病情可配姜汁或鲜竹沥少量多次服用；昏迷或吞咽困难的患者可鼻饲给药等。

（三）关于药后调护和机煎药

1. 药后调护

张仲景《伤寒论》中关于桂枝汤服药后注意事项的论述"啜热稀粥一升余，以助药力。温覆令一时许，遍身漐漐微似有汗者益佳，不可令如水流漓，病必不除"，作为药后调护的典型代表一直广为传诵，由此可见药后调护对人体治疗后正气的恢复具有重要意义。一般认为，寒性病症患者在服药期间应忌食生冷、油腻之品；热性病症患者在服药期间应忌食辛辣、厚味之品；过敏及疮疡患者在服药及药后均应慎食韭菜、葱、蒜、鱼、虾、蟹等发物；脾胃虚弱患者在服药及药后均应慎食肥甘厚腻、生冷辛辣、浓茶咖啡及坚果类、腌制类食物，否则不利于脾胃功能的恢复与调养。另外，还应注意服药期间饮食中有无与药物性味相矛盾的食物，如服人参之剂不要同食萝卜；服地黄、何首乌应忌食葱、蒜；服白术应忌食桃、李；服荆芥忌食鲫鱼；服茯苓应忌食醋；服土茯苓要忌饮茶；服薄荷要忌食鳖肉等。另外，中草药中"十八反、十九畏"的配伍禁忌也应该得到临床医师及药师的高度重视。如果没有丰富的临床经验，最好不要在同一方中使用十八反、十九畏药物。

2. 关于机煎药

临床实践表明，机煎药以7剂翻煎14袋为宜，少则不方便，多则有变质风险。冰箱保鲜层存放，服用时倒出煮开，或开水烫温服。如果条件允许，还是以砂锅煲药为好。

综上所述，中药汤剂的煎服法，自古以来就受到历代医家的重视，煎服方法是否得当，直接影响临床疗效。因此，在临床诊疗活动中，尤其是疑难病、急危重病的治疗中，一定要重视煎服方法。要时刻谨记明代著名医药学家李时珍的告诫，即"凡服汤药，虽品物专精，修治如法，而煎药者鲁莽造次，水火不良，火候失度，则药亦无功"。可见煎服方法是否得当对于患者临床疗效影响重大，希望临床医生对患者多一些耐心与解释，多一些沟通，认真指导患者在实际煎药、服药过程中依照自身情况合理煎服，如此才能保证中药汤剂的用药安全及临床疗效。

十三、养生保健循规律

人生最宝贵的是生命，生命最宝贵的是健康。健康如果是"1"，金钱、财富、名誉、地位等就是"1"后面的"0"，只有拥有健康，人生的一切才有意义。因此，养生保健是人类永恒话题，也是人类追求的一个终极目标。中医谈养生的内容很多、很全面，也很详细。如四季养生、饮食养生、情志养生、运动养生、经络养生、音乐养生、书法养生、气功养生等，这些养生方法对调节人的生活质量、生命活动都是有益的。而且这些内容可以通过看书等多途径获得，只要有心就可以掌握、应用。而本书所谈的养生内容主要是谈生、长、盛、壮、老、已规律，是以《黄帝内经》为依据阐释生命过程不同年龄阶段的内在本质及其外在征象，通过调养气血、保养精神、补益肾精，锻炼形体，从而达到健康生活，延年益寿的目的。

《黄帝内经》有关养生的内容见于《素问·上古天真论篇》及《灵枢·天年篇》两篇内容。《素问·上古天真论篇》曰："（黄帝）乃问于天师曰余闻上古之人，春秋皆度百岁，而动作不衰；今时之人，年半百而动作皆衰者，时世异耶，人将失之耶？岐伯对曰上古之人，其知道者，法于阴阳，和于术数，食饮有节，起居有常，不妄作劳，故能形与神俱，而尽终其天年，度百岁乃去。今时之人不然也，以酒为浆，以妄为常，醉以入房，以欲竭其精，以耗散其真，不知持满，不时御神，务快其心，逆于生乐，起居无节，故半百而衰也。夫上古圣人之教下也，皆谓之虚邪贼风，避之有时，恬淡虚无，真气从之，精神内守，病安从来。是以志闲而少欲，心安而不惧，形劳而不倦，气从以顺，各从其欲，皆得所愿。故美其食，任其服，乐其俗，高下不相慕，其民故曰朴。是以嗜欲不能劳其目，淫邪不能惑其心，愚智贤不肖不惧于物，故合于道。所以能年皆度百岁，而动作不衰者，以其德全不危也。帝曰人年老而无子者，材力尽耶，将天数然也？岐伯曰女子七岁，肾气盛，齿更发长。二七而天癸至，任脉通，太冲脉盛，月事以时下，故有子。三七，肾气平均，故真牙生而长极。四七，筋骨坚，发长极，身体盛壮。五七，阳明脉衰，面始焦，发始堕。六七，三阳脉衰于上，面皆焦，发始白。七七，任脉虚，太冲脉衰少，天癸竭，地道不通，故形坏而无子也。丈夫八岁，肾气实，发长齿更。二八，肾气盛，天癸至，精气溢泻，阴阳和，故能有子。三八，肾气平均，筋骨劲强，故真牙生而长极。四八，筋骨隆盛，肌肉满壮。五八，肾气衰，发堕齿槁。六八，阳气衰竭于上，面焦，发鬓颁白。七八，肝气衰，筋不能动，天癸竭，精少，肾藏衰，形体皆极。八八，则齿发去。肾者主水，受五脏六腑之精而藏之，故五脏盛，乃能泻。今五脏皆衰，筋骨解堕，天癸尽矣。故发鬓白，身体重，行步不正，而无子耳。"

《灵枢·天年篇》："黄帝曰人之寿夭各不同，或夭寿，或卒死，或病久，愿闻其道。岐伯曰五脏坚固，血脉和调，肌肉解利，皮肤致密，营卫之行，不失其常，呼吸微徐，气以度行，六腑化谷，津液布扬，各如其常，故能长久。……黄帝曰其气之盛衰，以至其死，可得闻乎？岐伯曰人生十岁，五脏始定，血气已通，其气在下，故好走。二十岁，血气始盛，肌肉方长，故好趋。三十岁，五脏大定，肌肉坚固，血脉盛满，故好步。四十岁，五脏六腑十二经脉，皆大盛以平定，腠理始疏，荣华颓落，发颇斑白，平盛不摇，故好坐。五十岁，肝气始衰，肝叶始薄，胆汁始减，目始不明。六十岁，心气始衰，善悲忧，血气懈惰，故好卧。七十岁，脾气虚，皮肤枯。八十岁，肺气衰，魄离，故言善误。九十岁，肾气焦，四脏经脉空虚。百岁，五脏皆虚，神气皆去，形骸独居而终矣。"

综合分析以上两篇原文，结合临床观察、临床经验，将其核心内容主要归纳为以下四个方面：一是天年标准；二是养生三大原则；三是生命过程生、长、盛、壮、老、已规律；四是养生四境界。

（一）天年标准

1. 世界卫生组织标准

世界卫生组织（WHO）2020年公布的年龄标准如下：44岁以前的人被列为青年；45～59岁的人被列为中年；60～74岁的人为较老年（中老

年）；75～89岁的人为老年；90岁以上为长寿者。

2. 《黄帝内经》标准

《素问·上古天真论篇》以百岁为天年标准，如"上古之人，春秋皆度百岁，而动作不衰……形与神俱，而尽终其天年，度百岁乃去"。《灵枢》也以百岁为天年标准，如《灵枢·天年篇》曰："使道隧以长……百岁乃得终。"因此《黄帝内经》认为人的寿命标准是100岁。现代科学实验推测人类最高寿命为120岁左右，主要有三种观点：第一种是按照生长期来推算寿命，这一理论是由法国科学家巴丰提出的。第二种生命周期的算法是俄罗斯莫斯科大学的数学系教授库兹明提出的。第三种是根据细胞的分裂次数来计算寿命，是美国的海弗利克博士提出的。因此，不论是《黄帝内经》还是现代研究都表明，人类的生命时限理论上讲是可以达到100岁甚至百岁以上的。统计数据显示，目前百岁老人中女性数量明显多于男性，占到总数的四分之三；居住在乡村的明显多于居住在城镇的，占到总数的七成。我国百岁老人最多的三个省份是海南、广西、安徽，人数增长最快的三个省份是河南、安徽、广西。

（二）《黄帝内经》养生三大原则：养神、养形、避邪

1. 养神，即保养精神，精神内守，病安从来

《素问·上古天真论篇》谓："恬淡虚无，真气从之，精神内守，病安从来。"这句话强调精神调节对养生的重要性，告诉我们要想身体健康，首先要做到心灵的健康。

"精神内守，病安从来"是说，一个人如果能保持精神情绪的恬静、安详，没有过多的欲望和杂念，体内的真气就会始终保持充盈状态，就不会得病。情志养生正是依据这一理论提出的。现代医学和心理学研究也表明，疾病的产生、类型、发展，以及病程长短、转归和预后，很多时候都与由心理、社会的紧张刺激因素所引起的行为和情绪方

面的变化有关。

2. 养形，即调养形体，法于阴阳、和于术数、食饮有节、起居有常、不妄作劳

法于阴阳：阴阳是指万事万物由阴和阳两个部分组成，而且阴阳的关系是"互根互生"。自然界是大宇宙，人体是小宇宙，天人合一，因此养生效法阴阳，就是按照自然界的变化规律起居生活，如"日出而作，日落而息"，随四季的变化规律适当增减衣被、起居调养等。

和于术数：和指适中，恰到好处。术指技术、方法、技巧；数指理数、气数。和于术数，即采用任何一种养生方法，都要做到适中，无太过、无不及；即根据正确的养生保健方法进行调养锻炼，如心理平衡、生活规律、合理饮食、适量运动、戒烟限酒、不过度劳累等。

食饮有节：节，原意是竹子萌动的一截，竹节出于土，蓄势待发。食饮有节一是强调饮食的时间节点、节奏，一日三餐要有规律，不要太早，也不要过晚，不要过饥，也不要过饱，更不要暴饮暴食，否则饮食无常，饮节无制，打破规律，久之影响脾胃，损及五脏。二是强调饮食要有节制，《素问·痹论篇》谓："饮食自倍，肠胃乃伤。"现代研究也表明过食过饱不只损伤肠胃，更重要的是它会使糖脂过剩堆积，从而引起高血脂、高血糖、高血压、高尿酸等四高"富贵病"。

起居有常：起居有常即日常生活有一定规律并合乎人体的生理机制。起居有常是中国古代养生学的重要范畴，是强身延年的重要途径。其具体做法主要包括作息有时、活动中节、劳逸适度及顺应天时等。

不妄作劳：妄，不遵循法度的意思；作劳即劳作，包括劳力、劳心、房劳等方面。其一是要有劳有逸，劳逸适度；其二是不要违背常规地劳动，注重道德养生；其三是要节制房事，不要妄泄肾精。如违背常规地劳动、不注意道德修养、不节制房事，不注意保护自己的肾精，必然造成身体虚弱，加速衰老。

3. 避邪，即避邪防病，虚邪贼风，避之有时

邪气简称邪，又称为虚邪、病邪、贼邪等，虚邪泛指一切不正常的气候变化和有害于人体的外界致病因素。《素问·上古天真论篇》谓："虚邪贼风，避之有时。"高士宗注："四时不正之气，皆谓之虚邪贼风。"

综上所述，《黄帝内经》养生之道以养神为先，其次重视养形、避邪。

（三）生命过程生、长、盛、壮、老、已规律

1. 生命过程生、长、盛、壮、老、已不同年龄阶段划分

根据《黄帝内经》天年标准，结合现代文献数据和临床实际观察，生命过程大致可以划分9个重要阶段，即：0～10岁、11～20岁、21～30岁、31～45岁、46～60岁、61～70岁、71～80岁、81～90岁、91～100岁。

2. 生命过程生、长、盛、壮、老、已的内在本质及外在征象

0～10岁肾精、肾气逐渐充实起来，五脏定、血气通。外在征象：7岁左右更换牙齿，头发也开始茂盛，天真可爱，不喜安静，喜爱跑动。11～20岁肾精、肾气逐渐旺盛起来，天癸产生了，任脉也通畅了，太冲脉也旺盛起来，精气满溢而能外泄，已经具备了生育子女的能力。外在征象：血气开始充盛，肌肉也趋于发达，行动敏捷，走路很快。21～30岁肾精、肾气充满，五脏完全发育成熟。外在征象：真牙生长，牙齿长全，筋骨强健有力、丰隆盛实，肌肉亦丰满健壮，喜欢行动走路。31～45岁五脏、六腑、十二经脉都发育得非常健全，到了最旺盛阶段而且平和稳定。外在征象：这个年岁的人，像满池静水，平静祥和，喜欢坐着而不想活动。面部也开始憔悴了，头发也开始脱落了，牙齿开始枯槁了。46～60岁肾精、肾气开始衰退，肝气开始衰减，肝叶开始瘦薄，胆汁开始减少。外在征象：面部憔悴无华，头发和两鬓变白，视力开始变弱，筋的活动也不能灵活自如了。61～70岁肾脏衰，三阳经脉气血衰

弱，任脉、太冲脉气血也衰少了，精气衰弱，天癸枯竭。外在征象：发鬓都变白了，身体沉重了，步伐不稳了，月经断绝了，也不能生育子女了。经常出现忧愁悲伤的情志改变，行动缓慢了，开始喜欢躺卧了。71～80岁脾气衰弱，四脏气血也亏虚。外在征象：皮肤干枯而不润泽，饮食减少了、消化能力减弱了。81～90岁肺气衰减，其余四脏气血虚弱，不能涵养魄而魄离散。外在征象：言语容易发生错误，困乏少力，呼吸气短。91～100岁肾气枯竭，其余四脏的经脉气血也都空虚，所藏的神气逐渐消散了。外在征象：双目失神，精神昏聩，耳聋，形体独存而终其天年。

3. 生命过程生、长、盛、壮、老、已不同年龄阶段疾病特点及预防

0～10岁如果肾精、肾气亏虚，易见头发稀疏，长牙、换牙迟缓，消瘦、萎黄、平素体质差，易感冒，易食积。严重者见五迟（立迟、行迟、语迟、发迟、齿迟）、五软（头项软、口软、手软、足软、肌肉软）等小儿生长发育障碍情况。预防和治疗常常选六味地黄丸、保和丸、参苓白术散、玉屏风等方剂。11～20岁如果肾气不充，天癸亦微，易见性成熟迟缓，月经异常、痛经，子宫小等，建议用中药金匮肾气丸加减调理，不建议性激素治疗。21～30岁如果肾精、肾气亏虚，易见腰膝酸软，难孕、难育，易流产、易劳累等，中药调理选左归丸、右归丸加减。31～45岁身体开始出现衰退的细微变化，面部出现皱纹，头发开始脱落，饮食怕酸、怕冷，容易胃肠长息肉，容易便秘、烂便，容易倦怠乏力等，中药调理选六味地黄丸、香砂六君丸、八珍汤、四君汤、四物汤加减。46～60岁为更年期，全身退行性病变（骨质疏松、增生、突出），子宫、附件、甲状腺囊肿、结节，前列腺肥大，易发肿瘤、高血压、冠心病、糖尿病等，中药调理观其脉症，知犯何逆，随证治之。61～70岁、71～80岁多发心脑血管疾病、癌病、糖尿病、阿尔茨海默病等，中药调理已病防变，饮食调养，必要时精准治疗。81～90岁、

91～100岁五脏皆虚，阴阳离决，神气将去，建议养老院智能康复养老。

4. 生命过程生、长、盛、壮、老、已关键环节

生命过程有四个关键环节，即0～30岁生长旺盛期，40～50岁平台期，51～65岁生长衰弱期，66～90岁生长衰老期。

（四）养生境界真人、至人、圣人、贤人

真人：掌握了天地阴阳变化的规律，能够调节呼吸，吸收精纯的清气，超然独处，令精神守持于内，锻炼身体，使筋骨肌肉与整个身体达到高度的协调。

至人：具有醇厚的道德，能全面地掌握养生之道，和调于阴阳四时的变化，能排除世俗社会生活的干扰，积蓄精气，集中精神，使其远驰于广阔的天地自然之中，让视觉和听觉守持于八方之外，这是其延长寿命和强健身体的方法。

圣人：能够安处于天地自然的正常环境之中，顺从八风的活动规律，使自己的嗜欲同世俗社会相应，没有恼怒怨恨之情，行为不离开世俗的一般准则，穿着装饰普通文采的衣服，举止也没有炫耀于世俗的地方，在外不使形体因为事物而劳累，在内没有任何思想负担，以安静、愉快为目的，以悠然自得为满足，所以其形体不易衰惫，精神不易耗散，寿命也可达到百岁左右。

贤人：能够依据天地的变化、日月的升降、星辰的位置，顺从阴阳的消长，适应四时的变迁，追随上古真人，使生活符合养生之道，这样的人也能增益寿命，也有望度百岁乃去。

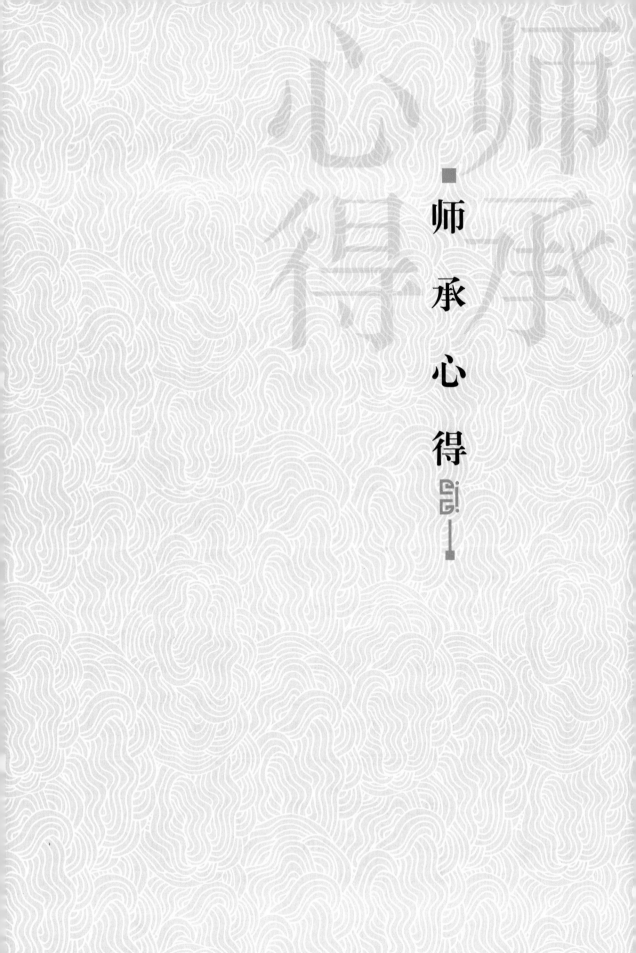

师承心得

一、于天启教授中药组方寒热配伍、升降浮沉配伍经验

于天启教授在遣方用药时，对于药性的寒热配伍和升降浮沉配伍非常讲究，其中的精妙之处值得晚辈细细体会。

（一）关于药性寒热配伍

中药药性有寒、热、温、凉四种。于教授临床根据"寒者热之，热者寒之"的原则，在治疗热证或寒证时虽然分别采用寒凉或温热药，但此类方中他也非常重视同类相需的配伍。如应用白虎汤时，斟酌大寒之石膏配伍苦寒之知母的分量；又如应用黄连解毒汤时，苦寒的黄连、黄芩、黄柏、栀子虽然合用，但分君、臣、佐、使等。针对寒热错杂证如表寒里热、上热下寒、寒热互结等，于教授精准把握寒性药与热性药的配伍比例。如治疗表寒里热时应用大青龙汤，发热重以1∶3辛温之麻黄配伍辛寒之石膏，恶寒重以2∶3辛温之麻黄配伍辛寒之石膏等。有时也根据具体病情用寒热互佐药，如对于寒热偏盛的大热或大寒，方中常用少量与病性相同的药物反佐配伍。如大热时，本应该用大寒之药来治疗，但因病性与药性之对抗偏激，机体可能会出现拒药不受或药力难以发挥的情况，此时根据"同气相求"之理，在方中稍加热药以引导，使药无格拒，直入病所，更容易取得疗效。有时因方中同性味药过多或药量过大，也会在组方时佐以与核心药物药性相反的药物。如应用左金丸类方时，在选用黄连类药物的同时，佐以少量辛热之吴茱萸类药物，以防苦寒伤中。类似的配伍均以防止药性偏盛为目的。

（二）关于药性升降浮沉配伍

中药都具有升降浮沉的作用趋向，升表示上升，降表示下降，浮为向外发散，沉主向内闭藏。于教授在治疗疑难杂症时，一个方剂中常

升降同用，浮沉并举。如针对病位或病势的不同，采用顺从或对抗的用药思路。病变在表在上，当用升浮的药物，如荆芥与薄荷疏风散表，桔梗与牛蒡子疏风利咽；病变在里在下，当用沉降的药物，如大黄与芒硝通腑泻下，泽泻与滑石利水通淋。针对气陷或气逆，分别用升或降的药物，如柴胡与升麻升提气机，厚朴与杏仁肃降肺气，旋覆花与代赭石降肝胃之逆气，沉香与乌药降肝肾之逆气。针对气闭或气散，则分别用浮或沉的药物，如麻黄与桔梗开宣肺气，麝香与苏合香通闭开窍，山茱萸与五味子收敛固涩，龙骨与牡蛎摄纳固脱。病机复杂时，表现出病位（表里高下）或病势（升降出入）对立，常升降浮沉并用，如表里上下同病，采用升浮与沉降的药物配伍，如桔梗与大黄疏上泻下，黄连与升麻泻火散表，柴胡与黄芩透邪清热等。

广州中医药大学第三附属医院　郭珊珊

二、于天启教授临证妙用炭药经验

于天启教授善用炭类中药，尤其在血液病的用药方面，对于山楂炭、血余炭、栀子炭、炮姜炭、荆芥炭、乌梅炭、地榆炭、槐花炭、藕节炭、蒲黄炭等的应用积累了丰富的临床经验。

炭类中药在历代中医用药中占有重要地位，早在《五十二病方》和《黄帝内经》中均有"燔发"的记载，即今之血余炭。元代葛可久在《十药神书》中用"十灰散"治疗吐血，并有"大抵血热则行，血冷则凝，见黑则止"之说。目前，《中华人民共和国药典》收载炭药20余种，这些炭药大多具有止血或增强止血的作用。

于教授认为，所谓炭药并非纯炭，应指"存性"的炭类。药物经炒炭后，部分成分被破坏，发生了理化性质的改变，通常都会生成碳素，可以增强收敛止血的作用。临床上，于教授根据不同病机采用不同的炭类止血。

清热药炒炭：清热类药物炒炭后，其清热作用多数减弱，但并未完全消失，而是清热作用较生用更为和缓。临床上对于女性经期、老人久病、阳气不足等有热证需用清热类药物的，于教授一般使用金银花炭、龙胆草炭、栀子炭、黄芩炭、生地炭、白茅根炭等，清热而不伤正。又如湿热腹泻，肠风便血用黄芩炭，内有积滞、便中有血则用大黄炭，大黄炭清热凉血、祛瘀行滞，有推陈致新、引血归经之力，但又无腹痛腹泻之弊。

理血药炒炭：活血止血类药物炒炭后，能增强其化瘀止血功能。对于女性癥瘕、月经不调、各种血证等，于教授常用茜草炭、蒲黄炭、白芍炭、当归炭、藕节炭、棕榈炭、小蓟炭、地榆炭、侧柏炭、槐花炭、血余炭等。如地榆，苦酸涩，性微寒，入肝、大肠经，具有凉血、止血、解毒的作用，经制炭后，可增强其止血作用，可用于治吐血、衄血、便血、崩漏等血证。如头发本身无止血作用，经烧炭后则具有止血作用。

补益药炒炭：补益类药物炒炭后具有补而不腻的优点，有些药物经炒炭后补益作用还会有所增强。于教授临床常用的这类药有白术炭、杜仲炭、熟地黄炭、何首乌炭、白芍炭等。例如杜仲炭的补肝肾之力较生品强，白术炭的健脾止泻作用较生品强。

温里药炒炭：温里类药物炒炭后，温里作用减弱，但可增强止血止泻作用，且药物性能、归经有所改变，并产生新的疗效。于教授常用的这类药物是炮姜。干姜辛热，归脾、胃、心、肺经，具有温中回阳、温化寒饮的作用，本身无止血作用，而经制炭后，称为炮姜，性味变为苦、涩、温，归脾、肝经，功效虽与干姜相似，但温里作用弱于干姜而长于温经止血、温脾止泻，主用于虚寒性出血、脾阳虚泄泻等。干姜炒炭后，其燥烈之性已减，而温守之力增强，因而具有守而不走的优势。

收涩药炒炭：收涩类药物炒炭后其收敛性多增强。于教授临床常用的这类药物为椿根皮炭、乌梅炭、石榴皮炭等。例如治疗过敏性紫癜时用乌梅炭既可以抑制过敏，又可以收敛止血。治疗肺虚久咳带血时用乌梅炭，既可以敛肺止咳，又可以收敛止血。

理气药物炒炭：理气类药物炒炭后理气作用和缓。于教授临床多用这类药治疗年老久病、气滞并气虚者。于教授常用的这类药物有陈皮炭、青皮炭、枳壳炭等。这类药物炒炭后，既有温和理气之功又无破气伤正之弊，药性和缓安全。

广州中医药大学第三附属医院　郭珊珊

三、于天启教授临证调护经验

（一）粥疗的作用

于天启教授根据《伤寒论》桂枝汤、白虎汤、白虎加人参汤、竹叶石膏汤、十枣汤、三物白散、理中丸、桃花汤等药服用后喝粥调护原理，总结粥疗的作用主要有四种，分别是以粥帮助提升药力、以粥和中养胃、以粥调和减轻副作用、以粥扶养正气。

1. 以粥帮助提升药力

于教授认为在服药后食粥，主要是为了帮助主药药力的发挥。如桂枝汤，临证用于发表解肌、调和营卫，"服已须臾，啜热稀粥一升余，以助药力"。也就是说，服桂枝汤一段时间后，进食热粥一升，使谷气得充，汗源得以滋养，以助药力，使病邪得以微汗而解。后世《医宗金鉴》阐述："精义在服后须臾，啜稀粥以助药力。盖谷气内充，不但易为酿汗，更使已入之邪，不能稍留，将来之邪，不得复入也。"清代名医王旭高："桂枝本不能发汗，故须助以热粥，充胃气以达于肺，肺主皮毛，汗所以出，是渍形以为汗也。"于教授认为用桂枝汤类调和营卫，若不食粥，则疗效大打折扣。另外，如果临证运用理中丸（汤）类温中散寒、益气健脾之剂，于教授认为"服汤后如食顷，饮热粥一升许"。热粥可以助药力，利用热粥的散寒养胃之力，以温养培补中气。例如运用三物白散类等攻逐水饮的温下之剂，如药后仍不利，则"进热粥一杯"，可以助巴豆温下寒实之药力。

2. 以粥和中养胃

于教授认为《伤寒论》中白虎汤、白虎加人参汤、竹叶石膏汤与桃花汤，都用粳米为粥，粳米味甘，为五谷之长。粳米粥在方中作为辅佐药物，可直接起治疗作用。由于前三方均是取其补益中气、和中养胃、滋补胃津作用，同时粳米粥可使石膏等大寒之品不致伤胃。清代医家柯琴："甘草、粳米调和于中宫，且能土中泻火，稼穑作甘，寒剂得之缓其寒，苦剂得之平其苦，使二味为佐，庶大寒大苦之品，无伤损脾胃之虑也。"于教授认为桃花汤中用粳米，是取粳米和中养胃、健脾止泻之功，助赤石脂、干姜以厚肠胃，共达温中固脱、涩肠止利之效。

3. 以粥调和减轻副作用

于教授认为粥具有调和的作用，可以减轻药物的副作用，如三物白散一方，张仲景言，服三物白散后"利过不止，进冷粥一杯"。三物白散为温下之剂，主药巴豆辛温有大毒，为药力峻猛之热性泻下药，治疗中如服药后"利太过"则会伤脾胃。而巴豆得热则助泻，得冷则泻止，此时速服冷粥以调和药力即可止利，以减轻药物的不良反应。

4. 以粥扶养正气

于教授认为临证运用逐水或泻下峻剂，最易耗伤正气，而米粥可以益气和胃、护养正气。如《伤寒论》中所言，在服十枣汤"得快下利后"用"糜粥自养"。取糜粥易于消化及和中补虚之功，以使正气尽快恢复。

（二）于天启教授用粥的方法技巧

1. 用粥分冷热

用粥有冷热之分。于教授认为《伤寒论》三物白散一方就列举了用热粥和冷粥两种方法，为后世用冷、热粥之典范。因此，临证用三物白散类攻逐水饮治疗寒实结胸疾病时，如药后仍不利，则"进热粥一杯"，以助巴豆温下寒实之药力。若服后"利过不止"，则"进冷粥一杯"，以缓解副作用。

2. 用粥分先后

于教授认为临证要根据具体病情决定用粥先后。先用粥法，如《伤寒论》记载："白虎汤、白虎加人参汤、竹叶石膏汤等煮米熟汤成，去滓。温服一升，日三服。"就是说将粳米与其他药物放在一起，待米煮熟去滓后温服。其目的是用粥直接作为佐药，协助主药共同治疗。而桂枝汤、理中丸、三物白散、十枣汤四方都是后用粥法。桂枝汤是在服药后过一段时间食稀热粥以助药力；理中丸是在服药后立即饮热粥，以利用粥的温中散寒养胃之功，帮助有温中健脾作用的药物发挥药效；服十枣汤后再食热粥是防止十枣汤损伤正气，食粥取其"糜粥自养"之功。因此，临证要具体问题具体分析。用粥在时间上是有区别的，于教授总结用粥经验为：理中汤类方治疗脾胃疾病时宜早，桂枝汤类解表时宜晚，十枣汤类及三物白散类则因证因人而异。

现在很多临床医生不重视粥的调护运用，对病患疏于交代，甚至弃而不用。此时应认真学习于教授临证调护经验，并将其运用于临床中，这对提高方药疗效、降低毒副作用有重要意义。

广州中医药大学第三附属医院　郭珊珊

四、于天启教授抗肿瘤中药使用经验

（一）扶正与祛邪是使用抗肿瘤中药的基本原则

于天启教授临床治疗肿瘤常遵循扶正与祛邪两大原则，他认为任何肿瘤的发生均与正气内虚，邪毒蕴结有关。如感受邪毒、情志怫郁、饮食损伤、宿有旧疾等，致使脏腑功能失调，气血津液运行失常，产生气滞、血瘀、痰凝、湿浊、热毒，日久蕴结于脏腑组织，渐积生变而成为恶性疾病。于教授临床重视扶正祛邪，扶正常规使用黄芪10~30g，在宗气明显不足时可使用生黄芪50~200g；党参用量一般为10~30g，如肺脾气虚明显，可用30~60g。祛邪药物使用当以功效为先，辨病为主，辨证为辅。如有血瘀可使用三棱、莪术，亦可使用丹参、三七，还可使用乳香、没药；化痰散结可用半夏、南星，亦可用山慈菇、黄药子，等等。如此，既符合辨证论治用药原则，又可减少药物不良反应发生，提高疗效。

（二）晚期肿瘤尤须心理辅导、固护脾胃

来诊的多数恶性肿瘤患者，均是经过现代医学积极治疗之后无效或无法行积极治疗的，病情多属临床晚期。晚期肿瘤患者多因癌瘤及放疗、化疗耗伤人体气血津液，导致气血亏虚渐至阴阳两虚，正愈虚则邪愈盛，本虚标实，邪毒胶结难去，因而病势日益趋重。此时治疗策略因其不耐攻伐，当以补为主，扶正培本以抗邪气，或适当辨证地给予抗肿瘤中药，以求带瘤生存，延长生存时间。于教授在诊治此类患者时，反复强调临诊医生需要做到以下两点：

（1）以积极认真的态度对患者做心理辅导，增强患者战胜疾病的信心，提高其对治疗的期望值及依从性。患者只有具有积极向生的欲望才能配合治疗，并且对治疗过程中出现的一些药物或治疗反应做出积极判断，

才能激活机体的免疫机制，增加抗肿瘤治疗的作用；但一旦患者放弃求生欲望，整体功能状态低下，全身免疫系统的反应亦将相当迟钝。

（2）扶助正气当以固护脾土之气为首要之法。脾胃属土，为中枢之地，是后天精气运化的地方，亦是营卫气血滋生之所。脾胃还是宗气生成之源，人体的元气靠其充养。只有脾土健运，诸气血阴阳之精微才得以生养输布。李杲谓："保得一分胃气，便有一分生机。"此言甚合晚期肿瘤中医治疗之意。

于教授在固护脾胃时喜从张锡纯治虚劳病之论，用健脾益气滋阴之法。益气以台参、生黄芪为主，认为黄芪不但能补气，用之得当，又能滋阴。"盖人禀天地之气化以生，人身之气化即天地之气化。"野台参具有补中、益气、生津、益肺等功效，若辅以凉润之药即能气血双补，盖平其热性不使耗阴，气盛则自能生血也。健脾胃以山药、鸡内金、白术为基础方，鸡内金为鸡的脾胃，善化有形郁积，健脾胃有奇功；白术能健脾胃之阳，脾土健壮，自能助胃；山药滋胃之阴，胃汁充足，自能纳食，三药合用，最能健运脾胃，为健脾胃不可挪移之品。另外，在运用健脾土之药时要注意患者的体质因素，过于虚弱的患者难以承受气味厚重之品，此时当小剂量使用，以药物之气缓缓增补脾胃运化之气，久则增气，如临证处方中用党参5g，当归3g，肉桂1g，白术5g等即是此义。

（三）辨病使用抗肿瘤中药基本方

于教授认为，不同的肿瘤有其不同的特异性，应该针对基本病因病机制订一个基本方，以此方为基础对次症作适当的加减，既能提高疗效，又便于临床治疗。

基于此思路，结合跟诊于教授及自身临床经验所得，总结出以下几种常见恶性肿瘤的基本方论治思路。

（1）肺癌的病因主要是肺气亏虚，邪毒乘虚而入，气机不畅，由气滞致血瘀，阻塞络脉；加之久病虚损及药毒所伤，脾胃运化不利，痰浊内生，痰随气窜行，痰湿与瘀毒交阻，日久逐渐形成肺部积块。治疗当以健脾益气、化痰散结、活血解毒为法。基本方组成：以党参、白术、生黄芪、茯苓健脾益气，沙参、山药养阴，鸡内金、三棱、莪术活血祛瘀，石上柏、石见穿、猫爪草、蛇舌草解毒散结，浙贝母、天花粉、桔梗、杏仁、橘红行气化痰散结。

（2）肝癌是以脏腑气血亏虚为本，气、血、湿、热、瘀、毒互结为标，蕴结于肝，渐成癥积，肝失疏泄为基本病机，肝体阴用阳，要注意疏泄功能与藏血功能的协调。治疗当恢复肝主疏泄之功能，使气血运行流畅，湿热瘀毒之邪有出路，从而减轻和缓解病情。基本方组成：羚羊角骨、牡丹皮清肝降火，生地黄、石斛、麦冬、沙参滋养肝阴藏血，柴胡、薄荷疏肝，茯苓、薏苡仁健脾渗湿，牛膝、茅根、紫草行血止血，重楼、半枝莲、鳖甲清热解毒凉肝。

（3）乳腺癌是以正气内虚、脏腑阴阳失调为基本病机，有肝气郁结，肝经失疏泄，气血壅滞，乳络不畅而成；有肝肾亏虚，冲任失养，致乳络不荣而成；有痰热结聚肝胃二经，经脉瘀滞而成；有乳癌日久，气血耗伤，五脏俱衰之候。治疗以健脾益气、疏肝理气、软坚散结、清热解毒之法。基本方组成：以白术、生黄芪、茯苓健脾，鸡内金、独脚金理气和胃，柴胡、香附、枳壳疏肝行气，瓜蒌、贝母、半夏、壁虎化痰散结，半枝莲、白花蛇舌草、蒲公英清热解毒。

（4）大肠癌主要病机是正气亏虚，脾胃气机升降失和，湿热、痰浊、瘀血痹阻大肠，久而成积。治疗当以健脾益气、化痰散结、解毒为法。基本方组成：以白术、生黄芪、茯苓、薏苡仁健脾益气化湿，陈皮、三棱、莪术理气活血开郁，大血藤、败酱草、藤梨根清热解毒。

此外，于教授常常提到，临证用药时还要依据现代药理及临床研究筛选出针对不同肿瘤的抗肿瘤中药，明辨其药物毒性及中毒剂量，在辨证论治的基础上配伍使用，亦可以提高临床疗效。

广州中医药大学第三附属医院　杨宏光

五、于天启教授运用"火郁发之"理论治疗血液病经验

"火郁发之"语出《素问·六元正纪大论篇》："帝曰：善。郁之甚者，治之奈何？岐伯曰：木郁达之，火郁发之，土郁夺之，金郁泄之，水郁折之。"《丹溪心法》谓："郁者，结聚而不得发越也，当升者不得升，当降者不得降，当变化者不得变化也，此为传化失常。"张景岳《类经》云："发，发越也……故当因其势而解之，散之，升之，扬之，如开其窗，如揭其被，皆谓之发，非独止于汗也。"故郁者，壅滞而不通之义也。火郁者乃指火热之气壅而结滞不通，气机不畅，气血运行阻滞，郁久化火，出现火郁证也。火乃热之渐，气有余便是火。"发之"就是顺应火的炎上升发之性，运用发散、通透、宣降等方法使郁火散开或透发于外，或升降畅达于中，或司职温煦气化，以达气机调畅，阴平阳秘。

《黄帝内经》中，"火郁发之"乃治疗火郁证的基本方法。历代医家，以《黄帝内经》《难经》为基础，临证变通，多有感悟，针对各类火郁证及引起火郁证的病因，确立了一系列"火郁发之"的治法、方药，广泛用于治疗内、外、妇、儿等各科外感六淫之火郁证或脏腑气机失调之火郁证。如张仲景《伤寒论》中桂枝汤、麻黄汤类治疗太阳表郁证、营阴郁滞、卫阳郁遏；麻杏石甘汤治疗外寒郁闭、邪热壅肺，重用生石膏清泻肺火，辅以麻黄宣肺透邪；栀子豉汤宣透郁热治疗火热内扰胸膈；白虎汤治疗胃热炽盛，达热出表；承气汤治疗燥热内结；小柴胡

汤疏肝解郁，预防郁久化火。李东垣《脾胃论》用补中益气汤甘温除大热，用升麻、柴胡，升发透达脾土郁遏之阴火。《丹溪心法》提出"火郁发之，当看何法"，并创制越鞠丸治六郁。清代名医叶天士创清营汤，透热转气；杨栗山创升降散，升清降浊、调畅气机、宣散郁热；吴鞠通创三仁汤，宣畅三焦气机，防治气机壅滞化火。现今于天启教授运用"火郁发之"理论治疗难治性免疫性血小板减少性紫癜（immune thrombocytopenic purpura，ITP）收到了较好的效果，十余年来系统观察治疗难治性ITP 46例，有效率达93.5%，且减、停西药后病情稳定不复发。

病案：庄某，女，39岁。2009年3月16日初诊。主诉：反复四肢瘀点、瘀斑6月余。病史：患者6月前感冒后3天发现四肢瘀点、瘀斑，曾在某医院做骨髓穿刺涂片和活体组织检查（活检）后确诊为ITP，予静脉滴注人血免疫球蛋白、泼尼松龙注射液冲击后，瘀点、瘀斑消。后改服泼尼松片20mg tid（每日三次）维持，血小板恢复正常水平，但后期在激素减量过程中又反复出现瘀点、瘀斑，感冒时瘀点、瘀斑增多。虽经多家医院中西医综合治疗，病情反复不愈，间断输注机采血小板，血小板数量一直在（10~40）×10⁹/L之间波动。慕名来诊，刻下症：四肢瘀点、瘀斑，双下肢明显。颜面痤疮，急躁易怒，胃脘满闷，偶有刺痛，纳呆，小便黄，大便2日1次偏干，舌尖红苔薄黄，脉弦细略数。现仍口服泼尼松片20mg tid。体格检查及实验室检查：6月16日血常规结果显示血小板（PLT）22×10⁹/L，血小板相关免疫球蛋白G（PAIgG）146ng/dL，骨髓涂片示符合免疫性血小板减少性紫癜骨髓象。此为阴虚火妄，湿热内蕴，损伤脉络，血溢脉外。法当凉血止血，宣散火郁，滋阴清火，自拟丹栀生板汤。方药：水牛角45g（先煎），牡丹皮10g，栀子炭15g，三七10g（先煎），仙鹤草30g，苍耳子10g，葛根30g，乌梅10g，虎杖20g，熟地黄15g，墨旱莲30g，神曲10g，甘草5g。每日1剂水煎服，1剂煎2次，每次煎成150mL温服。水牛角、三七先煎30min。禁食辛辣油腻食物及虾、蟹。

在治疗过程中泼尼松片逐渐减量，每周减2.5mg。调治4个月余，泼尼松片减至5mg qd（每日1次），脱离输注血小板，血小板稳定在60×10^9/L以上。

诊治分析：难治性ITP是以广泛皮肤、黏膜或内脏出血，外周血小板减少，骨髓巨核细胞发育成熟障碍为主要特征的自身免疫性疾病。确切的病因及发病机制至今仍未定论。目前中西医尚无理想的治疗方法，复发、难治、激素抵抗及副作用一直是困扰临床的疑难问题。西医主要是使用肾上腺皮质激素、免疫抑制治疗，有效率为60%～80%，但柯兴氏反应、胃肠出血、肝损害、痤疮、闭经等副作用明显，部分患者难以耐受，而且减停激素后复发率高，长期缓解率仅为10%～20%；脾切除手术的有效率为70%左右，术后3～7天血小板可达100×10^9/L以上，但50%于术后6个月内复发。本案患者感冒后外邪不解，入里化热，灼伤脉络，又因长期服用大剂量激素助阳伤阴，导致阴虚火旺，内外相引，火热串络，血液妄行，血不循经而外溢则见四肢瘀点、瘀斑，急躁易怒，小便黄，大便干。大剂量激素损伤脾胃，水湿不化，郁而化热，湿热内蕴则见颜面痤疮，纳呆，胃脘满闷。久病入络，经脉不畅则偶见胃脘刺痛。舌尖红苔薄黄，脉弦细略数则为阴虚火旺，湿热内蕴之象。自拟方中水牛角、牡丹皮、栀子炭清热凉血；三七、仙鹤草化瘀止血；苍耳子发散表郁，透火外散；葛根升发中阳，调畅中焦，宣散湿热；乌梅收敛防苍耳子、葛根升发太过；虎杖既清湿热，化瘀血又能通便；熟地黄、墨旱莲滋肾阴，清虚热；神曲健脾和胃；甘草既补中又调和诸药。全方共收凉血止血，宣散火郁，滋阴清火之效。

经验发挥：用祛风药发散火郁治疗难治性ITP是于教授几十年临床经验的总结。基于长期临床观察和体会，于教授认为疾病的发生不外乎外感六淫、内伤七情、饮食劳倦等原因导致人体气机逆乱，壅滞不通，郁结不散，升降出入失常，阴阳失衡。难治性ITP临床以皮肤黏膜出血为主要症状，火热灼络、血不循经而外溢为其主要病机，外邪袭表而致火郁内伏不发是导致难治性ITP瘀点、瘀斑反复发作，日久不愈的主要原因之一，因此在凉血补肾的基础上加祛风药发散火郁，显著提高了临床疗效。

运用祛风药治疗难治性ITP的理论依据：①80%的发病前的难治性ITP患者有感冒病史。②临床发现难治性ITP患者在治疗过程中有感冒，血小板数量明显下降的症状。③难治性ITP患者瘀点、瘀斑反复，全身散发，四肢多见，症状变化快，符合《黄帝内经》"风为百病之长，善行数变"的特点。

运用祛风药治疗难治性ITP的功效特点：一是使邪从表而解，给邪以出路。二是达到发散郁火之目的。三是行血中气滞，预防瘀血形成。但祛风药易助火动血，因此使用祛风药时，要寒热同用、敛散兼顾，这是治疗难治性ITP的关键所在，使祛风而不助火动血，发散而不耗气伤阴，这需要长期的临床观察和细心体会。四是具有抗炎、抗病毒、抗变态反应、抑制免疫亢进等作用，这一点现代药理研究也已证明。

运用"火郁发之"理论治疗难治性ITP的辨证加减特点：火郁在气分，常用祛风药苍耳子、葛根、蝉蜕、荆芥、防风、紫苏叶等，此类祛风药行气开郁、调畅气机、通达腠理而发散郁火。火郁在营分，以凉血止血、透热转气为法，凉血止血选择清营汤，透热转气选金银花、防风、芦根、淡竹叶等轻清宣透之品，即"火郁发之"之意。火郁在血分，清热凉血选择犀角地黄汤，透散郁火选择郁金，荆芥炭行气解双郁。肝气郁结、气滞化火，以薄荷、栀子散肝郁、清肝火。脾虚中气下陷、气壅郁热，以葛根、升麻升提中气，调畅气机。痰湿内蕴化热如偏于上焦，选择桔梗、杏仁、防风，宣降肺气，布散痰湿；如偏于中焦，选择升麻、枳实、生薏苡仁，升清阳降胃浊，运化水湿；如偏于下焦，选择桂枝、泽泻、黄柏，温阳化气，清热利湿。因血瘀而致火郁者，选择紫草、生地黄、三七，凉血化瘀。因食滞而致火郁者，选择山楂、神曲、蒲公英，消积化滞清热。

　　另外，于教授强调运用"火郁发之"理论治疗难治性ITP还有三个方面的矛盾必须仔细斟酌，否则将事倍功半。一是苦辛甘寒之清热药与辛温发散祛风药的配伍：苦辛甘寒之清热药配伍适当的辛温发散祛风药，寒温同用。清火药得风药使清中有散，顺应火热之邪的炎上之性以升散透达，目的在于通过宣发郁热，透邪外出。同时可预防清火药过于寒凉，冰遏郁火之弊。风药合清火药使散中有清，既发散郁火又无辛温助火之虞。堪称火郁发之妙用也。祛风药临床常选择苍耳子、葛根、荆芥、防风、蝉蜕、薄荷等药。二是活血与化瘀药的配伍：出血、瘀血在难治性ITP的发病过程中始终存在，或轻或重，或多或少。而难治性ITP患者血小板减少，血小板功能低下，本身就极易出血，所以难治性ITP出血、瘀血的治疗尤为棘手。活血化瘀有加重出血之虞，化瘀止血又有留瘀之弊。于教授临床多在益气养血的基础上活血，在滋阴补肾的基础上化瘀，忌用三棱、莪术、土鳖虫、水蛭等破血之品。常选择生地黄、牡丹皮、三七、仙鹤草等活血而不动血，止血而不留瘀之品。三是滋阴与利湿药的配伍：滋阴与利湿也是一对矛盾，滋阴有助湿之虞，利湿又有伤阴之弊。于教授临床常选元参滋阴养血和营，防渗利诸药之伤阴，且使阴复而又无助湿之嫌。利湿药常选用绵茵陈、薏苡仁、芦根、白茅根等药以利湿清热，芦根、白茅根既清热又养阴，防利湿诸药之伤阴。尤其对长期大量服用激素、属阴虚湿热留恋者，用之每收效验。

　　综上所述，运用"火郁发之"理论指导治疗难治性ITP，临证根据火郁的不同具体情况，适当选择不同的祛风药物，可明显提高治疗效果。临床不仅要辨病、辨证，还要善于抓病机，只要有火热内郁的病机存在，就可灵活运用"火郁发之"的基本治疗方法，通过发散、通透、宣降使郁火得散、气机条畅，达到祛邪康复、阴平阳秘的目的。十余年来，我们不断探索中西医结合治疗难治性ITP的新方法，目前已完成祛风凉血补肾法治疗难治性ITP的病因病机研究、临床症状研究、免疫调节机制研究，阐明了祛风法调节抗血小板自身抗体（PAIgG）、白介素-6、血小板计数、血小板生成素、血小板生成素受体C-MPL及骨髓巨核细胞分化成熟的机制。但在临床症状研究中，我们发现凉血补肾加祛风药能很快控制出血症状，而血常规检查结果显示血小板数量并无明显升高，考虑凉血补肾加祛风药改善出血症状可能与血管的止凝血功能改善有关。因此，进一步深入研究祛风药对血管止凝血功能的影响，对揭示"火郁发之"治疗难治性ITP的机制具有重要的意义。

广州中医药大学第三附属医院　杨宏光

六、于天启教授用紫金锭外敷治疗淋巴结转移瘤疼痛经验

紫金锭方源自宋代王璆的《是斋百一选方》，紫金锭原名太乙紫金丹、玉枢丹，《外科精要》始称紫金锭，但其组成少雄黄、朱砂。明代万全的《片玉心书》增加了雄黄、朱砂。现国内使用较多的药方为山慈菇750g，朱砂（水飞）1 875g，五倍子750g，雄黄（水飞）375g，红大戟（醋制）750g，穿心莲75g，千金子750g，三七28g，冰片225g，丁香罗勒油50g。除冰片、丁香罗勒油外，将其余山慈菇等八味药粉碎成细粉，过筛，加入冰片、丁香罗勒油及糊精、糯米粉、炼蜜、碳酸钙等适量，混匀，制成颗粒，压制成锭，即得。该方具有化痰开窍、辟秽解毒、消肿止痛等功效。外治多用于疔肿、体表浅表脓肿、急性淋巴结炎、蜂窝组织炎、腮腺炎、惊厥等，历来被视为中医的救急灵丹，临床应用范围极广。

恶性肿瘤淋巴结转移是肿瘤内科临床较为常见的晚期病症，尤其是锁骨上、颈部、腹股沟等浅表淋巴结多见。对于不能耐受放疗、化疗的

患者，有效治疗肿大淋巴结并减轻疼痛症状，尤为急迫。在于天启教授治疗癌病思路启发下运用紫金锭外敷治疗锁骨上及颈部淋巴结转移瘤取得较好效果，不但肿块缩小明显，而且疼痛也有不同程度的缓解，提高了患者生活质量，紫金锭方作为终末期癌病的姑息疗法，值得进一步研究。

病案：何某，男，56岁。因"发现颈部淋巴结肿大3个月，伴吞咽不利、胸骨痛月余"而于2016年8月10日首次入院。3个月前发现右颈部淋巴结肿大，坚硬难移，在某医院行胃镜检查及活检病理后被诊断为"食道低分化鳞状细胞癌并纵隔、肺门淋巴结转移"。入院时症见：神疲，乏力，右侧颈部肿物如蛋黄大小，坚硬如石伴胀痛，吞咽如有物阻，胸骨下胀痛，固定不移，入夜时尤甚，无恶心呕吐及腹痛腹泻，无胸闷气促心悸，纳少，二便调，舌淡紫，苔白腻，脉弦细。中医辨证分析：饮食劳作失宜，气机郁滞，脾失健运，痰浊中生，气滞痰浊郁结食道而致吞咽不利，痰浊瘀血凝结颈部经脉而成石疽。治法当健脾益气、化痰散结，行气止痛。内服方：西黄丸和复方红豆杉胶囊。汤剂以十六味流气饮加减：党参10g，沙参15g，白术10g，茯苓15g，薏苡仁15g，熟地黄10g，山药10g，紫苏梗10g，香附10g，玄胡10g，厚朴10g，当归10g，白芍10g，枳壳10g，陈皮10g，槟榔15g，法半夏10g，石菖蒲10g，佩兰10g，僵蚕10g，蝉蜕10g，山慈菇10g，黄药子10g，黄芩10g，柴胡10g，壁虎2条，甘草6g，生姜10g。外用方：外用紫金锭30粒，研末用白醋调匀成黏糊状，均分外敷膻中穴、天突穴及右侧颈部肿大淋巴结，并以纱布覆盖，胶布固定，每日1次，4天后胸骨、淋巴结疼痛逐渐减轻，11天后疼痛缓解；颈部淋巴结缩小变软，至3周后缩小如鹌鹑蛋，无胀痛及不适。该患者存活9个月。

通过临床观察发现，紫金锭用于治疗肿瘤性疾病具有一定疗效。其组方中红大戟性苦寒，为剧毒药，有攻毒消肿作用；山慈菇性辛寒，小毒，可攻毒杀虫；麝香芳香通窍；雄黄有解毒杀虫作用；千金子，性辛温，有毒，具有解毒杀虫、逐水消肿、破瘕化瘀之效。诸药合用，有显著的辟瘟解毒，消肿止痛功效，且实验研究证实具有抗肿瘤作用。局部外用治疗肿大的淋巴结转移瘤疼痛，为中成药外用抗肿瘤打开一条新思路。

广州中医药大学第三附属医院　杨宏光

七、于天启教授指导混合感染护理验案

急性早幼粒细胞白血病（acute promyelocytic leukemia，APL）是急性髓细胞白血病（acute myeloid leukemia，AML）的一种特殊类型，被FAB协作组（英法美协作组）定为急性髓细胞白血病M3型，占AML的5%~8%，它起病急，病程短，预后凶险。急性早幼粒细胞白血病的临床表现包括贫血、出血、感染等，感染是最常见的并发症，包括细菌、病毒、真菌及不典型致病菌等。感染主要表现为发热，感染的部位常见于口腔、肺部、二阴、皮肤，严重者可出现败血症、感染中毒性休克。患者在进行全反式维甲酸治疗及三氧化二砷治疗时要密切观察其副作用。白血病合并感染是导致治疗失败、患者死亡的主要原因，因此做好感染的预防和伤口感染控制及护理至关重要。某重症白血病患者化疗后出现肛周疱疹感染，通过伤口的清创护理、控制感染及促进肉芽生长并配合健康宣教等护理措施，患者肛周疱疹顺利愈合。

（一）病历资料

患者，女，58岁。因牙龈出血、皮下瘀斑10天，于2020年5月2日以全血细胞减少查因：疑为急性白血病或再生障碍性贫血。收入血液科治疗。入院查体：体温36.9℃，脉搏96次/min，呼吸20次/min，血压146/89mmHg。急查血常规：白细胞（WBC）0.64×10^9/L，红细胞（RBC）2.44×10^9/L，血红蛋白（Hb）83g/L，PLT 24×10^9/L，中性粒细

胞数0.13×10⁹/L，淋巴细胞数0.28×10⁹/L。该患者于5月3日行骨髓穿刺及骨髓活检术。骨髓细胞学示：符合急性髓系白血病，考虑急性早幼粒细胞白血病（M3型）。行维甲酸20mg bid（每日两次）+复方黄黛片1.62g bid行诱导分化治疗。5月16日，患者出现诱导分化综合征，复查血常规：WBC 50.72×10⁹/L，Hb 61g/L，PLT 19×10⁹/L。予减量维甲酸，静推地塞米松减轻诱导分化综合征及行IA（盐酸表柔比星注射液+盐酸阿糖胞苷）化疗。化疗后密切观察患者化疗后的药物反应及口腔黏膜、二阴的皮肤情况。5月17日，患者出现反复发热，密切监测患者体温变化并行抗感染治疗。5月22日，发现患者肛周皮肤出现潮红情况，叮嘱患者及家属患者每次大小便之后需清洁肛周皮肤及保持肛周皮肤干燥。5月25日，患者肛周散在水疱增多，面积增大，请皮肤科及妇科会诊，经疱疹分泌物细菌培养、药敏及真菌培养，结果显示：单纯疱疹病毒Ⅰ型IgG抗体、单纯疱疹病毒Ⅱ型IgG抗体阳性（+），予全身抗感染治疗。5月31日，患者出现粒细胞缺乏，中性粒细胞计数0.13×10⁹/L，又进一步加强抗感染治疗。

（二）护理要点

1. 伤口护理过程

5月22日，发现患者肛周皮肤出现潮红情况，叮嘱患者及家属每次大小便之后需清洁肛周皮肤及保持肛周皮肤干燥。5月25日，患者肛周散在水疱增多，面积增大，请皮肤科及妇科会诊，经疱疹分泌物细菌培养确诊肛周疱疹感染，共同商讨肛周皮肤护理方案，主要包括以下几点：①做好大小便管理，避免创面污染。②每次大小便后须用生理盐水冲洗干净，待皮肤干燥后涂阿昔洛韦乳膏，或用纱布湿敷康复新液，或涂聚维酮碘药膏。这三种药物轮流交替使用。③该患者化疗后出现粒细胞缺乏并感染，对该患者采取保护隔离的护理措施，将患者安置于空气层流洁净病房，严格控制陪护及探视人次，加强病房及床单位的清洁消毒。④医护人员严格执行消毒隔离制度及无菌技术操作。护士换药过程中也须做自我防护。5月30日，患者的小水疱已经部分吸收，大水疱已经破溃，此时患者的伤口以清创抗感染为主，配合全身使用抗生素控制感染。清除伤口表面脱落的死皮暴露伤口，用生理盐水清洗干净伤口及周围的皮肤，予红外线理疗灯照射伤口约20min，待肤温正常后外涂聚维酮碘药膏。此外，为患者及其家属做好健康教育，如说明保持创面的干燥清洁，勿搔抓皮肤，勤更换衣物，多食润肠通便的食物，保持大便通畅等。6月2日，患者伤口面积逐渐缩小，伤口边缘可见少许水疱，伤口创面可见鲜红色的鲜肉芽。伤口护理在原来的基础上，再加紫金锭用温水调敷。6月4日，患者的伤口已经开始结痂。换药的方法如前，但延长康复新液湿敷的时间，因为痂块覆盖了伤口的创面，湿敷的时间加长才可以更好地发挥药物的作用。同时加强对患者及家属的宣教。6月8日，患者伤口表面的痂块已全部脱落，伤口创面的外围皮肤干燥，中央处皮肤潮湿，此时增加红外线理疗灯的照射时间，具体为每天2次，每次约30min。6月12日，患者肛周皮肤伤口创面愈合。

2. 伤口护理体会

重症白血病患者化疗后机体抵抗力低下，体内潜伏的单纯疱疹病毒（herpes simplex virus，HSV）容易被激活而发病。该患者出现肛周散在水疱后，及时请皮肤科及妇科会诊，经疱疹分泌物培养而迅速确诊。但临床上肛周疱疹感染早期还应与刺激性皮肤炎、失禁性患者激发的念珠菌炎感染相鉴别。一般情况下刺激性皮肤炎是指皮肤暴露于刺激性物质而引致非敏感性的炎症反应，是接触性皮炎的一种。皮肤炎症反应的程度取决于刺激物的刺激性程度。局部皮肤表现为红疹、水肿、水疱的形成、脱屑等。失禁性患者激发的念珠菌炎是由白色念珠菌所致，肠道滋生的念珠菌可经过粪便污染外阴。局部皮肤表现为红斑，脱屑，周围有小斑、丘疹或脓疱，会阴及大腿瘙痒，白带增多，呈干酪样白色黏稠分泌物。如结合患者临床病症，取阴道分泌物以10%氢氧化钾涂片进行菌丝检查，确诊过程并不困难。对于该患者的肛周疱疹感染，因粒细胞缺乏，很容易出现复合感染，因此采取综合护理措施，运用阿昔洛韦软膏抗疱疹病毒，用聚维酮碘药膏预防皮肤真菌感染，用康复新液通利血脉，养阴生肌，并轮流交替使用这三种药物。注意不要弄破水疱，让水疱尽可能地自行吸收。若患者汗液较多，可以增加清洁及换药的次数。操作过程中应根据伤口创面情况，辅助红外线理疗灯每天2次灯照理疗，加快局部血液的循环，促进伤口愈合。患者创面结痂后，局部刺痛，选用紫金锭辟瘟解毒，消肿止痛。

3. 二阴皮肤管理

化疗的患者除了要注意保持口腔的清洁之外，更应该注重二阴部皮肤的清洁卫生，预防感染。护士应每天检查患者口腔黏膜及二阴部皮肤的情况，并询问患者有无不适感。患者应定期洗澡、更换衣物，勤修剪指甲。患者每次大小便后要做好二阴部的清洗，保持二阴部的清洁卫生，女性患者尤其要注意会阴部的清洁卫生，经期应增加清洗的次数。患者每天可用皮肤黏膜消毒液进行二阴部的皮肤消毒管理。患者应保持大便通畅，便秘者可给予轻泻剂，如蜂蜜、番泻叶、开塞露等，防止发生肛裂。也可每天给患者行腹部推拿按摩，促进肠道的运动，防止便秘。每次便后应使用温开水、盐水、聚维酮碘溶液稀释液或者1：5 000高锰酸钾溶液坐浴，防止肛周感染。对于卧床穿纸尿裤的患者，应勤换纸尿裤。多保持左右侧卧位，保持空气的流通。每天可照红外线理疗灯，预防尿布疹或失禁性皮肤炎的发生。每天更换床单被套，保持床单位的清洁干燥，避免二阴部的感染。

（三）心理护理

应根据患者病情的变化及伤口的情况制订整体的心理护理计划。向患者及家属解释患者病情的变化及伤口的情况；向患者及家属介绍和解释伤口的换药方法，使患者家属加入到换药的过程中去；告诉患者及家属伤口的转归情况，使其减轻心理恐惧，更加配合治疗。平时工作中要多关心患者，每天给予适时的鼓励，让患者增加自信，从而更加地配合治疗。若患者伤口疼痛，严重时已经影响患者的情绪和睡眠情况，在治疗的过程中应配合止痛药及安眠药口服。同时要动态地观察患者的情绪变化情况，对患者进行心理干预及同伴教育，指导患者如何转移注意力及摆放体位。

（四）小结

重症白血病患者化疗后要密切观察患者二阴部皮肤及口腔黏膜的情况。当发现患者肛周皮肤出现潮红的时候，要警惕是否是病毒感染，并鉴别失禁性患者肛周的皮肤情况。由于在此次诊疗中做到了早发现、早诊断、早治疗，并且对粒细胞缺乏可能引起的感染进行了预防，该患者肛周疱疹感染顺利痊愈。此外，还需要做好患者及家属的知识宣教，如对于无法活动的患者，每天2次清洗会阴，以保持会阴清洁。当二阴部出现不适的时候要及时告诉医生及护士。在本案例的伤口护理中，根据患者伤口的情况制订了整体的护理方案，也根据伤口的情况做出了相应的调整。在整个护理的过程中，患者的家属也参与其中，医护人员向患者及家属做了相关解释及教育，让他们做好伤口的自我管理，更好地促进了伤口的愈合。

广州中医药大学第三附属医院　杨梦河　谭海燕　杨燕卿　谢淑君

参考文献

[1] 陈燕，李晓明，邢宏运，等.1例伴孤立性ⅰ（17）（q10）染色体异常的急性早幼粒细胞白血病［J］.检验医学与临床，

2017, 14（4）：596-598.

［2］冯玉虎.急性早幼粒细胞白血病的治疗进展［J］.实用医学杂志，2017，33（13）：2073-2075.

［3］中华医学会血液学分会，中国医师协会血液科医师分会.中国急性早幼粒细胞白血病诊疗指南（2018年版）［J］.中华血液学杂志，2018，39（3）：179-183.

［4］王绅，宗秀芳.全反式维甲酸联合亚砷酸治疗儿童急性早幼粒细胞白血病疗效分析［J］.现代肿瘤医学，2015，23（14）：2056-2058.

［5］孙佳云.复方肝素钠尿囊素凝胶换药结合红外线灯理疗根治褥疮1例［J］.医药前沿，2014（3）：351.

［6］王朝荣，曹景梅.紫金锭的临床新用［J］.现代中西医结合杂志，2001，10（14）：1401.

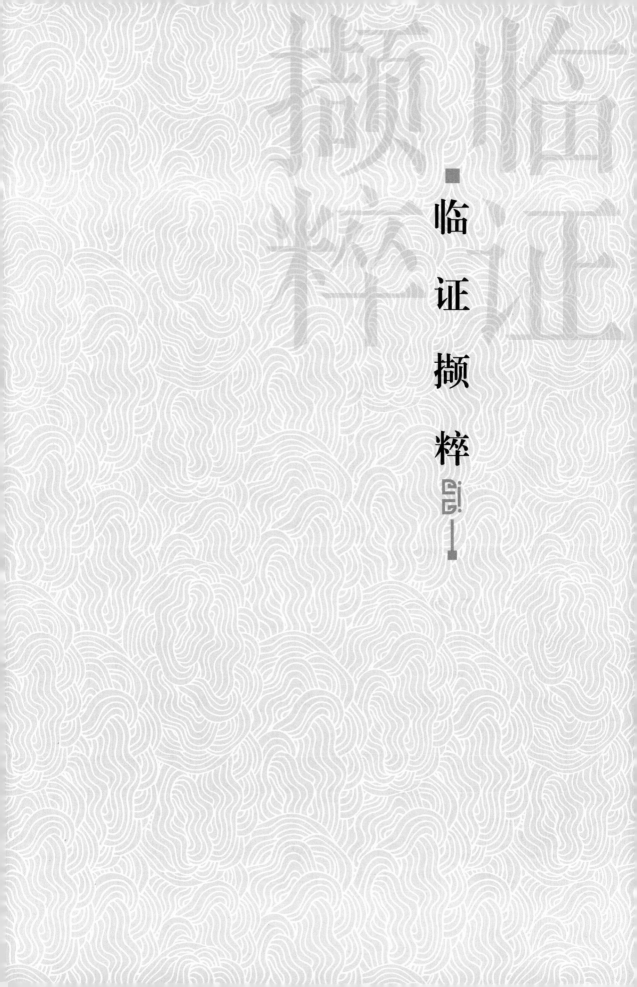

临证撷粹

一、缺铁性贫血

（一）概述

缺铁性贫血（iron deficiency anemia，IDA）是指体内贮存铁被耗尽，影响Hb合成而引起的小细胞低色素性贫血，是妇女、儿童与老年人常见的血液系统疾病，普遍存在于世界各地。这种贫血的特点是骨髓、肝、脾及其他组织中缺乏可染色铁，血清铁浓度和血清转铁蛋白饱和度均降低。广州地区临床流行病学调查结果显示：孕期妇女缺铁性贫血患病率为18.3%。缺铁性贫血的主要致病因素：月经期妇女表现为月经过多，对青少年表现为营养不良，而中老年缺铁性贫血患者应警惕消化道恶性肿瘤。在钩虫病流行地区（如桑、棉、麻种植地区），缺铁性贫血不但多见，而且贫血程度也重。本病发生没有明显的季节性，治愈率为80%。

根据缺铁性贫血的临床表现，缺铁性贫血当属中医学中"虚劳""萎黄""黄肿""虚损"等范畴。于天启教授认为中医诊断为"萎黄病"较为贴切。

（二）病因病机

1. 中医

1）病因

缺铁性贫血的病因主要为劳倦过度、饮食失调、血证转变、钩虫稽留等。

劳倦过度：禀赋不足，脏腑精气虚损，或劳倦过度，损伤心脾，或病久虚损，伤及精血，脏腑精衰，脾胃失职，日久造成精少气衰，终致本病。

饮食失调：饮食不节，或暴饮暴食，或嗜欲偏食，或妊娠失养，损伤脾胃，"中焦受气取汁，变化而赤，是谓血"，脾气亏虚，不能为胃行其津液，水谷不能化生精微，气血生化乏源，气血亏虚，发为本病。

血证转变：反复吐血、便血、咯血、鼻衄、崩漏等慢性出血症，均可导致肝血虚少，肝阴不足，筋脉失养，或"木乘土侮"，脾胃失司，发为本病。

钩虫稽留：钩虫侵入人体，损伤脾胃，运化失司，不能分清泌浊，或虫寄生肠中，吮吸水谷精微，扰乱胃肠功能，均可导致血少气衰，发为本病。

2）病机

本病的发生，总属"脾虚失健"。劳倦、饮食、虫积及失血等因素导致脾胃虚弱，运化失职，不能化生精微，是本病发生的基本病机。病位主要在脾胃，与心肝肾等脏腑关系密切。

2. 西医

缺铁性贫血的病因包括铁摄入不足、慢性失血导致铁丢失过多及铁吸收障碍，慢性失血也是缺铁性贫血最常见的病因之一。

1）需铁量增加而铁摄入不足

多见于婴幼儿、青少年、妊娠和哺乳期妇女。婴幼儿需铁量较大，若不补充蛋类、肉类等含铁量较高的辅食，易造成缺铁，青少年偏食也易缺铁。女性月经过多、妊娠或哺乳，需增加铁量，若不补充高铁食物，易造成缺铁性贫血。

2）铁吸收障碍

常见于胃大部切除术后，胃酸分泌不足且食物快速进入空肠，绕过铁的主要吸收部位（十二指肠），使铁吸收减少。此外，多种原因造成的胃肠道功能紊乱，如长期不明原因腹泻、慢性肠炎、克罗恩病（Crohn's disease）等均可导致铁吸收障碍，从而引发缺铁性贫血。

3）铁丢失过多

长期慢性铁丢失而得不到纠正会造成缺铁性贫血，如慢性胃肠道失血（包括痔疮、胃十二指肠溃疡、食管裂孔疝、消化道息肉、胃肠道肿瘤、寄生虫感染、食管胃底静脉曲张破裂等）、月经过多（如宫内放置节育环、子宫肌瘤及月经失调等妇科疾病）、咯血和肺泡出血（如肺含铁血黄素沉着症、肺出血肾炎综合征、肺结核、支气管扩张、肺癌等）、血红蛋白尿（如阵发性睡眠性血红蛋白尿、冷抗体型自身免疫性溶血、人工心脏瓣膜等）及其他（如遗传性出血性毛细血管扩张症、慢性肾衰竭行血液透析、多次献血等）。

（三）临床表现

缺铁性贫血是一种慢性疾病，其临床症状每个人表现不同。患病人群大多会出现皮肤及黏膜苍白、头晕、头痛、眼花等症状，部分患者甚至会出现异食癖，严重者会出现勺状甲。

1. 典型症状

一般症状为乏力、易倦、头晕、头痛、眼花、耳鸣、心悸、气短、纳差、面色苍白、心率增快。精神行为异常，如烦躁、易怒、注意力不集中。此外，口腔内可出现口腔炎、舌炎、舌乳头萎缩、口角皲裂等症状。还会出现毛发干枯、脱落的现象。

2. 其他症状

部分患者可出现异食癖。儿童会出现生长发育迟缓、智力低下的问题，部分患者会出现指甲缺乏光泽、脆薄易裂等症状。

3. 并发症

指（趾）甲变平：正常人指（趾）甲有一定弧度，且有一定光泽，当患有缺铁性贫血时，血液不能有效供应，会出现指（趾）甲变平的情况。

勺状甲：也叫匙状甲。中医认为，人的毛发、指甲等需得到气血的滋养，若气血不足，严重者可出现指甲凹下呈勺状，形成勺状甲。

4. 实验室和其他辅助检查

1）缺铁性贫血（IDA）

①男性Hb<120g/L，女性Hb<110g/L，孕妇Hb<100g/L；平均红细胞体积（MCV）<80fL，平均红细胞血红蛋白量（MCH）<27pg，红细胞平均血红蛋白浓度（MCHC）<32%；红细胞形态有明显低色素表现。②有明显的缺铁病因和临床表现。③血清铁（SI）<8.95μmol/L，总铁结合力（TIBC）>64.44μmol/L。④血清运铁蛋白饱和度（TS）<15%。⑤骨髓铁染色显示骨髓小粒可染铁消失，铁粒幼红细胞<15%。⑥红细胞游离原卟啉（FEP）>0.9μmol/L（全血），或血液原卟啉（ZPP）>0.96μmol/L（全血），或FEP/Hb>4.5μg/gHb。⑦血清铁蛋白（SF）<12μg/L。⑧血清可溶性运铁蛋白受体浓度（sTfR）>26.5nmol/L。⑨铁剂治疗有效。

符合以上第①条和②~⑨条中任何两条以上者，可诊断为缺铁性贫血。

2）贮存铁缺乏期（ID）

①SF<12μg/L。②骨髓铁染色显示骨髓小粒可染铁消失。

符合以上任何一条即可诊断为贮存铁缺乏期。

3）红细胞生成缺铁期（IDE）

①TS<15%。②FEP>0.9μmol/L（全血），或ZPP>0.96μmol/L（全血），或FEP/Hb>4.5μg/gHb。③骨髓铁染色显示骨髓小粒可染铁消失，铁粒幼红细胞<15%。

符合贮存铁缺乏期的诊断标准，同时又有以上任何一条，即可诊断为红细胞生成缺铁期。

（四）辨证论治

于教授认为，对于本病的治疗，应尽可能地去除导致缺铁的病因，单纯的铁剂补充只能使血常规指标恢复正常，如忽视原发病，则不能使贫血得到彻底的治疗。在中医辨证治疗的基础上，应结合止血、调经、补气、杀虫等方法，并配服皂矾等含铁的药物。本病辨证论治关键在于虚证类型，但也有虚实夹杂之证，故其辨证，首当明辨虚实、标本之主次。

1. 中医辨证论治

1）脾胃虚弱证

证候特点：面色萎黄或㿠白，口唇色淡，爪甲无华，四肢乏力，食欲不振，大便溏泻，恶心呕吐，舌淡、苔薄，脉沉细弱。

治法：健脾和胃，益气养血。

方药：香砂六君子汤加减。

处方：党参30g，白术、茯苓各15g，炙甘草、砂仁（后下）各5g，木香10g（后下）。

2）气血两亏证

证候特点：面色苍白，倦怠无力，头晕目眩，少气懒言，心悸失眠，胃纳不佳，毛发干脱，爪甲软脆，舌淡、苔薄，脉濡细。

治法：补益气血，健运脾胃。

方药：八珍汤加减。

处方：当归、白术、茯苓各15g，白芍10g，熟地黄20g，川芎10g，党参30g，炙甘草5g。

3）肝阴不足证

证候特点：头晕耳鸣，两目干涩，面部烘热，胁肋灼痛，五心烦热，潮热盗汗，口干咽燥，或见手足蠕动，舌红少津，脉弦细数。

治法：养阴补肝，兼以清热。

方药：四物汤加味。

处方：当归、枸杞子各15g，川芎10g，白芍、女贞子各15g，生地黄30g。

4）肠虫寄留证

证候特点：大便中找到虫卵，或大便中排出虫体，面色萎黄，腹胀便溏，善食易饥，恶心呕吐，或有异嗜生米、泥土、茶叶，肢软无力，气短头晕，舌淡、苔白，脉虚弱。

治法：化湿杀虫，补益气血。

方药：榧子杀虫丸加减。

处方：榧子、槟榔各10g，百部15g，苦楝根皮、雷丸各10g，大蒜5枚。空腹服，连续2天，必要时1周后重复服2天，而后服八珍汤调补气血。

2. 西医治疗

西医治疗缺铁性贫血的原则主要包括：①病因治疗，即尽可能除去引起缺铁和贫血的原因。②铁剂治疗，即补充足够量的铁以供机体合成Hb，补充体内铁的贮存量至正常水平。

1）病因治疗

病因治疗对纠正贫血的效果、速度及防止其复发均有重要意义。

2）铁剂治疗

口服铁剂：最常用的制剂为硫酸亚铁、无水硫酸亚铁、葡萄糖酸亚铁和富马酸亚铁。虽然维生素C可以促进口服铁剂的吸收，但同时会增加胃肠道不良反应，去除幽门螺杆菌也可增加铁吸收，螯合铁剂亦可增加铁吸收。服药时忌茶，以免铁被鞣酸沉淀而不能被吸收。

注射铁剂：一般尽量用口服药治疗，仅在下列情况下才应用注射铁剂。一是肠道对铁的吸收不良，例如胃切除或胃肠吻合术后、慢性腹泻、脂肪痢等。二是胃肠道疾病于口服铁剂后症状加重，例如消化性溃疡、溃疡性结肠炎、节段性结肠炎、胃切除后胃肠功能紊乱及妊娠时持续呕吐等。三是口服铁剂虽经减量，但仍有严重胃肠道反应。常用的铁注射剂有蔗糖铁、羧基麦芽糖铁、葡萄糖酸亚铁、低分子右旋糖酐铁、纳米氧化铁和纳米多糖铁。

辅助治疗：加强营养，增加含铁丰富的食品。贫血者日常饮食中应注意多吃富含蛋白质、维生素B、维生素C及铁的食品，如苹果、大枣、荔枝、香蕉等水果。此外还应多食用黑木耳、香菇、黑豆、芝麻等食品，益于补养生血。

（五）临证思考

在长期的临床工作中，于教授对各种血液病形成了独到的诊疗方法，临床疗效显著。在治疗缺铁性贫血中，强调治病求本，对于缺铁性贫血的辨病治疗，从以下几个方面进行：病因治疗、铁质补充、饮食治疗，以健脾为主，重在调理脾胃功能；同时兼顾止血之功，勿忘理气及和胃化湿。

1. 病因治疗

在成年人中，慢性少量出血是造成缺铁性贫血的最常见原因。如胃炎、胃溃疡引起的上消化道出血，痔疮、肛裂、肠道息肉所致便血，以及妇科疾病中的阴道出血。及时、有效地止血及消除原发病是防治缺铁性贫血最为重要的措施。例如对于胃炎及溃疡病引起的上消化道出血，通常采用减少胃酸分泌、保护胃黏膜、抑制幽门螺杆菌、调节胃肠动力等方法加以治疗；对于痔疮、肛裂、结肠息肉引起的便血，可以采用清热消炎通便的中药加以治疗；对于功能性子宫出血，采用中药调经止血，大多可以收到良好效果。

2. 铁质补充

铁质补充对治疗缺铁性贫血是不可缺少的措施。含铁量高的中药有灵芝、人参、黄芪、白术、当归、阿胶、锁阳、女贞子、生地黄、熟地黄、何首乌、黄精、海藻、皂矾、绿矾等。在辨证用药的基础上选加含铁中药。血宝养血当归精、益血生胶囊等含铁中成药，亦可供使用。

3. 兼顾止血之功

无论何种原因引起的出血，对症止血是十分必要的，具有止血作用的中药包括三七、仙鹤草、紫珠草、侧柏叶、大蓟、小蓟、白及、大黄、地榆、茜根，以及阿胶、龟胶、鹿角胶等。可在治疗原发病用药的基础上添加具有对症止血作用的中药。

4. 勿忘理气及和胃化湿

由于脾胃为气血生化之源，气血不足者常因脾胃功能失司，气机升降失常，湿浊易于留滞不去，加之岭南之地多湿热困阻，因此在治疗缺铁性贫血患者的用药中，调理脾胃的同时，勿忘结合理气及和胃化湿之品，使补而不滞，补不碍胃。

（六）验案举例

田某，男，26岁。2018年9月因"乏力、面色苍白1个月"就诊。患者1个月前无明显诱因出现劳累后疲倦乏力、心慌气促，家属见其面色苍白，但未重视，未予特殊诊治。1周前患者因呕吐、腹痛就诊于当地医院，查血常规提示Hb 65g/L，网织红细胞稍升高，表现为中度贫血，具体治疗情况不详。求至于我院时，乏力、面色苍白，无发热，全身无出血症状。查体：神志清，精神疲倦，贫血貌，全身皮肤黏膜无黄染、出血点，全身浅表淋巴结未触及肿大，胸骨无压痛，双肺呼吸音清，心界不大，心音正常，肝脾未触及，肾区无叩击痛，双下肢无水肿。舌淡、苔薄白，脉弦细。辅助检查：血常规Hb 60g/L，网织红细胞2.5%，大便潜血阴性。血清铁和铁蛋白低于正常，叶酸、维生素B_{12}定量在正常范围。间接抗人球蛋白试验阳性，直接抗人球蛋白试验阴性。心电图、胸片、腹部彩超未见异常。骨髓穿刺涂片示：有核细胞增生活跃，粒：红比例为1:1.1，以红系增生为主，红系、粒系和巨核系均未见明显细胞形态异常，未见原始细胞，铁染色外铁阴性，内铁阳性率为0。

根据患者病情，诊断为萎黄病（气血两虚），治以补益气血，健运脾胃，方选八珍汤加减。方药：当归、白术、茯苓各15g，白芍10g，熟地黄20g，川芎10g，党参30g，山药30g，薏苡仁30g，仙鹤草30g，茜草15g，炙甘草5g。患者缺铁性贫血诊断明确，同时完善胃肠镜明确原发病，胃镜提示胃窦部小溃疡，未见明显新鲜出血；肠镜未见异常。西医治疗配合口服琥珀酸亚铁片，患者守方服药月余，后复查血常规示WBC 4.96×10^9/L，RBC 4.15×10^{12}/L，Hb 129g/L，PLT 210×10^9/L。临床贫血症状改善，取得良好效果。后再按前方加减，服用1月余，血常规维持正常，铁蛋白明显升高。

（七）临证发挥

1. 跟师体会

临床上体会到，萎黄病的临床疗效较好，但治疗疗程较长，门诊患者往往因为难以坚持用药而影响疗效，因此随诊时可适当加用中成药以促进疗效。目前常用的中成药有益中生血胶囊、复方皂矾丸、桃芪生血颗粒、生血宁片等，以及于教授的经验方——补血生髓颗粒、养元散等都疗效显著。

2. 难点分析

（1）缺铁性贫血只是一个症状，寻找原发病因是诊治的一个关键点，而病因又多种多样，甚至错综复杂，或仅是其他疑难疾病的一个临床表现，因此缺铁性贫血病因的明确诊断是诊治的重中之重，也是诊治的难点。

（2）在明确病因的前提下，积极补铁。缺铁性贫血的治疗难度相对较小，预后一般较好，但缺铁性贫血本身多表现为脾胃虚弱，而铁剂又有刺激胃肠道功能的副作用，长期口服铁剂治疗，会加重胃肠不适，影响药物的有效吸收，从而导致疗效不佳。中医方面以健运脾胃为主，同时兼顾行气、化湿和胃之功，若遇加减变化，则首以呵护胃气为主。

3. 用药观察

于教授在治疗缺铁性贫血过程中，临床多使用健脾补肾之方，如补中益气汤、四君子汤、六味地黄丸、八珍汤等。常用药物如党参、黄芪、山药、大枣、当归、山茱萸、熟地黄、陈皮等。针对萎黄病等慢性贫血的病症，于天启教授常用的几味药深值体味，如仙鹤草、通草、绿矾等。仙鹤草，又名龙牙草、脱力草，性味苦、涩、平，归心、肝经。有收敛止血、解毒、治疗脱力劳伤等功效。通草，性味甘淡微寒，归肺、胃经。平素多用于利尿通淋，但还有通利血脉之功效。《神农本草经》称其"通利九窍血脉关节"。《本草正义》谓："此物无气无味，以淡用事，故能通行经络，清热利水，性与木通相似，但无其苦，则泄降之力缓而无峻厉之弊，虽能通利，不甚伤阴，湿热之不甚者宜之。"盖邪气阻塞于血分，以通草之入血分而破阻塞者治之，即众药亦借通草之力而无不通矣。该药配合其他养血之品，用之临床显效，可内通九窍、外通营血之功。绿矾，味酸性凉，归肝、脾经，有解毒燥湿、杀虫补血之功，主脾土虚弱、助土益元，入心入血，又有治诸血病之功，同时绿矾主要成分为硫酸亚铁，针对缺铁性贫血铁元素缺乏之病因，可以有效地补充造血原料。

另外，于教授认为饮食调理也是治疗萎黄病的关键环节。《素问·平人气象论篇》曰："人以水谷为本，故人绝水谷则死，脉无胃气亦死。"《景岳全书·杂证谟·脾胃》指出："凡欲察病者，必须先察胃气；凡欲治病者，必须常顾胃气。胃气无损，诸可无虑。"《素问·脏气法时论篇》指出："毒药攻邪，五谷为养，五果为助，五畜为益，五菜为充，气味合而服之，以补益精气。"因此，缺铁性贫血患者应食用适当、适量的水谷、蔬菜、瓜果等，以保证转化精微、津液物质的需求，例如：①厚味以健脾。对于胃气尚存患者，要以厚味补之，如动物肝脏、蛋类、牛奶、豆制品等。②清淡以养胃。对于脾胃虚弱，食欲不振患者，要予清淡食物以养胃，如蔬菜（菠菜、白菜、番茄）、水果（杏、桃、李、葡萄、柠檬、桂圆）、杂粮（黑豆、黄豆、玉米、荞麦、甘薯、马铃薯）等。

广州中医药大学第三附属医院 谢淑君 杨宏光

附

1. 西医诊断标准、中医证候

1）西医诊断标准

参照张之南、沈悌主编的《血液病诊断及疗效标准（第3版）》对缺铁性贫血的诊断。

①男性Hb＜120g/L，女性Hb＜110g/L，孕妇Hb＜100g/L；MCV＜80fL，MCH＜27pg，MCHC＜0.32；红细胞形态有明显低色素表现。②有明显的缺铁病因和临床表现。③SI＜8.95μmol/L，TIBC＞64.44μmol/L。④TS＜15%。⑤骨髓铁染色显示骨髓小粒可染铁消失，铁粒幼红细胞＜15%。⑥FEP＞0.9μmol/L（全血），或ZZP＞0.96μmol/L（全血），或FEP/Hb＞4.5μg/g。⑦SF＜12μg/L。⑧血清可溶性运铁蛋白受体浓度（sTfR）＞26.5nmol/L。⑨铁剂治疗有效。

符合第①条和②～⑨条中任何两条以上者，可诊断为缺铁性贫血。

2）中医证候

参照《中药新药临床研究指导原则（试行）》、国家中医药管理局医政司《中医临床诊疗方案》"缺铁性贫血中医诊疗方案"拟定。

（1）脾胃虚弱证：面色萎黄，口唇色淡，爪甲无泽，神疲乏力，恶心呕吐，纳呆食少，大便溏薄，舌淡、苔薄腻，脉细弱。

（2）心脾两虚证：面色㿠白或萎黄，头昏眼花，心悸不宁，或肝脾肿大，倦怠乏力，头晕，失眠，少气懒言，食欲不振，毛发干脱，爪甲裂脆，舌淡胖、苔薄少，脉濡细。

（3）脾肾阳虚证：面色萎黄或苍白无华，形寒肢冷，唇甲蛋白，周身浮肿，甚则可有腹水，心悸气短，耳鸣，眩晕，神疲肢软，大便溏薄或五更泻，小便清长，男子阳痿，女子经闭，舌淡或有齿痕、苔薄少，脉沉细。

（4）肝肾阴虚证：面色苍白或萎黄，潮热盗汗，头晕目眩，耳鸣、耳聋，肌肤甲错，舌暗红、苔薄少，脉细数。

（5）虫积证：除有贫血症状外，尚有腹胀或嗜食生米、茶叶、泥土等，善食易饥，恶心呕吐。大便干结或溏薄有奇臭，舌淡、苔薄，脉细弱。

2. 疗效评价

1）疗效标准

执行标准参照张之南、沈悌主编的《血液病诊断及疗效标准（第3版）》拟定的缺铁性贫血的疗效标准执行。

（1）有效标准。铁剂治疗后Hb至少上升15g/L，作为有效标准，上升20g/L以上更为可靠。

（2）治愈标准。须完全符合下述四条指标：①临床症状完全消失。②Hb恢复正常，即男性＞120g/L，女性＞110g/L，孕妇＞100g/L。③诊断缺铁的指标均恢复正常，特别是反映储存铁和红细胞内铁的指标，如SF、FEP（或ZZP）、sTfR等，即SF≥50 μmol/L，FEP＜0.9μmol/L（50μg/dL），ZZP＜0.96μmol/L（60μg/dL），可溶性运铁蛋白受体（sTfR）＜2.25mg/L。④缺铁病因消除。

2）证候疗效

参照《中药新药临床研究指导原则（试行）》拟定证候的症状与体

征轻重程度分级量化，根据治疗前后积分值变化评定疗效。计算公式：

治疗前后积分变化=［（治疗前积分–治疗后积分）/治疗前积分］

×100%

疗效标准如下：

痊愈：临床症状、体征消失或基本消失，证候积分减少大于或等于95%。

显效：临床症状、体征明显改善，证候积分减少大于或等于70%。

有效：临床症状、体征均有好转，证候积分减少大于或等于30%。

无效：临床症状、体征无明显改善，证候积分减少小于30%。

参考文献

［1］葛志红，李达. 血液科专病中医临床诊治［M］. 3版. 北京：人民卫生出版社，2013.

［2］陈信义，周郁鸿，胡晓梅. 血液疾病优势病种中医诊疗方案与路径解读［M］. 北京：北京科学技术出版社，2019.

［3］张之南，沈悌. 血液病诊断及疗效标准［M］. 3版. 北京：科学出版社，2007.

二、巨幼细胞贫血

（一）概述

巨幼细胞贫血（megaloblastic anemia）是因人体内叶酸、维生素B_{12}缺乏或某些药物影响核苷酸代谢导致细胞核脱氧核糖核酸（DNA）合成障碍，骨髓造血细胞核浆发育不平衡及无效造血所致的大细胞性贫血。重者可出现全血细胞减少，反复感染和出血。该病在国内发病多，以山西、四川、陕西、河南等地的农村发病率较高，婴幼儿、孕妇、青少年较为常见。中医认为，本病属于"髓劳""虚劳""血虚"范畴，多因脾胃虚弱、气血亏虚、脏腑虚损所致。

（二）病因病机

1. 先天禀赋不足

因父母先天禀赋不足，肾精亏虚，遗传下代，或母亲妊娠饮食不当或不足，致胎儿禀赋精血失养，因而出生后气血、阴阳亏虚。

2. 后天脾胃虚弱

脾胃为气血生化之源，脾主运化，胃主受纳，饮食不节、不洁、饥饱无度，或药物损伤脾胃，导致脾胃功能减退，运化失职，不能化生水谷精微。水谷精微化生不足，气血生化乏源，气血亏虚，发为虚劳。

3. 精微物质乏源

《素问·刺志论篇》谓："谷盛气盛，谷虚气虚，此其常也，反此者病。"患者饮食偏食、偏嗜，导致气血生化不足，谷虚气虚，发为虚劳。

4. 大病失养

由于外感邪毒，邪气伤正或久病耗伤气血，精血两伤，或病后调理不当，正气亏虚，导致精虚血少。如萎缩性胃炎、全胃切除术后、胆囊炎、肠道菌群失调等均会导致叶酸、维生素B_{12}吸收障碍而致虚劳。

巨幼细胞贫血的发生同先天禀赋不足、后天调摄失养紧密相关，主要累及肺脾肾等脏，气、血、阴、阳亏虚，五脏亏损，加之杂有积聚、湿热、气滞等标实之证，因此本病常表现出虚实夹杂、错综复杂的证候。

（三）临床表现

1. 症状

早期临床表现不明显，随着贫血程度的加深，患者可出现头晕、乏力、心慌气短、味觉消失、食欲不振、恶心呕吐、舌痛、腹泻便秘、健忘易怒、表情呆滞、反应迟钝，甚至精神异常等表现。小儿患者因造血原料缺乏可出现发育迟缓、反应迟钝等生长缓慢表现。有些表现为神经系统症状，常见手足对称性麻木，感觉障碍，下肢步态不稳，严重者甚至可引起大小便失禁等表现。

2. 体征

巨幼细胞贫血最常见的体征为牛肉舌，舌质红、舌乳头萎缩而呈现牛肉样舌。神经系统的表现多数较轻微，以末梢神经炎较为多见，也可见共济失调、椎体束征等表现。由于造血原料的缺乏，可表现为皮肤黏膜苍白，也可引起眼睑、下肢水肿，多浆膜腔积液等表现。少数也可表现为髓外代偿性造血导致的肝脾肿大。

3. 常见并发症

（1）溶血：较少数的患者出现溶血性贫血，表现为皮肤、巩膜黄染，尿胆原阳性，间接胆红素升高。其原因可能为骨髓无效造血、原位溶血、成熟红细胞寿命缩短等。

（2）痛风：极少见，多是由于红细胞破坏过多，导致血清尿酸明显增高，诱发痛风发作。

（3）心力衰竭：由于造血原料的缺乏导致重度贫血，心肌缺血缺氧，从而诱发心力衰竭，尤其是老年基础疾病较多的患者易并发。

（4）神经系统改变：由维生素B_{12}的营养神经功能缺乏所致，主要表现为外周神经炎及精神异常，加之重度贫血可能加重神经异常表现。

4. 实验室和其他辅助检查

主要包括血常规检查，网织红细胞计数，外周血细胞形态学分析，血清维生素B_{12}、叶酸及红细胞叶酸含量测定，骨髓穿刺检查，胃镜检查，内因子抗体检测，防身性核素标记维生素B_{12}吸收实验等。

外周血常规通常显示红细胞计数减少及血红蛋白浓度下降，表现为大细胞性贫血，细胞涂片常见核老浆幼，核浆发育不平衡。骨髓象一般呈代偿性增生，生化检查中血清及维生素B_{12}通常偏低。

（四）辨证论治

于天启教授认为，巨幼细胞贫血在中医属于黄胖病、虚劳病范畴，脾胃为后天之本，气血生化之源，故治疗应以益气养血、调理脾胃为主，同时强调脏腑功能在疾病发展过程中的作用。在诊疗过程中应处理好心与脾、脾与肾及夹湿夹瘀的关系。同时，配合西药治疗补充叶酸及维生素B_{12}，积极防治并发症。

1. 中医辨证论治

1）脾胃虚弱证

证候特点：面色萎黄，乏力，食欲不振，恶心呕吐，胀闷不适，便溏，舌淡红、苔薄白，脉细。

治法：健脾和胃。

方药：六君子汤加减。

处方：党参、白术、茯苓、山药、熟地黄、当归、甘草等。

2）心脾两虚证

证候特点：面色萎黄，头晕目眩，失眠多梦，心悸气短，食欲不振，腹胀，大便不调，舌淡红、苔薄白，脉细弱。

治法：健脾养心。

方药：归脾汤加减。

处方：党参、黄芪、白术、茯苓、酸枣仁、龙眼、当归、远志、生姜、大枣、甘草。

3）脾肾两虚证

证候特点：头晕耳鸣，心悸气短，腰酸腿软，畏寒肢冷，腹胀，便溏，夜尿多，舌淡红、少苔，脉沉细。

治法：健脾益肾。

方药：金匮肾气丸加减。

处方：熟地黄、山药、山茱萸、泽泻、白术、茯苓、肉桂、附子、白芍等。

4）胃阴不足证

证候特点：面色萎黄，头晕目眩，口干纳呆，恶心厌食，胃脘部疼痛，口干舌燥，舌嫩红、少苔，脉象细数。

治法：滋阴养胃。

方药：益胃汤。

处方：沙参、麦冬、玉竹、天花粉、人参、五味子等。

2. 西医治疗

西医方面应积极治疗引起巨幼细胞贫血的原发病，增加营养支持，调配饮食结构，必要时补充叶酸及维生素B_{12}。叶酸 5 ~ 10mg，每日3次，直至血常规指标恢复正常。如果同时伴有维生素B_{12}缺乏，应同时有效补充维生素B_{12}。维生素B_{12} 100 ~ 1000μg，每周1 ~ 3次，肌内注射，血常规指标恢复正常后减量维生素B_{12} 100μg，每月1次，肌内注射。对于因消化道系统疾患切除大部分胃或全胃切除、回肠切除的患者，须预防性治疗巨幼细胞贫血。此外应积极治疗其他并发症，预防感染。

（五）临证思考

于教授对于慢性血液系统疾病的诊治具有丰富的经验，临床疗效显著。其在治疗巨幼细胞贫血中强调脾胃的运化作用。早在《黄帝内经》中就有记载"中焦受气取汁，变化而赤，是谓血""脾为后天之本，气血生化之源""饮入于胃，游溢精气，上输于脾，脾气散精……水精四布，五经并行"。由此可见，脾运化的水谷精微是生成血液的主要物质基础。脾和胃的运化功能在血液生成过程中具有重要的地位和作用。脾气健运，化源充足，则气血旺盛。饮食营养的长期摄入不足，气血来源不足，不能化生水谷精微；或脾胃运化功能的长期失调，不能运化水谷精微，均可导致血液的生成不足，而形成血虚的病理变化。脾的运化功能减退，还可以导致水液在体内的停滞，从而产生痰、湿、饮等病理产物。因此，于教授在辨证巨幼细胞贫血时强调对脾胃功能的调补，同时照顾脾胃气机升降，恢复脾胃运化功能。

1. 健脾和胃

于教授认为，巨幼细胞贫血的治疗关键在于调理脾胃功能。由于饮食、药物、先天禀赋不足等病因，导致脾胃功能受损，运化失职，气血生化乏源，脾虚化源衰少，五脏之精少而肾失所养，后期则表现为肝肾不足，肝木疏土，肝气郁滞，乘侮脾胃。脾胃不健，进一步影响脾胃运化功能。《黄帝内经》里的"中焦受气取汁，变化而赤，是谓血"，强调脾胃功能在气血化生中的作用，脾胃功能减弱，直接影响气血生成。对于脾胃功能虚弱的患者，于教授常用方剂为香砂六君子加减，在注重健脾益气的同时，根据脾喜燥恶润的生理特性，强调化湿在脾胃调理中的作用。其中党参、白术、茯苓、山药健脾益气养血，木香、砂仁化湿和胃，改善脾胃功能，使气血得生。同时注意脾胃寒热虚实偏重，对于寒湿困脾，表现为胃脘纳呆、头身困重、口黏、舌苔白腻等的患者，注重运脾化湿的同时辅以温胃散寒之品；对于湿热内蕴，表现为胃脘不适、发热、口干口苦、身体困重、溲赤便溏、舌苔黄腻的患者，在健运脾胃的基础上辅以清热化湿之品。

2. 调理气血

中医认为，气为血之帅，血为气之母，气能生血，行血，血可以由气转化而来，两者之间相辅相成，相互依存。《景岳全书》云："人有阴阳，即为血气。阳主气，故气全则神旺；阴主血，故血盛则形强。人生所赖，唯斯而已。"于教授认为，贫血者，血亏，亏者皆虚，此乃病理之虚，强调益气养血在虚劳中的作用。补血中药常用当归、熟地黄、阿胶、何首乌、白芍等，由于其质地黏腻，脾胃运化功能虚弱者存在吸收困难等问题，故于教授在养血的同时，注重行气，一则气可生血，二则有助于养血药物的吸收。

3. 活血化瘀

对于在益气健脾养血等治法基础上贫血治疗效果欠佳的患者，在治疗过程中应适当加以活血化瘀之品。虚劳日久的患者，血行不畅则瘀，瘀血不去则新血难生，瘀血又可耗伤人体正气，从而进一步导致气虚。血虚则血流不畅，血液滞留成血瘀，瘀血日久，停留于髓，留居不散，则血虚益甚。《素问·痹论篇》中提出"病久入深，荣卫之行涩，经络时疏"，中医学亦有"久病多瘀"之观点，长此以往，形成恶性循环，"瘀血不去则新血不生"。因此，于教授在临床诊治复杂性贫血时，只要舌下脉络瘀暗，或舌边舌尖有瘀点，即适当加减活血化瘀之品，如川牛膝、三七、丹参、赤芍等，以达到血行气生的目的。

（六）验案举例

陈某，女，42岁，2019年4月17日因"反复胃脘部不适6月余"就诊，既往因胃穿孔行胃大部分切除术。刻下：患者神清，精神一般，乏力，面色萎黄，胃脘部不适，左胁肋部疼痛，时有头晕，纳眠较差，舌质淡、苔薄白，脉细弱。查体：体温37.6℃，心跳78次/min，面色苍白，睑结膜、爪甲苍白，皮肤黏膜无黄染，双肺呼吸音稍粗，心律齐，未及杂音。腹平软，腹肌紧张，右上腹轻微压痛、无反跳痛，腹部无包块，肋下可触及脾脏。2019年9月18日查血液分析示：中性粒细胞75%，RBC $3.15×10^{12}$/L，Hb 70g/L，MCV 132.60fL；维生素B_{12}＜83.0pg/mL。肝胆胰脾彩超示：胆囊多发结石。

治疗经过：完善相关检查，结合患者病史及实验室检查，考虑巨幼细胞贫血，患者暂不同意行骨髓穿刺检查。西药常规予补充叶酸及维生素B$_{12}$、抑酸护胃、改善血液循环等治疗。患者面色唇甲苍白，神疲乏力，右侧胁肋部疼痛，头晕，纳眠差，舌淡、苔薄白，脉细弱。中医辨证为肝郁脾虚，重点予中药调理脾胃，辅以疏肝理气，拟四君子汤合柴胡疏肝散加减：党参30g，白术15g，茯苓15g，炙甘草5g，柴胡10g，白芍15g，川芎10g，醋延胡索10g，陈皮10g，神曲10g。每日1剂，水煎服。

二诊，患者服药3剂后稍感乏力，但精神好转，右侧胁肋部疼痛减轻，食欲好转，诉时有汗出，活动后明显，舌淡红、苔薄白，脉细。此属脾胃虚弱导致气血亏虚，气虚则自汗出，动则气短，在前方基础上加以益气敛汗之品。去醋延胡索，加浮小麦30g，防风10g，黄芪30g。每日1剂，水煎服。

三诊，上方继服7剂后，患者胁痛基本消失，精神好转，食欲渐佳，气虚自汗表现好转。复查血液分析示：Hb 78g/L。继续调补脾胃、益气养血，辅以疏肝理气。门诊继服30剂后，患者面色已红润有光泽，无腹痛，精神佳，余无异常，舌淡红、苔薄黄，脉滑。复查血常规：血红蛋白102g/L。

按：本案患者以右侧胁肋部疼痛、面色㿠白、胃脘部不适、头晕、四肢乏力、纳差等为主要表现，既往行胃大部分切除。患者因大病后失于调养，正气难复，脾胃功能运化失常，故表现为胃脘部不适，日久精血亏虚，则乏力眩晕，脾胃气虚，日久则肝木乘脾，肝郁气滞则右侧胁肋部疼痛。本病初起以健脾疏肝益气为法，使肝气得疏，恢复气机升降。后期加强健脾养胃，恢复气血生化之源。

（七）临证发挥

1. 跟师体会

中药对治疗巨幼细胞贫血具有一定效果，尤其在补充叶酸及维生素 B_{12} 后，中药在血红蛋白的提升及患者的症状改善中起到很好的疗效。

2. 难点分析

对于巨幼细胞贫血的患者强调病因诊断，明确巨幼细胞贫血的原因，包括询问有无导致巨幼细胞贫血的相关病史，有无不良饮食习惯，有无胃肠疾病病史，有无妊娠史、喂养史及寄生虫接触史。对于无相关病史的患者，如发生巨幼细胞贫血，应完善相关胃镜、生化检查、内因子抗体、胃液分析、骨髓穿刺等相关实验室检查，必要时协同消化内科等相关科室，明确病因。对于继发性巨幼细胞贫血的患者，应尽早明确病因，针对病因治疗，改善贫血状态。

对于明确相关病因的巨幼细胞贫血患者，在纠正原发病，补充造血原料的同时，应积极纠正患者的不良生活习惯，适当补充新鲜蔬菜和水果，做到营养均衡。同时充分发挥中药在健运脾胃中的优势，有助于促进口服药物叶酸及维生素 B_{12} 在胃肠中的吸收，缓解贫血症状。

巨幼细胞贫血与脾胃密切相关，中医论治过程中强调改善脾胃功能，通过益气健脾和胃，调理脾胃气机升降，使脾胃功能得以运化，水谷精微生化有源，改善贫血状态。同时，对长期贫血的难治性贫血患者，单纯益气养血效果疗效欠佳时，建议加以活血化瘀之品，使瘀血得去，新血得生。

3. 用药观察

于教授在治疗巨幼细胞性贫血过程中，以党参、白术、山药、茯苓为主的四君子汤是基础方。其中党参可补中益气，益气生血，入脾经，性味甘平。《本草从新》中认为党参"补中益气，和脾胃，除烦渴"，

《本草正义》谓党参"补脾养胃，润肺生津，健运中气"，适用于慢性贫血、萎黄病、白血病、腺病、佝偻病。现代医学认为，党参中所含的汉甾醇、党参苷、党参多糖等，具有调节胃肠道运动、抗溃疡、增强免疫力等功能。白术健脾益气，燥湿利水，性甘温，微苦。《医学启源》认为白术"除湿益燥，和中益气，温中，去脾胃中湿，除胃热，强脾胃，进饮食"。《本草通玄》言白术"补脾胃之药，更无出其右者。土旺则能健运，故不能食者，食停滞者，有痞积者，皆用之也"。现代医学研究表明，白术中有苍术酮、苍术醇，并含有白术多糖、多种氨基酸及维生素A等成分，对肠道具有双向调节作用，有防治实验性胃溃疡的作用。山药味甘，性平，具有益气养阴，补肺脾肾之效。《神农本草经》谓之"补中、益气力、长肌肉"，现代药理学认为山药含有薯蓣皂苷元、胆碱、淀粉等，对肠管运动具有双向调节作用。对于久病患者，益血养血的同时，于教授强调活血化瘀（《血证论》认为"离经之血即为瘀血"），即在止血的同时应该兼顾祛瘀。故常常选用三七，以达到止血而不留瘀的作用。三七，化瘀止血，活血定痛。《本草新编》云："三七根，止血之神药也，无论上、中、下之血，凡有外越者，一味独用亦效，加入于补血补气药中则更神。盖止药得补而无沸腾之患，补药得此而有安静之休也。"

另外，对于巨幼细胞贫血的疗效巩固，于教授重视饮食调摄。具体要求患者做到饮食规律，戒烟酒；纠正偏食，注意合理搭配饮食；定期体检，积极预防疾病发生或恶化。

广州中医药大学第三附属医院　袁海静　冯明辉

附

1. 叶酸缺乏的巨幼细胞性贫血诊断标准

1）临床表现

①有贫血的症状。②常伴消化道症状（如食欲不振、恶心、腹泻及腹胀等），舌质红，舌乳头萎缩，表面光滑。

2）实验室检查

①大细胞贫血。MCV>100fL，多数红细胞呈大卵圆形。网织红细胞常减低。②WBC和血小板异常减少，中性粒细胞核分叶过多（5叶者>5%，或6叶者>1%）。③骨髓增生明显活跃，红系呈典型的巨幼红细胞生成。巨幼红细胞>10%。粒细胞系统及巨核细胞系统亦有巨型改变，特别是晚幼粒细胞改变明显，核质疏松、肿胀，巨核细胞核分叶过多，血小板生成障碍。

3）生化检查

①血清叶酸测定（放射免疫法）<6.91nmol/L。②红细胞叶酸测定（放射免疫法）<227nmol/L。

具备上述生化检查①及②项者，可能同时具有临床表现的①、②项，诊断为叶酸缺乏。叶酸缺乏的患者，如有临床表现的①、②项，加上实验室检查①及③（或②项）者，则诊断为叶酸缺乏的巨幼细胞贫血。

2. 维生素B$_{12}$缺乏的巨幼细胞贫血诊断标准

1）临床表现

①有贫血的症状。②有消化道症状及舌痛，舌质红，舌乳头消失，表面光滑症状。③神经系统症状主要为脊髓后侧束变性，表现为下肢对称性深部感觉及振动感消失，严重的可有平衡失调及步行障碍。亦可同时出现周围神经病变及精神忧郁。

2）实验室检查

①大细胞贫血。MCV＞100fL，多数红细胞呈大卵圆形。网织红细胞常减低。②WBC和血小板异常减少，中性粒细胞核分叶过多（5叶者＞5%，或6叶者＞1%）。③骨髓增生明显活跃，红系呈典型的巨幼红细胞生成。巨幼红细胞＞10%。粒细胞系统及巨核细胞系统亦有巨型改变，特别是晚幼粒细胞改变明显，核质疏松、肿胀，巨核细胞核分叶过多，血小板生成障碍。

3）生化检查

①血清维生素B_{12}测定（放射免疫法）＜74～103pmol/L。②红细胞叶酸测定（放射免疫法）＜227nmol/L。

具备上述生化检查①及②项者，可能同时具有临床表现的①、②、③项，诊断为维生素B_{12}缺乏。如加上实验室检查①及③（或②项）者，则诊断为维生素B_{12}缺乏的巨幼细胞贫血。

3. 恶性贫血诊断标准

1）临床表现

①有贫血的症状。②有消化道症状及舌痛，舌质红，舌乳头消失，表面光滑症状。③有神经系统症状如典型的脊髓后侧束联合病变及周围神经病症状。

2）实验室检查

①大细胞贫血。MCV＞100fL，多数红细胞呈大卵圆形。网织红细胞常减低。②WBC和血小板异常减少，中性粒细胞核分叶过多（5叶者＞5%，或6叶者＞1%）。③骨髓增生明显活跃，红系呈典型的巨幼红细胞生成。巨幼红细胞＞10%。粒细胞系统及巨核细胞系统亦有巨型改变，特别是晚幼粒细胞改变明显，核质疏松、肿胀，巨核细胞有核分叶过多，有血小板生成障碍。

3）生化检查

①血清维生素B_{12}测定（放射免疫法）＜29.6pmol/L。②血清内因子阻断抗体阳性。③维生素B_{12}吸收试验（Schilling test）：阳性（24h尿中排出量＜4%，加服内因子后可恢复正常）。

具备上述临床表现的①、②、③项（或仅有③），或有实验室检查①、③及生化检查中的①、②项者，怀疑有恶性贫血。确定诊断须有生化检查的③项。

参考文献

［1］张之南，李家增. 血液病治疗学［M］. 北京：科学技术文献出版社，2005.

［2］吴翰香. 实用中医血液病学［M］. 上海：上海中医学院出版社，1992.

［3］孙国芳，刘湲. 巨幼细胞性贫血的病因及中医证型分析［J］. 内蒙古中医药，2013，32（11）：76-77.

［4］官全生，张洁茵，谢朝阳，等.91例巨幼细胞性贫血的病因分析［J］. 广东医科大学学报，2019，37（1）：32-34.

［5］魏耕树，刘锋. 健脾和胃方治疗巨幼细胞贫血42例［J］. 现代中医药，2010，30（4）：23-24.

［6］杜云波. 益气健脾汤治疗巨幼细胞贫血52例［J］. 四川中医，2000，18（4）：32.

［7］张之南，沈悌. 血液病诊断及疗效标准［M］. 3版. 北京：科学出版社，2007.

三、慢性再生障碍性贫血

（一）概述

慢性再生障碍性贫血（chronic aplastic anemia，CAA）简称慢性再障，是由各种因素导致骨髓造血功能减低甚至衰竭而引起的全血细胞减少的一组综合征。临床主要表现为贫血、出血、感染等症状。在我国，慢性再障发病率为6/100 000人，约占所有血液系统疾病的12.6%。发病年龄有两个高峰，即15～25岁年龄组和60岁以上年龄组。慢性再障属于中医"虚劳""血虚""髓劳"范畴。于天启教授认为，慢性再障中医病名用"慢髓劳"比较符合临床特征。

（二）病因病机

（1）先天禀赋不足，后天或调养调摄失常，或烦劳过度，或饮食失调，导致先天后天之本不足，脾肾亏虚，精血生化乏源，气血生化减少，乃成髓劳之证。

（2）情志过极，或大怒，或忧悲，或惊恐，或纵欲，暗耗精髓和精血，积久而成髓劳之证。

（3）外感邪毒，或疫毒，或药毒，或污染与射线之毒，邪毒直侵骨髓，耗髓伤精，导致气血生化失调而发为髓劳之证。

（4）大病久病，气机不畅，痰、湿、瘀等内邪滋生，痰瘀互相胶结，瘀阻髓络，新血不生，使得旧病未愈，又添髓劳新病。

总之，慢髓劳属中医疑难重病，病因复杂，病机多变。于教授认为肾为先天之本，主骨藏精生髓，脾为后天之本，气血生化之源，肝主藏血，肝肾、精血同源。慢髓劳发病，病位在肾，与脾肝关系密切；肾脾肝三脏在生理上互为关联，在病理上互相影响；肾为人体阴阳之根，水火之宅，五脏之本，肾脏损伤，生髓无力，则精虚血少，肾虚火衰、温养他脏失职，必涉及肝、脾之阴血、阳气，遂致肝肾阴虚、脾肾阳虚或阴阳俱虚，反之亦然。慢髓劳血虚，四肢百骸失于濡养则疲惫倦怠、肢体乏力，失于上荣头面，则面色无华、头晕耳鸣；慢髓劳血虚，心失所养则心悸气短；慢髓劳血虚，易感六淫，正邪相争则发热，邪热伤及血分，迫血妄行或瘀血内阻，血不归经，易致出血病症。慢髓劳病程较长，病久极易入络而致瘀血阻滞，"瘀血不去，新血不生"，致使疾病长期反复，缠绵难愈。

（三）临床表现

1. 症状

慢性再障起病缓慢，以贫血为首发和主要表现，出血程度较轻，常见的出血部位有皮下、鼻黏膜及齿龈。女性可有月经过多。很少有内脏出血，感染少见且较轻。

2. 体征

有贫血面容，睑结膜及甲床苍白，皮肤可见出血点及紫癜，贫血重者，心率增快，心尖区常有收缩期吹风样杂音，一般无肝脾肿大。

3. 常见并发症

长期中、重度贫血会引发贫血性心脏病、心力衰竭；反复输血容易出现铁过载，甚至诱发血色病；各种感染、颅内出血是危及患者生命的最重要并发症。

4. 实验室和其他辅助检查

包括血常规检查、血型检查、网织红细胞计数、外周血细胞形态学分析、骨髓细胞形态学与骨髓活检组织学检查、染色体核型分析、中性粒细胞碱性磷酸酶检查，如有条件，可进行造血干细胞或祖细胞培养、放射性核素扫描等检查。

（四）辨证论治

于教授认为，慢髓劳治疗方法应依据先天禀赋不足、后天失养情况，以正虚为本，邪实为标，治疗以补肾为首要方法，在诊疗过程中还要依据疾病不同阶段、不同症状正确处理好肾与肝、肾与脾及夹痰夹瘀、痰瘀互结的关系。慢髓劳血虚初期，以本虚为主，肾阴虚衰，气血不足，治以扶正固本，侧重于滋阴补肾，兼以补养气血，常选《丹溪心法》大补阴丸加减：熟地黄20～25g，龟甲15～30g，知母5～10g，黄柏5～10g，猪脊髓30g。方中熟地黄、龟甲滋阴补肾，壮水制火为君药；知母、黄柏相须为用，苦寒降火，存阴抑阳，均为辅药；猪脊髓乃血肉甘润之品，既能滋补精髓，又可制约黄柏之燥，为佐使。诸药合用，滋阴精而降相火，可达培本清源之效。若辨证以肾阴虚为主，虚火不甚可用《景岳全书》左归丸，以养阴补肾；亦可应用《小儿药证直诀》六味地黄丸滋阴补肾，令补中有泻，寓泻于补，滋补而不留邪。

随着病程的发展，可以见到肾阳虚或肾阴阳两虚之表现，治疗宜温肾助阳、补气养血，或阴阳双补、滋阴健脾温肾，以促气血生化。温补肾阳多选《景岳全书》右归丸加减：熟地黄15～20g，山药15～20g，山茱萸10～15g，杜仲10～15g，菟丝子15～20g，制附子5～10g（先煎），鹿角胶10g（烊化），肉桂6g，当归10～15g，枸杞子20g。方中以熟地黄滋阴填精为主药，辅以山茱萸、杜仲、菟丝子、当归、枸杞子滋补壮肾，配以制附子、鹿角胶、肉桂温补肾阳，以山药补中健脾。滋阴药与补肝脾药同用，重在补肾，而具有温肾填精作用。若辨证偏于脾肾阳虚，可以应用《太平惠民和剂局方》人参养荣汤、《济生方》归脾汤，温肾健脾，益气补血。若辨证偏于肝肾阴虚，可用《景岳全书》左归丸，亦可用《小儿药证直诀》六味地黄丸、《金匮要略》金匮肾气丸加减，以滋补肝肾、益阴助阳。

慢髓劳贫血常见虚实夹杂，治疗时应区分虚实，急则治其标，缓则治其本。邪实为主应先以祛邪为主，而后扶正；正虚明显，先以扶正，而后祛邪，或祛邪扶正兼施。如夹痰夹瘀，痰瘀阻滞于内，精微无以通达，影响输布，令"新血不生"，治疗上兼顾"痰瘀"有助于进一步提高疗效，在补肾基础上应佐以健脾化痰祛瘀之品，但用药宜缓，忌涤痰破血。慢髓劳患者免疫力低下，易并发感染（尤其是上呼吸道感染），一旦外邪侵袭，常令骨髓生血再受打击，疾病加重复发。对此，临证在"补肾"的基础上，不忘护卫固表，处方常合用"玉屏风散"，通过预防感染的发生，提高临床疗效。总之，在慢髓劳治疗过程中，补肾益气养血的同时，要注意脏腑、阴阳、气血、虚实的变化，做到多方兼顾，灵活化裁。

（五）临证思考

于教授是广东省名中医，对各种血液病具有独到的诊疗方法，临床疗效显著。在长期的慢髓劳治疗中，总结出其特有的临床经验，治疗上紧紧抓住慢髓劳脾肾两虚夹瘀的特点，提出应着重处理好"补脾与补肾""补肾阴与补肾阳""扶正与祛邪""补益与活血"四个方面的关系。

1. 固本培元，补肾健脾

基于多年临证经验，于教授指出慢髓劳的根本病位在肾和脾。脾为后天之本，《灵枢·决气篇》说："中焦受气取汁，变化而赤，是谓血。"说明中焦脾为气血生化之源。肾为先天之本，肾主骨生髓，主藏精化血。《病机沙篆》云："血之源头在乎肾。"肾为先天之本，藏真阴而寓元阳，藏精主骨生髓，精血相互化生。先天不足或后天失养，则肾阴亏虚，精血不生，出现造血衰竭。《医精经义》亦云："肾藏精，精生髓，髓生骨……精足则髓足。"《诸病源候论》又有"精者，血之所成也"一说，可见肾作为先天本元，是精髓、精血化生之源，也是慢髓劳发病的本脏所在。于教授还认为，慢髓劳患者出现头晕、乏力、心悸、气短、出血、舌淡苔白、脉沉细无力等是脾气虚弱的证候，多因肾阴亏虚，日久伤气，脾气虚弱，血液生化乏源，统摄失职而发病。因此，于教授认为，大多数骨髓衰竭性疾病以肾阴亏虚为本，治疗重在滋阴养血，应以补肾为主，辅以健脾益气药物。

于教授同时指出，虽其发病关键在于脾肾虚损，但亦与阳气、阴液、心肝肺等密切相关。《景岳全书·传忠录》说："血者水谷之精也，源源而来，而实生化于脾，总统于心，藏受于肝，宣布于肺，施泄于肾而灌溉一身。"心主血，肝藏血，脾统血，肺布气血，肾精化血。脾肾虚损不能化生气血则脏腑失养，使各脏功能受损，心不主血、肝不藏血、脾不统血，发为出血之证，血证失血使阴血更虚。

2. 肾阴肾阳，贵在和合

《素问·阴阳应象大论篇》曰："阳为气，阴为味。味归形，形归气，气归精，精归化。精食气，形食味，化生精，气生形。"即阴为物质，阳为功能。于天启教授认为，肾阴与肾阳之间互相化生，互相转化，阳生阴长，阳气衰退则阴血难生，阴血不生则阳气更虚。于教授结合现代人的生活方式，以及其对慢髓劳的临床经验，推崇朱丹溪阴虚论和张景岳真阴论，认同人体阴常不足、阳非有余为精辟理论，并常用"阴常不足、阳非有余"理论指导血液病的临床实践，通过反复实践，积累了丰富的临证经验，丰富了血液病的中医理论。他提出本病以肾阴虚证为多见，故对慢髓劳患者应用补阴药偏多。但在滋补肾阴的同时也不能忽略温阳的重要性，因为凉润滋阴药能改善症状，温阳补肾药可改善造血功能，在适当的时机，于大剂补阴药中加入少量的温阳药，可获较好效果。对于慢髓劳患者，肾阴肾阳贵在和合。于教授临证大剂滋养肾阴的同时，喜用巴戟天、鹿角胶、鹿角霜等温补肾阳，于阳中求阴，则阴得阳助而泉源不竭。但同时，于教授提醒，该病诊治过程中要灵活辨证，如过早、过度应用温补肾阳之品，则有助火动血之虑。

3. 谨守扶正，适时祛邪

《素问·通评虚实论篇》谓："邪气盛则实，精气夺则虚。"因此，"扶正"与"祛邪"是密切相关的，扶正是为了更好地祛邪，祛邪又是为了保护正气，但扶正不能留邪，祛邪不能伤正。只有正气充盈，邪气才能退去，机体才能保持健康。正如《素问·阴阳应象大论篇》所言"治病必求于本"，薛己也有论述"凡医生治病，治标不治本，是不明正理也"。于教授认为本病以虚为主，虚实共存是本病的一大特征，但须明白"邪之所凑，其气必虚"的道理，故慢髓劳治疗时要以补虚为主，兼顾祛邪。慢髓劳患者脾肾亏虚，营不内守、卫不外固则无以强肌腠，长期服用环孢素等免疫抑制剂，则更令正虚于内，这时外邪入侵，内生邪气，侵犯人体，致正气更虚，耗血伤髓。部分患者往往合并热邪、风邪、痰湿、瘀血等情况，形成虚实夹杂之证，这时需要抓住本源，兼顾标证。

于教授认为，慢髓劳患者短期病情加重，往往合并风热之邪，风热入里侵犯骨髓，阴精元气大伤，虚象进一步加重，出现出血、发热等症状，治疗当在扶正基础上注重祛除风热之邪。于教授临床喜用金银花、芦根、防风、荆芥、连翘、前胡、蒲公英、菊花等药，对于合并出血等症状则加地捻、仙鹤草、紫草等凉血止血。

4. 补益既虚，勿忘祛瘀

于教授认同王清任"元气既虚，必不能达于血管，血管无气，必停留而淤"之言，推崇《血证论》"旧血不去，则新血断然不生，瘀血之去，则新血日生"之论。于教授认为气血虚弱，血行无力，日久则致瘀，致多种临床症状，同时影响新血形成，因此在补肾健脾、益气养血的基础上，适当加用活血祛瘀药，如三七、丹参、茜草根、当归、桃仁、红花等，往往能提高疗效。

总结以上四点，慢髓劳基本治法是补益脾肾为主，佐以活血化瘀。在此基础上，于教授总结出"养阴益髓方"治疗慢性再障，此方由山药、熟地黄、山茱萸、枸杞子、菟丝子、川牛膝、龟甲、鹿角胶、何首乌、党参、仙鹤草组成。本方重用熟地黄滋肾益精，以填真阴，为君药；山药补脾益阴，山茱萸养肝滋肾，涩精敛汗，滋肾固精，枸杞子补肾益精，养肝明目，龟鹿二胶为血肉有情之品，峻补精髓，龟甲胶偏于补阴，鹿角胶偏于补阳，在补阴之中配伍补阳药，取阳中求阴之意，均为臣药；菟丝子、川牛膝益肝肾，强腰膝，健筋骨，何首乌补益精血，党参补脾益气养血，仙鹤草滋补强壮、活血止血，均为佐药。诸药合用，共奏补肾健脾，填精益髓之效。临床加减：若真阴不足，虚火上炎者，去枸杞子、鹿角胶，加女贞子、麦冬以养阴清热；火烁肺金，干咳少痰者，加百合以润肺止咳；夜热骨蒸者，加地骨皮以清虚热、退骨蒸；小便不利、不清者，加茯苓以利水渗湿；大便燥结者，去菟丝子，加肉苁蓉以润肠通便。

（六）验案举例

郭某，女，24岁，于2008年2月11日初诊。患者2年前出现面色苍白，疲乏倦怠，伴有皮肤瘀点、瘀斑，到医院行骨髓细胞形态学、骨髓活检等检查，诊断为"再生障碍性贫血"，给予"环孢素100mg tid、十一酸睾酮80mg bid"等药物治疗，症状有所好转，但血常规一直没有明显改善，且肝功能逐渐出现损害，后停服以上药物，寻求中医治疗。就诊时口干，乏力，刷牙时牙龈出血，时有腰酸，纳差，眠一般，二便调。检查见：面色无华，皮下少量瘀点，色暗红，胸骨无压痛，淋巴结未触及肿大，肝脾肋下未及，舌稍红、苔薄黄，脉细。血常规检查结果：WBC 1.9×10^9/L，RBC 1.87×10^{12}/L，Hb 74g/L，PLT 23×10^9/L。诊断病名为慢髓劳（脾肾亏虚）。于教授依据口干，刷牙时牙龈出血，时有腰酸，舌稍红、苔薄黄，脉细等征象，辨为脾肾亏虚。脾气虚弱，故见神疲乏力，面色无华；肾阴不足，故见腰酸；阴虚火旺，故见舌稍红、苔薄黄，脉细；脾气虚，不能摄血，加之肾阴不足，虚火妄动，故见皮下、牙龈出血。治疗当以补益肾阴精髓，加以健脾摄血、清退虚热为法，以养阴益髓方加减治疗，处方：山药15g，熟地黄15g，山茱萸15g，龟甲30g（先煎），巴戟天15g，何首乌20g，菟丝子15g，鹿角胶15g（烊），鸡血藤30g，绵茵陈15g，白芍15g，玄参15g，阿胶20g（烊化）。方中以"养阴益髓方"补益脾肾为主、佐以活血化瘀，虑患者有阴虚火旺之嫌，去枸杞子等，加玄参、阿胶养阴清热，同时加用绵茵陈化湿清热，以防滋腻太过。共14剂，水煎服，日1剂。

2月27日二诊，患者服用上方后，症状稍好转。2月15日因月经来潮，月经量多，色鲜红，出现头晕乏力症状且加重，于当地医院输注红细胞悬液2U，血小板1U。后继续服用以上方药调理，就诊时月经已干净约1周，口干好转，间有腰酸，眠差，舌淡红、舌苔微黄，脉细。血常规检查结果：WBC 2.1×10^9/L，RBC 2.85×10^{12}/L，Hb 101g/L，PLT 49×10^9/L。患者服用上方后部分症状好转，但其间适逢月经来潮，月经量多，色鲜红，质稀，虑其因虚火妄动，导致月经过多，出血后气随血脱，邪气去其大半，但虚证仍在，故处方去巴戟天，加入枸杞子养阴柔肝，酸枣仁养阴安神，党参、山药益气补脾肾，同时避免动血。处方：原方加枸杞子15，党参20g，酸枣仁20g，黄精20g，甘草6g。40剂水煎服，日1剂。

4月12日三诊，患者出现发热，体温38.6℃，咳嗽咳痰，痰中带血，无咽痛，无腹泻，舌淡红、舌苔白厚，脉浮，虑其脾肾亏虚，正气虚弱，正值温热之邪季节，风热邪气袭表，首先犯肺，故而咳嗽发热，但因正气虚弱，无力祛邪，邪正相争尚不剧烈，故以中度发热为主。表证尚浅，正气不足，故舌苔白厚，脉浮。考虑患者本证仍在，但目前以外感之邪作乱为主要标证，给予桑菊饮加减清疏肺卫之邪，处方：桑叶15g，桔梗10g，前胡15g，苦杏仁10g，连翘15g，黄芩10g，茜草根10g，仙鹤草15g，何首乌15g，生地黄15g，山茱萸15g，甘草6g。服7剂，水煎服，日1剂。发热6日消退，咳嗽好转，继续服用二诊方药。

4月24日四诊，患者无发热恶寒，症状改善，但有咽干稍欲饮，纳差，眠可，便溏，舌淡红、舌苔白厚，脉弦。患者出现咽干，结合大便溏薄，纳差，舌淡红、苔白厚，脉弦，认为其邪气虽减，但损伤脾胃之气，脾胃虚弱，津液不能上乘，故见口干，当予加强健脾益气之功。处方：太子参15g，白术15g，山药15g，枸杞子15g，牛蒡子15g，火炭母20g，鸡血藤30g，绵茵陈15g，麦芽30g，鸡内金10g，仙鹤草15g，玄参15g。18剂水煎服，日1剂。

5月16日五诊，患者5月15日开始出现双下肢皮肤散在性出血点，舌淡红、舌苔白，脉细。血常规检查结果：WBC 3.6×10^9/L，RBC 2.80×10^{12}/L，Hb 94g/L，PLT 33×10^9/L。患者再次出现出血症状，考虑为本证脾肾虚弱，且由原发病引起，故治疗当恢复以健脾补肾养阴摄血方药为主，上方去太子参、枸杞子、牛蒡子、火炭母、绵茵陈、麦芽、鸡内金，加用熟地黄15g，山茱萸15g，茯苓15g，牡丹皮15g，党参20g，何首乌20g，巴戟天15g，黄精15g，以联合六味地黄丸为组方补益肝肾滋阴，服28剂，水煎服，日1剂。

6月11日六诊，患者咽干症状基本缓解，无明显腰酸，无明显牙龈出血，但仍时有气短，大便偏烂，舌淡红、舌苔白，脉细，考虑患者肝肾阴虚及脾肾虚弱为主要矛盾，给予右归丸加减进行维持治疗。处方：山药15g，熟地黄15g，山茱萸15g，龟甲30g（先煎），巴戟天15g，何首乌20g，菟丝子15g，鹿角胶15g（烊），茜草根10g，党参20g，茯苓15g，甘草6g。水煎服，日1剂，连服60天。

2010年7月12日，患者血常规检查结果：WBC 3.96×10^9/L，RBC 2.93×10^{12}/L，Hb 101g/L，PLT 56×10^9/L。追踪观察，气短症状消失，大便改善，无其他不适，患者一直以左归丸加减治疗为主，取得良好效果。

按：本医案固本培元，补益脾肾，但不忘适时扶正祛邪，充分体现了"补脾与补肾""补肾阴与补肾阳""扶正与祛邪""补益与活血"四个方面的关系。

（七）临证发挥

1. 跟师体会

在临床上体会到，中药复方对肾阳虚者疗效显著，而对肾阴虚者疗效较差，这也是中医理论"阳虚易治，阴虚难调"的客观体现。对于阴虚型慢髓劳，一般的补肾养精之品疗效不佳，需选用血肉有形之品方能奏效。

2. 难点分析

在临床中发现，慢髓劳患者肾阴虚表现非常明显，对于兼有阴虚内热的患者，治疗初期效果多不理想。阴虚证候消失，则病情转入稳定期，显示出阳虚证候，治疗效果随即提高。而当病情恶化时，有些患者阳虚症状很典型，但很快又出现阴虚或阴虚火旺的表现，治疗比较棘手。临床观察发现凉润滋阴药能改善此种症状，兼用温阳补肾药可改善造血功能。在适当的时机，于大剂补阴药中加入少量的温阳药，可获得较好的效果，但如过早、过度应用温补肾阳之品，则有助火动血之虑。

3. 用药观察

于教授在治疗慢髓劳过程中，使用频率较高的补阴药是制首乌、熟地黄。制首乌能补血养肝，益精固肾，乌须发，强筋骨。《本草纲目》

中说此物"气温，味苦涩，苦补肾，温补肝，涩能收敛精气，所以能养血益肝，固精益肾，健筋骨，乌髭发，为滋补良药。不寒不燥，功在地黄、天门冬诸药之上。"熟地黄为滋阴主药，亦为滋补肝肾之要药。《本草纲目》中记载熟地黄"填骨髓，长肌肉，生精血。补五脏内伤不足，通血脉，利耳目，黑须发"。除此二者，于教授还运用龟板胶、阿胶、鹿角胶等血肉有情之品，滋补肾精，填精益髓，以期达到促进骨髓生长的作用。补气药中使用频率较高的药味是党参、山药。党参可补中益气，生津养血，入脾经，《本草从新》认为党参"主补中益气，和脾胃，除烦渴"。《本草正义》认为党参"力能补脾养胃……健运中气……尤其可贵者，则健脾运而不燥，滋胃阴而不湿，润肺而不犯寒凉，养血而不偏滋腻，鼓舞清阳，振动中气，而无刚燥之弊"。山药既补脾气又益脾阴，归脾肺肾三经，为平补气阴之良药。《神农本草经》言山药"主伤中。补虚赢，除寒热邪气……长肌肉"，《本草纲目》认为山药能"益肾气，健脾胃"。在慢髓劳的治疗过程中，于教授重视脾胃的作用，在补肾填精的同时，健运脾胃，使后天之水谷精微养先天肾阴肾阳，以期能更好地增强补骨生髓的作用。止血药常选用三七、茜草根、仙鹤草等活血止血药。于教授在唐容川《血证论》治血四法的基础上提出"离经之血即为瘀血"的理论，因此在止血的同时应该兼顾祛瘀。在止血药的选择上，常常选用三七活血止血，以达到止血而不留瘀的目的。

广州中医药大学第三附属医院　郭珊珊　赵含笑

乌鲁木齐市米东中医医院　富霞

附

1. 再生障碍性贫血诊断标准

再生障碍性贫血诊断标准按《再生障碍性贫血诊断与治疗中国专家共识》（2010年版）执行。

（1）血常规检查：全血细胞减少，校正后的网织红细胞比例<1%，淋巴细胞比例增高。至少符合以下三项中两项：Hb<100g/L，BPC<50×10^9/L，中性粒细胞绝对值（ANC）<1.5×10^9/L。

（2）骨髓穿刺：多部位（不同平面）骨髓增生降低或重度降低；小粒空虚，非造血细胞（淋巴细胞、网状细胞、浆细胞、肥大细胞等）比例增高；巨核细胞明显减少或缺如；红系、粒系细胞明显减少。

（3）骨髓活检（髂骨）：全切片增生减低，造血组织减少，脂肪组织和/或非造血细胞增多，网硬蛋白不增加，无异常细胞。

（4）除外检查：必须除外先天性和其他获得性、继发性骨髓衰竭（BMF）性疾病。

程度确定（分型）：

（1）重型再生障碍性贫血诊断标准（Camitta标准）。①骨髓细胞增生程度<正常的25%，如≥正常的25%但<50%，则残存的造血细胞应<正常的30%。②血常规需具备下列三项中的两项：ANC<0.5×10^9/L，校正的网织红细胞<1%或绝对值<20×10^9/L，BPC<20×10^9/L。③若ANC<0.2×10^9/L则为极重型再生障碍性贫血。

（2）非重型再生障碍性贫血诊断标准。即未达到重型标准的再生障碍性贫血。

2. 再生障碍贫血疗效标准

疗效标准按《再生障碍性贫血诊断与治疗中国专家共识》（2010年版）执行。

基本治愈：贫血和出血症状消失。Hb男性达120g/L，女性达100g/L，WBC达3.5×10^9/L左右，BPC也有一定程度增加，随访一年以上未复发。

缓解：贫血和出血症状消失。Hb男性达120g/L，女性达100g/L，WBC达4×10^9/L，BPC达100×10^9/L，随访3个月病情稳定或进一步恢复。

明显恢复：贫血和出血症状明显好转，不输血，Hb较治疗前一个月常见值增长30g/L以上，并能维持3个月。

判定以上三项疗效标准者，均应在3个月内不输血。

无效：经充分治疗后，症状、血常规未达明显进步。

参考文献

[1] 胡曦月. 丘和明教授治疗再生障碍性贫血的中医证治规律理论研究 [D]. 广州：广州中医药大学，2014.

[2] 杨宏光，于天启，戴媺. 补虚解毒方治疗慢性再生障碍性贫血7例临床体会 [J]. 中国民族民间医药，2015，24（14）：144，147.

[3] 于天启. 中医辨治慢性再生障碍性贫血浅识 [J]. 新中医，2005，37（8）：87.

[4] 中华医学会血液学分会红细胞疾病（贫血）学组. 再生障碍性贫血诊断治疗专家共识 [J]. 中华血液学杂志，2010（11）：790-792.

四、地中海贫血

（一）概述

地中海贫血（thalassemia）简称地贫，是由珠蛋白基因突变或者缺失导致珠蛋白链合成减少或完全缺失所引起的遗传性慢性溶血性疾病。该疾病广泛流行于地中海盆地、中东、非洲热带和亚热带地区、南亚次大陆和东南亚。我国广西、广东、海南、湖南、江西、云南等南方地区是地贫高发区。中医古籍中对地贫虽无专门论述，但可将该病归属于"血证""血虚""虚劳""童子劳""虚黄""积聚""五软五迟"等范畴。于天启教授认为虚劳比较符合临床诊治结果，其后为与其他类型虚劳相区别，称之为虚劳地贫。

（二）病因病机

1. 先天禀赋不足，气血两虚

虚劳地贫患者多因先天禀赋不足，气血亏虚，导致四肢百骸失养，故而生长发育迟缓，肢体乏力，失于上荣头面，则面色无华、头晕倦怠。

2. 肺脾气虚

重型虚劳地贫患者常须间断输血改善症状，因长期输血，含铁血黄素沉着，湿浊蕴积，阻滞气机，土不生金，导致肺脾气虚。常见于倦怠乏力、易感冒、萎黄等症状。

3. 脾肾亏虚

脾主运化水谷精微，为后天之本。肾藏精，主命门真火，为先天之本。水谷之海本赖先天为之主，而精血之海赖后天为之资。该病患者多先天存在肾精不足，生长发育偏缓，后天失先天之温养，先天失后天之补充，故为脾肾亏虚证。

当前大多数医家认为，虚劳地贫的发生同先天禀赋不足、后天调摄失养紧密相关，主要累及肺脾肾等脏，病变涉及气血阴阳等各个方面。在病机方面，此病属于本虚标实，存在气血两虚之本，又多夹杂有积聚、湿热、气滞等标实之证，因此，本病常表现出虚实夹杂、错综复杂

的证候。于教授认为,后天调养是虚劳地贫缓解期能否稳定的主要
因素。

(三)临床表现

1. 症状

本病大多于婴儿时期即发病,表现为贫血、虚弱、腹内结块、发育
迟滞等,重型患者多生长发育不良,常在成年前死亡。轻型及中间型患
者,一般可活至成年并能参加劳动,如果注意生活及饮食起居,可以减
少并发症的发生、改善相应症状。

2. 体征

对于重型 β 地中海贫血患者,骨骼的X线检查显示具有慢性骨髓过
度活动的特点。颅骨和长骨的皮质层变薄,骨髓腔变宽。颅骨板障空间
明显,板障小梁有"太阳射线"状的放射线纹。长骨中可能出现骨质疏
松区域。锥体和颅骨可能呈颗粒或磨砂玻璃状。指(趾)骨丧失正常形
态,而呈矩形甚至两面凸出。

3. 常见并发症

(1)过量铁质积聚:长期输血会造成铁质沉积,而过量铁质的积聚
会对多个器官造成破坏,主要受影响的包括心脏、肝脏、胰脏和各个内
分泌器官,患者会出现心脏衰竭、肝硬化、肝功能衰退、糖尿病及多种
内分泌失调导致的身材矮小和发育不全等。

(2)脾脏增大:在长期贫血和溶血的刺激下,不少重型和中型贫血
患者都会出现脾大的问题,过大脾脏会使贫血加剧,致使患者需要接受
更大量的输血,从而导致更严重的铁质积聚,及时把发大的脾脏切除往
往能令情况改善。

(3)胆结石的形成:长期溶血使得地中海贫血患者比一般人更容易
患胆结石,患有胆结石的人可能经常出现右上腹痛,皮肤、眼白变黄和

茶色小便等的病症。

4. 实验室和其他辅助检查

包括血常规检查、网织红细胞计数、红细胞脆性试验、外周血细胞形态学分析、血红蛋白分析、基因诊断、家系调查等。

（四）辨证论治

于教授认为，治疗虚劳地贫应以益气养血，淡渗利湿，调理脾胃为主。在诊疗过程中还要依据疾病不同阶段、不同症状，正确处理好脾与肺、脾与肾及夹湿夹瘀的关系。

虚劳初期，以本虚为主，先天禀赋不足，气血亏虚，治以扶正固本，偏重健脾补血，常选《正体类要》归脾汤加减：党参15g，白术10～15g，茯苓10～15g，酸枣仁10g，龙眼肉6g，远志6g，当归6～10g，黄芪15～30g，木香6g，炙甘草6g。方中以黄芪、党参、白术、甘草之甘温补脾益气；以酸枣仁、远志、茯苓宁心安神；当归、龙眼肉补血养心；用木香行气舒脾，以使补气血之药补而不滞，得以流通，更能发挥其补益之功。

随着病程的发展，可以见到肺脾亏虚、脾肾亏虚之表现，治疗宜补肺健脾、温补脾肾。补肺健脾多选参苓白术散，温补脾肾可选用十全大补汤或右归丸。参苓白术散源自《太平惠民和剂局方》，方中以四君子汤为主药平补脾肺之气。以甘淡之薏苡仁、白扁豆、山药健脾，甘涩之莲肉既可助白术健脾，又可渗湿而止泻，可作为辅药。砂仁作为佐药，开胃醒脾，使脾得健运，全身气机得通，腹胀可消。桔梗为使药，舟楫之剂，是肺经常用引经药，在方中载药上行达上焦以益肺气。全方共奏理气健脾，开胃消胀之功。十全大补汤来源于《太平惠民和剂局方》，是由四君子汤合四物汤再加黄芪、肉桂组成。方中四君补气，四物补血，更与补气之黄芪和少佐温性之肉桂组合，则补益气血之功更佳。若辨证偏于肾阳虚，可选用《景岳全书》右归饮。

虚劳地贫的病因与先天禀赋不足，后天失养相关，主要累及肺、脾、肾等脏腑，病变涉及气、血、阴、阳等范畴。在病机上，该病存在本虚之证，又夹杂有湿热、气滞、瘀血等标实之证，因而本病特点为虚实夹杂，且证候错综复杂。在虚劳地贫治疗过程中，做到益气养血的同时，要注意脏腑、阴阳、气血、虚实的变化，辨证论治，随证治之。

（五）临证思考

于教授在长期对虚劳地贫治疗中，总结出其特有的临床经验，即治疗上须紧紧把握住补气养血这条主线，着重处理好"湿"和"瘀"两个病理因素，调整肺、脾、肾三个脏腑的功能状态。

1. 补气养血

先天禀赋不足与气血亏虚为该病的基础病机，贯穿疾病始终。《景岳全书》云："人有阴阳，即为血气。阳主气，故气全则神旺；阴主血，故血盛则形强。人生所赖，唯斯而已。"气和血的生成与五脏六腑密切相关，是在五脏六腑共同作用下完成的，尤其与脾胃关系密切，故补气养血之要为调理中焦脾胃，常以归脾汤加减用之。

2. "湿"和"瘀"

虚劳地贫属于遗传性疾病，然而在临床中观察到，随着病程的延长，患者多存在肾阳虚不能温煦脾土，脾不化湿的情况；再加上反复输血，含铁血黄素沉着，湿浊蕴积，阻滞气机，易出现纳差、黄染、倦怠头晕等湿邪困脾之证。

虚劳地贫以气血亏虚为主要表现，气虚不能推动血行，血行不畅则瘀，瘀血不去则新血难生，瘀血又可耗伤人体正气，进一步导致气虚。血虚则血流不畅，血液滞留成血瘀，瘀血日久，停留于髓，留居不散，则血虚益甚。虚劳地贫病程漫长，《素问·痹论篇》中提出"病久入深，荣卫之行涩，经络时疏"的理论，中医学亦有"久病多瘀"之观点，长此以往，将形成恶性循环，"瘀血不去则新血不生"。由此可见，瘀血在疾病发生发展中扮演着重要角色，二者相互影响，互为因果，因虚致瘀则虚更重，因瘀致虚而瘀益甚。于教授对于虚劳地贫湿邪表现明显者，常选香砂六君丸加苇根、通草。湿郁化热加车前草、茵陈。对于虚劳地贫瘀血表现明显者或有脾大、干血痨者，常选鳖甲煎丸或大黄䗪虫丸加减。

3. 补肺、调脾与滋肾

虚劳地贫患者常伴有免疫功能低下，极易发生感染，这也是患者死亡的重要诱因。中医理论认为肺为卫外之藩篱，肺主皮毛，肺气虚则肌表失固，抵御外邪功能降低，治疗上当补益肺气。患者慢性贫血会引起消化腺分泌减少或萎缩，进而出现消化不良、食欲降低、腹胀等，长此以往不利于贫血的恢复。并且补肾填精之品多偏滋腻，轻而投之，反易滞于中焦，加重胃肠负担，治疗上当理气健脾，祛湿和中。地贫治疗当以益气养血，补益脾肺为先，然而单纯补益脾肺，短期疗效尚可，长期疗效欠佳，所以在治疗的中后期，待患者脾胃功能改善后，须加入填精生髓之品，脾肾同补，补后天以养先天，养先天以生后天。于教授对于虚劳地贫补肾填精常选黄精、菟丝子。

（六）验案举例

赵某，女，26岁，2015年9月17日因"左上腹隐痛3天"入院就诊。刻下：患者精神差，面色㿠白，左上腹部隐隐疼痛，头晕目眩，声低气短，四肢乏力，纳眠较差，舌质淡、苔薄白，脉细弱。查体：体温37.7℃，心率78次/min，面色苍白，睑结膜微黄染、爪甲苍白，皮肤黏膜无黄染，双肺呼吸音稍粗，心律齐，未及杂音。腹平软，腹肌稍紧张，左上腹压痛、无反跳痛，腹部无包块，肋下可触及脾脏。2015年9月18日查血液分析示：中性粒细胞75%，RBC $3.15×10^{12}$/L，Hb 59g/L，D-二聚体2 381ng/L。贫血组合示：血清铁6.8μmol/L，TRF 1.0g/L，SF 1 169ng/mL。地贫检查示：HbA 94.3%，HbA2 5.8%。葡萄糖-6-磷酸脱氢酶测定和凝血功能正常。肝胆胰脾彩超示脾稍大，脾脏上极片状低回声区，不排除脾梗死。

治疗经过如下：输注浓缩红细胞悬液2U后，复查血液分析，结果显示Hb 74g/L。常规予抑酸护胃、护肝、抗感染、改善血液循环等治疗后，患者面色唇甲苍白，神疲乏力，头晕，纳眠差，舌淡、苔薄白，脉细弱。中医辨证为气血亏虚。患者气不摄血，气虚血瘀，致脾梗死。予气血双补之十全大补汤：党参30g，白术10g，茯苓15g，炙甘草5g，当归10g，白芍15g，川芎10g，熟地黄10g，肉桂3g，醋延胡索10g，陈皮10g，黄芪20g，茵陈15g。每日1剂，水煎服。

二诊，患者服药3剂后稍感乏力，但精神好转，左上腹隐痛减轻，食欲好转，夜间烦热，盗汗出，舌淡红、苔少，脉弦细。此属气血亏虚之中肝肾亏虚之象。精血久亏，非血肉有情之品不能生，故守方去陈皮、肉桂，倍用熟地黄，加醋龟甲、牡丹皮、山茱萸。处方：党参30g，白术15g，茯苓15g，炙甘草5g，当归15g，白芍15g，川芎10g，熟地黄30g，醋延胡索10g，黄芪20g，牡丹皮10g，山茱萸15g，醋龟甲15g，麦芽30g。

三诊，上方继服7剂后，患者腹隐痛消失，精神好转，食欲渐佳，但夜间仍烦热，盗汗出，舌淡红、苔中后部黄腻，脉弦滑。复查血液分析示Hb 78g/L。此乃大补气血后加用填补肾阴之品滋腻生湿之象，故守方去醋延胡索，加苇根、知母、茵陈。处方：党参15g，白术 15g，茯苓15g，炙甘草5g，当归10g，白芍15g，熟地黄30g，苇根30g，知母10g，茵陈15g，黄芪15g，牡丹皮10g，山茱萸15g，醋龟甲15g，枸杞子15g，麦芽30g。予办理出院，继服14剂后门诊，患者面色已红润有光泽，无腹痛，精神佳，余无异常，舌淡红、苔薄黄，脉滑。

按：本案患者表现为腹隐痛，面色㿠白，声低气弱，头晕目眩，四肢乏力，纳差等。气血亏虚日久，故见面色㿠白；脾气亏虚，脾运化升清失常，故见头晕目眩、声低气弱、纳差。气为血之帅，血为气之母，气能生血，血能载气，又因脾胃为后天之本，气血生化之源，故治当健脾和胃、益气生血。虽急输血可使血红蛋白得到快速补充，但并未从根本上纠正贫血病因，乃无本之源。故治当气血双补，相得益彰，予十全大补汤加减，服药后患者出现夜间烦热、盗汗等肝肾阴虚之证，遂守方并重用熟地黄，加醋龟甲、山茱萸等填精益髓、补益肝肾。

（七）临证发挥

1. 跟师体会

在临床上体会到，中药复方对非输血依赖型地中海贫血效果较好。对部分输血依赖型的地贫患者，经过一段时间的中药治疗后可以适当延长输血间隔。

2. 难点分析

非输血依赖型地中海贫血患者多因急性溶血住院输血治疗，在临床上最常见的诱因是各种不同部位的感染。其中呼吸道感染最常见，按照中医感冒病辨证论治，一般分为风寒、风热两种常见的类型，治疗上分别以三拗汤、止嗽散、桑菊饮、银翘散等加减。如有腹痛、腹泻、胃痛、呕吐、消化道相关感染等，应按照胃痛、呕吐、泄泻等相关中医内科疾病辨证论治。该类患者中医药治疗效果较好，患者头晕乏力等临床症状明显好转，体力耐力等指标明显改善，表证结束后不需要继续输血。

相反，输血依赖型地中海贫血治疗难度大，且预后较差。长期输血导致机体反复吸收铁造成机体铁过载，过载的铁沉积到胰腺、心脏、肝脏和脾脏上，则易引发糖尿病、肝纤维化、肝硬化及肝功能异常等并发症。铁过载造成细胞氧化活动增加，进而使肝细胞坏死。由于肝脏自身具有修复作用，纤维结缔组织的增生与变性及微循环障碍造成肝纤维化，中医认为此为瘀血阻滞。而含铁血黄素沉着，湿浊蕴积，阻滞气机，易出现纳差、黄染、倦怠头晕等湿邪困脾之证。因此，治疗中须兼顾血瘀和湿阻。于教授运用大黄䗪虫丸、鳖甲煎丸治疗虚劳地贫脾大、干血痨，取得较好疗效。

3. 用药观察

于教授在治疗虚劳地贫过程中，使用频率较高的补益药是党参、白术。党参可补中益气，益气生血，入脾经。《本草从新》认为党参"补中益气，和脾胃除烦渴"。《科学的民间药草》称党参为补血剂。党参适用于慢性贫血、萎黄病、白血病、腺病、佝偻病。白术健脾益气，燥湿利水。《医学启源》称白术"除湿益燥，和中益气，温中，去脾胃中湿，除胃热，强脾胃，进饮食"。《长沙药解》记载白术"味甘、微苦，入足阳明胃、足太阴脾经。补中燥湿，止渴生津，最益脾精，大养胃气"。祛湿药常用茵陈、鸡骨草。茵陈清热利湿，《本草钩述元》曰："发陈致新，与他味之逐湿热者殊，而渗利为功者，尤难相匹。"鸡骨草，利湿退黄，清热解毒，疏肝止痛。《岭南草药志》谓鸡骨草"清郁热，舒肝，和脾，续折伤"。于教授在唐容川《血证论》止血四法的基础上提出"离经之血即为瘀血"，在止血的同时应该兼顾祛瘀。故常常选用三七，以达到止血而不留瘀的作用。三七，化瘀止血，活血定痛。《本草新编》曰："三七根，止血之神药也，无论上、中、下之血，凡有外越者，一味独用亦效，加入补血补气药之中则更神。盖止药得补而无沸腾之患，补药得止而有安静之休也。"活血药中常选用丹参。丹参，活血祛瘀，除烦安神。《日华子本草》言丹参"养血定志，通理关节，治冷热劳，骨节烦痛，四肢不遂。排脓止痛，生肌长肉"。此外，对反复输血、肝功能游离胆红素偏高者，于教授常选赤芍、三七凉血祛瘀，稳定红细胞膜脆性；常选茵陈、鸡骨草利湿退黄，改善肝脏功能。

武汉市第一医院　周　盾

武汉市红十字会医院　吴玉萍

附

1. 地中海贫血诊断标准

参照沈悌、赵永强主编的《血液病诊断及疗效标准（第4版）》执行。

1）β地中海贫血

（1）重型β地中海贫血。

临床表现：患者自出生后3～6个月起出现贫血，肝脾肿大，颧骨隆起，眼距增宽，鼻梁低平等骨骼改变，呈现特殊的"地中海贫血面容"，X线检查可见外板骨小梁条纹清晰，呈直立的毛发样，发育滞后。

实验室检查：Hb<60g/L，呈小细胞低血色素性贫血，红细胞形态不一、大小不均，有靶形红细胞（10%以上）和红细胞碎片，网织红细胞增多，外周血出现较多有核红细胞。骨髓中红细胞系统极度增生。首诊HbF达血红蛋白F（HbF）30%～90%。

遗传学分析：父母均为β地中海贫血。

符合上述条件者可作出临床诊断，若要做进一步诊断须进行基因分析。

（2）中间型β地中海贫血。

临床表现：患者出生时无症状，多在2～5岁时出现贫血，症状和体征较重型轻，主要表现为轻至中度慢性贫血。患者在合并感染、妊娠或服用氧化剂类药物时，贫血可因溶血而明显增重，大部分患者肝脾大。

大部分患者无典型"地中海贫血面容"，生长发育正常或稍迟缓，可长期存活。

实验室检查：Hb 60~100g/L，成熟红细胞形态与重型相似，网织红细胞增多，偶见有核红细胞，HbA减少，而HbF、HbA2增多，HbA2多数情况下>4%，HbF占10%~50%。

遗传学分析：父母有一方或双方为β地中海贫血。

符合上述条件者可作出临床诊断，若要做进一步诊断须进行基因分析。

（3）轻型β地中海贫血。

临床表现：无症状或有轻度贫血症状，偶见轻度脾大。

实验室检查：Hb稍降低但大于90g/L，末梢血中可有少量靶形红细胞，红细胞轻度大小不均。MCV<79fL，MCH<27pg，红细胞脆性试验阳性，HbA2>3.5%或正常，HbF正常或轻度增加（不超过5%）。

遗传学分析：父母至少有一方为β地中海贫血。

除外其他地中海贫血和缺铁性贫血。

符合上述条件者可作出临床诊断，若要做进一步诊断须进行基因分析。

（4）静止型β地中海贫血基因携带者。

临床表现：无症状。

实验室检查：Hb正常，MCV、MCH和红细胞脆性试验常降低，网织红细胞正常。HbA2>3.5%或正常，HbF正常或轻度增加（不超过5%）。

遗传学分析：父母至少有一方为β地中海贫血。

符合上述条件者，在进一步诊断前须进行基因分析。

2）α地中海贫血

（1）重型α地中海贫血（血红蛋白Bart胎儿水肿综合征）。

临床表现：胎儿在宫内死亡或早产后数小时内死亡。胎儿苍白、皮肤剥脱，全身水肿，轻度黄疸，肝脾肿大，体腔积液，胎盘巨大。孕妇可有妊娠高血压综合征。

实验室检查：脐血Hb含量明显降低，红细胞中心浅染，形态不一，大小不均，有核红细胞显著增多，靶形红细胞增多。血红蛋白电泳：Hb Bart成分＞70%，少量Hb Portland，可出现微量HbH。基因型为α地贫纯合子。

遗传学分析：父母双方均为α地中海贫血。

符合上述条件者可作出临床诊断，在进一步诊断前需进行基因分析。

（2）血红蛋白H病（中间型α地中海贫血）。

临床表现：患者有轻度至中度贫血（少数患者Hb可低于60g/L或高于100g/L），2/3以上患者可有肝脾肿大和黄疸。部分患者因长期贫血可有地中海贫血面容。

实验室检查：红细胞形态基本同重型β地中海贫血一致，红细胞内可见包涵体。骨髓中红细胞系统增生极度活跃。血红蛋白电泳出现HbH区带，HbH成分占5%～30%（个别患者HbH成分可低于5%或高达40%），也可出现少量Hb Bart（出生时Hb Bart可达15%以上）。非缺失型血红蛋白H病可出现微量Hb Constant Spring。

遗传学分析：父母双方均为α地中海贫血。

符合上述条件者可作出临床诊断，进一步诊断须进行基因分析。

（3）轻型α地中海贫血（标准型α地中海贫血特性，α地中海贫血1）。

临床表现：患者无症状或有轻度贫血症状，肝脾无肿大。

实验室检查：出生时Hb Bart可占5%～15%，几个月后消失，红细胞有轻度形态改变，可见靶形红细胞，Hb稍降低或正常，MCV＜79fL，MCH＜27pg，红细胞脆性试验阳性，血红蛋白电泳正常。

遗传学分析：父母一方或双方为α地中海贫血。

除外其他地中海贫血、缺铁性贫血和慢性疾病。

符合上述条件可作出临床初步诊断，若要确定诊断须做基因分析。

（4）静止型α地中海贫血基因携带者（静止型α地中海贫血特性，α地中海贫血2）。

患者出生时Hb Bart为1%～2%，随后很快消失，无贫血，血红蛋白电泳正常，红细胞形态常正常（少部分可见MCV<79fL，MCH<27pg，红细胞脆性试验阳性）。父母中至少一方为α地中海贫血。

若要确定诊断须做基因分析。

3）遗传性胎儿血红蛋白持续存在综合征（HPFH）

临床表现：患者无症状。

实验室检查：血常规正常，红细胞内有高浓度的HbF持续存在至成年，血红蛋白电泳示杂合子者HbF>15%，纯合子者血红蛋白均为HbF。酸洗脱试验示红细胞内均有HbF，HbF分布于全部红细胞中。

遗传学分析：父或母为HPFH纯合子或杂合子。

其他：排除δ、β地中海贫血。

2. 地中海贫血的疗效标准参照再生障碍性贫血疗效标准

参照沈悌、赵永强主编的《血液病诊断及疗效标准（第4版）》执行。

临床治愈：治疗后Hb达到或接近正常值，患者生活质量达到或接近正常人水平，治疗后持续一年以上，可长期不依赖输血生存。

显效：治疗后Hb至少上升30g/L，患者生活质量得到提高。β地中海贫血患者同时伴有不同程度的HbF含量升高，且继续治疗可维持Hb水平。

有效：治疗后Hb上升5g/L以上，但不到30g/L，患者生活质量有所提高。β地中海贫血患者同时伴有不同程度的HbF含量升高。

无效：治疗后Hb上升不足5g/L。

参考文献

［1］赖永榕，李莉娟，刘容容.非输血依赖型地中海贫血诊断与治

疗中国专家共识（2018年版）［J］. 中华血液学杂志，2018，39（9）：705-708.

［2］周盾. 参苓白术散加减治疗杂合子β地中海贫血的临床疗效观察［D］. 广州：广州中医药大学，2017.

［3］沈悌、赵永强. 血液病诊断及疗效标准［M］. 4版. 北京：科学出版社，2018：33-38.

五、肾性贫血

（一）概述

肾性贫血（renal anemia），是指由各类肾脏疾病造成促红细胞生成素（EPO）相对或者绝对不足，以及尿毒症患者血浆中的一些毒性物质通过干扰红细胞的生成和代谢，致使血红蛋白低于正常值而引起的贫血，是慢性肾脏病（CKD）进展至终末期时的常见并发症之一。全球流行病学调查显示，肾性贫血的发病率呈现逐年上升趋势。2012 年，我国首个慢性肾脏病流行病学的多中心调查结果显示，我国慢性肾脏病总患病率为 10.8%，年龄大于65岁者慢性肾脏病发病率甚至达30.8%，约有2%的慢性肾脏病患者可发展为终末期肾病。研究显示，我国98.2%的透析患者、52.1%的非透析患者同时发生贫血。贫血可以增加心血管疾病、慢性肾脏病并发症发生的风险。

肾性贫血在中医中没有相应的病名，但根据临床表现属于中医学"血劳""肾劳""虚劳"的范畴。此病的主要症状为神疲乏力、气短懒言、腰酸腿软、面色苍白或萎黄、头晕眼花、耳鸣目眩、面浮身肿、食少厌食、心悸气短、自汗盗汗、舌淡苔白、脉沉细无力等。于天启教授认为比较符合临床的病名为"肾虚劳"。

（二）病因病机

导致肾虚劳的原因甚多。《理虚元鉴·虚证有六因》说："有先天之因，有后天之因，有痘疹及病后之因，有外感之因，有境遇之因，有医药之因。"多种病因作用于人体，引起脏腑气血阴阳的亏虚，日久不复，均可导致肾虚劳。简言之，不外乎先天、后天两大因素。结合临床所见，主要有以下四个方面。

1. 先天禀赋不足

肾为先天之本，父母体弱多病，年老体衰，孕胎失养，或生后喂养失当，均可导致先天不足，体质薄弱，易于罹患疾病，并在病后易久虚不复，使脏腑气血阴阳亏虚日甚，从而导致肾虚劳。

2. 劳倦过度

烦劳过度，因劳致虚，日久成损，尤以劳神过度及恣情纵欲较为多见。忧郁思虑，积思不解，所欲未遂等劳伤心神，易使心失所养，脾失健运，心脾损伤，气血亏虚，日久及肾而成肾虚劳。此外早婚多育，房事不节，频手淫等，易使肾精亏虚，肾气不足，久则阴阳亏损而成肾虚劳。

3. 饮食不节，损伤脾胃

脾胃为后天之本，暴饮暴食，饥饱不调，食有偏嗜，营养不良，饮酒过度等原因，均会导致脾胃损伤，不能化生水谷精微，气血来源不充，脏腑经络失于濡养，日久使脾胃虚弱，气少血衰不能滋养先天从而成肾虚劳。

4. 病久虚损

大病，邪气过盛，脏气损伤，耗伤气血阴阳，正气短时难以恢复，加之病后失于调养，易发展成肾虚劳。久病迁延失治，日久不愈，病情传变日深，将损耗人体的气血阴阳；或产后失于调理，正虚难复，均可演变为肾虚劳。

总之，肾性贫血的病机特点大体归属于本虚标实，脾肾亏虚是病理基础，湿浊瘀血是病理产物。其致病因素多样，病机复杂，病变涉及五脏，尤以脾肾为主。肾生髓，主藏精，精血同源；脾主统血，主运化，为后天之本、气血生化之源；脾虚日久脾肾亏虚，肾脏受损，先天之精无以化生血液，生髓无力，则精虚血少，脾气虚，气血生化乏源而致血虚，因虚致实，气虚运血无力，形成瘀血；脾气虚不能运化水湿，以致湿浊内停。虚实兼存，碍血化生而成肾虚劳。

（三）临床表现

1. 症状

慢性肾性贫血可见贫血的一般表现，如面色苍白、乏力、心悸、胸闷、气短、食欲欠佳、恶心、呕吐、大便干结等。部分患者有皮肤、黏膜出血，或消化道、泌尿道出血的表现。

慢性肾性贫血的常见症状包括①面色苍白：贫血最常见的表现，慢性肾性贫血所导致的口唇黏膜苍白多为轻度。②乏力：表现为没有明显诱因的四肢无力。③心悸、胸闷、气短：表现为没有明显诱因的呼吸困难、心慌、胸闷，休息后可稍缓解。④皮肤、黏膜出血：慢性肾性贫血区别于慢性病性贫血的表现，表现为皮肤、口腔或鼻腔黏膜在无外伤的情况下渗出血液。⑤消化道、泌尿道出血：表现为排便为黑色或鲜红色，尿液为酱油色、橙红色或洗肉水样。

2. 体征

神疲乏力，不耐劳力，可坚持轻度体力劳动，病情转轻的一般活动即感乏力，此症状间歇出现，能勉强支持日常活动，病情较重的则休息亦感疲乏无力，此症状持续出现，不能坚持日常活动；腰酸难忍，膝软不欲行走；面色萎黄，重者面黄干枯，明显消瘦，面唇指甲淡白，重者面色苍白，活动后气促，懒言，不喜多言，双下肢浮肿，晨起眼睑浮肿，或午后足肿，按之有凹陷。

3. 辅助检查

常规检查包括血常规、血红蛋白、血脂、身体质量指数（BMI）、肌酐、尿素、血钙、血磷、血铁、甲状旁腺激素、碱性磷酸酶、白蛋白、尿微量蛋白、视黄醇结合蛋白、胱抑素C、24 h尿蛋白及甘油三酯等生化指标水平，以及平均红细胞体积、平均红细胞血红蛋白量、平均血红蛋白浓度、白细胞计数、血小板计数、网织红细胞计数等。

研究表明，肾性贫血组血磷、尿素、肌酐、视黄醇结合蛋白、胱抑素 C、碱性磷酸酶、尿微量蛋白、甲状旁腺激素、24 h尿蛋白水平显著高于非贫血组，血钙、血铁、白蛋白水平也低于非贫血组。

（四）辨证论治

于教授认为，辨证论治需要先辨别五脏气血阴阳亏虚，辨证应以气、血、阴、阳为纲，五脏虚候为目。正如《杂病源流犀烛·虚损痨瘵源流》所说："五脏虽分，而五脏所藏无非精气，其所以致损者有四，曰气虚，曰血虚，曰阳虚，曰阴虚。"由于气血同源，阴阳互根，五脏相关，由一虚渐致两虚，由一脏而累及它脏，使病情趋于复杂和严重，辨证时应多加注意。

1. 短病程肾虚劳

在肾虚劳病程先后变化进展上，病程短者，多伤及气血，可见气虚、血虚及气血两虚之证。

1）脾气虚证

症见饮食减少，食后胃脘不舒，倦怠乏力，大便溏薄，面色萎黄。治宜健脾益气。方用加味四君子汤加减。常用药：人参、黄芪、白术、甘草益气健脾；茯苓、扁豆健脾除湿；陈皮、半夏和胃化湿；脾不运化，食少运迟而见脘闷腹胀、嗳气、苔腻者，加神曲、麦芽、山楂、鸡内金消食健胃；饮食少思者，加砂仁、茯苓开胃健脾。

2）肾气虚证

症见神疲乏力，腰膝酸软，小便频数而清，白带清稀，舌质淡，脉弱，治宜益气补肾。方用大补元煎加减。常用药：人参、山药、炙甘草益气固肾；杜仲、山茱萸温补肾气；熟地黄、枸杞子、当归补养精血。

3）肝血虚证

症见头晕，目眩，胁痛，肢体麻木，筋脉拘急，或筋惕肉瞤，妇女月经不调甚则闭经，面色不华。治宜补血养肝。方用四物汤加减。常用药：熟地黄、当归补血养肝；芍药、川芎和营调血；黄芪、党参、白术补气生血。血虚甚者，加制首乌、枸杞子、鸡血藤以增强补血养肝的作用。

4）气血亏虚证

症见乏力，头晕眼花，自汗，气短，懒言，面色无华，舌淡胖、苔薄白，脉细弱。治宜补气生血。方用八珍汤加减。常用药：党参、茯苓、白术、炙甘草补气健脾；当归、黄芪益气生血；白芍、熟地黄养阴补血；川芎活血理气；炙甘草健脾补气、调和诸药；补骨脂、菟丝子补肾生髓以养血。

2. 长病程肾虚劳

肾虚劳病程长者，多伤及阴阳，可见阳虚、阴虚及阴阳两虚之证。阳虚常由气虚进一步发展而成，阳虚则生寒，症状比气虚重，且出现阳虚里寒的症状。

1）肾阳虚证

症见头晕，耳鸣，腰膝酸软，疲乏无力，怕冷，手足冰凉，腹泻，便溏，舌质暗、苔白腻，脉沉弱，两尺脉为甚。治宜温补肾阳。常用肾气丸加减。常用药：熟附子、肉桂温补肾阳；杜仲、山茱萸、菟丝子、鹿角胶温补肾气；熟地黄、山药、枸杞子、当归补益精血，滋阴以助阳；牡丹皮活血化瘀；茯苓、泽泻利水渗湿；巴戟天补肾壮阳；人参、白术、炙黄芪健脾益气；炙甘草健脾补气、调和诸药。

2）脾阳虚证

症见面色萎黄，食少，形寒，神倦乏力，少气懒言，大便溏薄，肠鸣腹痛，每因受寒或饮食不慎而加剧。治宜温中健脾。方用附子理中汤加减。常用药：党参、白术、甘草益气健脾；熟附子、干姜温中祛寒。药物加减：腹泻较甚，为阳虚寒甚，加肉豆蔻补骨脂，加薏苡仁温补脾肾，涩肠除湿止泻。阳虚水泛以致浮肿、尿少者，加茯苓、泽泻、车前子，或合五苓散利水消肿；遗精，加金樱子、桑螵蛸、莲须，或金锁固精丸以收涩固精。

3）肾阴虚证

症见腰酸，遗精，两足痿弱，眩晕，耳鸣，甚则耳聋，口干，咽痛，颧红，舌红，少津，脉沉细。治宜滋补肾阴。常用六味地黄丸加减。常用药：熟地黄、龟板胶、枸杞子、山药、菟丝子、牛膝滋补肾阴；山茱萸温补肾气。遗精，加牡蛎、金樱子、芡实、莲须固肾涩精；潮热，口干咽痛，脉数，为阴虚火旺，加知母、黄柏、地骨皮滋阴泻火。

4）肝阴虚证

症见头痛，眩晕，耳鸣，目干畏光，视物不明，急躁易怒，或肢体麻木，筋惕肉瞤，面潮红。治宜滋养肝阴。用补肝汤加减。常用药：熟地黄、当归、芍药、川芎养血柔肝；木瓜、甘草酸甘化阴；山茱萸、何首乌滋养肝阴。

5）脾肾气阴两虚证

症见倦怠乏力，动则汗出，腰酸腹胀，大便秘结，双下肢浮肿，纳可，脉沉，手足心热，气短心悸，头晕耳鸣，尿黄赤，舌红少苔，脉细数或沉数。治宜补肾健脾，益气养阴。方用参芪地黄汤和知柏地黄丸加减。常用药：熟地黄、山茱萸、山药、茯苓、泽泻、牡丹皮、黄芪、党参、桃仁、赤芍、连翘、红花、当归、葛根、柴胡、生地黄、枳实、厚朴、甘草、火麻仁、大黄等。

3. 肾虚劳后期

肾虚劳后期，肾病日久迁延，水湿、浊毒等邪实壅塞导致脏腑气机不畅，生理功能失调，损气耗血而致血虚；水湿久滞，化热成浊，湿热浊毒灼伤阴血，引起血虚，气血运行乏力，久病入络为瘀，致湿浊瘀血互结，加重血虚。

1）瘀血血虚证

症见疲乏无力，头晕眼花，失眠健忘，面色苍白，或有心悸，或出血，或有紫块，或疼痛且多为刺痛，痛处固定不移，拒按，夜间痛甚，面色黧黑，肌肤甲错，唇、甲青紫，舌质暗紫，或有瘀点、瘀斑，舌下静脉曲张等征象。脉象多见细涩、沉弦或结代等。治宜养血活血，方用桃红四物汤加味。常用药：熟地黄、当归、川芎、赤芍四物汤养血活血，桃仁、红花加强活血消瘀之功，黄芪、党参、白术益气活血，又可益气生血，阿胶为血肉有情之品，加强养血之力。怕冷者加附子、桂枝，助阳散寒，温通经脉；气虚者将党参改为人参，加强补气健脾作用；兼有胸痛、心悸者，加瓜蒌、薤白，理气通阳；某一局部疼痛明显者，加延胡索、莪术等，以活血止痛；肌肤甲错明显，或伴有瘀点、瘀斑者，加三棱、莪术及三七等，以化瘀、宁络。

2）湿浊中阻型

症见呕恶，脘腹胀满不欲饮食，口气有秽味，大便秘结或不爽，或兼肢体虚肿，舌苔厚腻稍黄少津，脉弦滑等。治宜祛湿化浊，方用甘露消毒饮加味。常用药：滑石、黄芩、茵陈、石菖蒲、通草、藿香、连翘、白豆蔻。滑石、茵陈、黄芩三药相配，清热祛湿。石菖蒲、藿香芳香化浊，醒脾和中。若有伤阴者，加石斛、天冬、麦冬、天花粉、芦根，麦芽。

（五）临证思考

在对肾虚劳的长期治疗中，于教授总结出其特有临床经验，治疗上紧紧抓住脾肾两虚的特点，提出应着重处理好"整体辨证""健脾补肾""补血须补气""补肾阴与补肾阳""补虚与祛邪"五个方面的关系。

1. 注重整体观

对肾虚劳的辨证，应以气血阴阳为纲，五脏虚候为目，但由于气血同源，阴阳互根，五脏相关，在病理情况下，往往互相影响，由一虚而渐至多虚，由一脏而累及它脏，使证候趋于复杂，临证又必须有机联系，方能灵活应用。如气阴耗伤、肺肾气虚、心脾（气血）两虚、肝肾阴虚、脾肾阳虚、心肾阳虚、阴阳两虚等，更应灵活处理。

2. 补肾健脾为根本

《张氏医通》云："血之源头在乎肾。"以肾虚为根本，而涉及肺、脾、肝等多个脏腑，在诸多脏腑中尤以肾和脾两脏最为重要。以脾肾为根本，通过健脾益肾，辅以化瘀泻浊，再根据患者情况辨证施治，可有效地改善患者贫血状况。于教授根据多年治疗肾性贫血的临床经验，认识到脾、肾两脏关系密切，主要体现在先天、后天之本互促互助的关系上。肾藏先天之精，是人体生长发育和生殖的基础，依赖脾气运化的水谷之精及其化生的水谷之气不断充养和培育，方可充盛。脾为后天之本，为卫气营血生化之源，主运化而化生气血。慢肾衰患者肾中精、气、阴、阳俱损，此时从"健脾"入手，滋养、充实后天，以资生、培育先天，故肾病当从脾治。脾旺则气血生化有源，精血互生，气血同源，健脾益肾而气血两生。

3. 补血须兼补气

补血养血是治疗血虚的治则，"气为血之帅，血为气之母"，故血虚均会伴有不同程度的气虚症状，所以补血不宜单用补血药，而应适当配伍补气药，以达到益气生血的目的，当归补血汤即是益气生血的应用范例。正如《脾胃论》所说："血不自生，须得生阳气之药，血自旺矣。"黄芪、人参、党参、白术等药，为常选用的益气（进而生血）之药。

4. 在补阴补阳中，注意阴阳互根

阴虚应注意适当补阳（阳中求阴），阳虚应注意适当补阴（阴中求阳）。《景岳全书·新方八略》说："善补阳者，必于阴中求阳，则阳得阴助而生化无穷；善补阴者，必于阳中求阴，则阴得阳升而泉源不竭。"张景岳所制滋肾阴的左归丸及温肾阳的右归丸正体现了这一治疗原则。左归丸中有龟板胶滋阴，而右归丸中则有桂、附温阳。两方的大部分组成药物相同，均有补阳的菟丝子和鹿角胶，即取其"阴中求阳"和"阳中求阴"之意。

5. 补虚不忘祛邪

肾性贫血是多数慢性肾脏病患者发展至后期会出现的并发症，其延续了慢性肾脏病的特点，同时又有自身的规律。肾性贫血总体病机当属以虚为主，由虚致实，虚实夹杂。肾病迁延日久，脏腑功能亏虚，湿浊、瘀血等自内而生，进一步损伤气血而成肾虚劳。治疗上须注重补虚为主，酌情加入活血祛瘀利湿之药，使脏腑正气存于内，糟粕邪气排于外。

（六）验案举例

张某某，女，52岁，3年前因周身乏力、腰膝酸软，至医院全面检查，示血肌酐、尿素氮等指标升高，被诊断为"慢性肾功能衰竭"，患者未系统治疗，病情逐渐加重，遂至门诊就诊。

2019年8月5日初诊，症见：疲倦乏力，腰酸膝软，头晕耳鸣，时有胸闷心慌、气短，活动后加重，胃纳欠佳，眠一般，大便干结、日1次，小便清长，夜尿每晚4次，舌淡边有齿印，苔薄白，脉沉细。查体：面色萎黄，全身无明显浮肿。血生化提示：血肌酐560μmol/L。血常规示：Hb 88g/L。尿常规：尿蛋白（+），潜血（++）。中医诊断：肾虚劳（气血两虚）。西医诊断：慢性肾衰竭，肾性贫血。治法：益气养血，健脾补肾。方药：八珍汤加减。党参20g，熟地黄15g，当归10g，白芍10g，白术15g，茯苓15g，川芎10g，车前子30g，菟丝子15g，炙甘草10g，枸杞子15g，杜仲15g，牛膝10g，补骨脂15g。服法：14剂，水煎取汁300mL，日1剂，分温3服。

2019年8月19日二诊，患者乏力、腰膝酸软症状减轻，头晕好转，偶有胸闷、心慌、气短，食欲增加，眠可，大便正常，日1次，小便正常，夜尿每晚2次，舌淡边有齿印，苔薄白，脉细。查体：面色较前红润，全身无明显浮肿。复查血常规：Hb 97g/L。血生化：血肌酐465μmol/L。尿常规：尿蛋白（+），潜血（+）。患者症状改善，复查各项指标较前好转，效不更方（法），原方续服，随证加减。上方去菟丝子、枸杞子、补骨脂，加金樱子15g、益智仁15g以益肾固摄，加大黄炭30g、丹参15g以泻下降浊、活血化瘀等。继续14剂，水煎服，每日1剂，1日3次，分温3服。

2019年9月23日三诊，患者疲倦乏力、腰膝酸软明显减轻，无头晕、胸闷、心慌、气短等症，偶有腹胀，双下肢痹痛，胃纳一般，眠可，二便调，舌质淡、苔薄白，脉细。查体：面色较前明显红润，唇色渐红，全身无明显浮肿。复查血常规：Hb 110g/L。血生化：血肌酐240μmol/L。尿常规：尿蛋白（+-）。上方加鸡血藤15g、木香10g、陈皮15g等继续口服。

后随访患者2月余，诸证缓解，血常规、生化指标稳定。

本证由气血亏虚所致。八珍汤是益气与养血并补方。方中党参补中益气、补肾健脾，熟地黄滋阴补肾、填精益髓。党参与熟地黄相配，益气养血，共为君药。白术、茯苓健脾渗湿，山药健脾固肾，协党参益气补脾；当归、白芍养血和营，枸杞子滋补肝肾，助熟地黄补益阴血，均为臣药。佐以川芎活血行气，使之补而不滞。炙甘草益气和中，调和诸药，为使药。于教授在八珍汤基础上加用牛膝、杜仲、骨碎补、车前子补肾强腰、引药下行。木香理气醒脾，使补而不滞。陈皮理气健脾，燥湿化痰。鸡血藤活血补血，舒筋活络。大黄炭、丹参泻下降浊，活血化瘀。本方"补益气血、调理脾肾、泄浊化瘀"三法并用，内外兼治，能有效改善贫血，降低血肌酐含量、缓解蛋白尿，在临床上具有显著疗效。

（七）临证发挥

1. 跟师体会

于教授多年的临床经验证明，重视补肾健脾是治疗肾性贫血的有效方法，故导师采用补脾益肾的疗法，以益气养血为主，辅以祛湿化浊、活血化瘀。依据肾虚劳病机的演变规律和证候特点，应考虑肾元虚损是其本，所以扶肾培元是其基本治法。晚期气血阴阳俱虚，肾元衰败，气机逆乱，在泻浊毒的同时，祛邪当与扶正兼顾。同时要注意到脾胃为后天之本，补脾胃则所以补肾，和胃气则所以扶肾元。

2. 难点分析

肾虚劳一般有较长的病程，本病的病机特点为脾肾亏虚，化生气血失常，邪实湿浊、瘀血内蕴，为本虚标实，虚实夹杂之证。因此常有兼夹病证，易因病致虚，因虚致实，因实致虚，以及因虚常易反复感受外邪，形成虚实错杂的病理机制。痰浊、瘀血等邪实均由脏腑虚损而生，引起阴阳、气血俱虚。湿邪既是病理产物，也是致病因素，对虚劳的发生起着非常重要的作用。湿主要有两个途径：一是脏腑功能失调导致体内水液代谢失常而成；二是外感湿邪侵犯机体，发为肾病。湿邪致病，当责之肺脾肾三脏，肺失通调水道，脾气亏虚运化水液失司，肾气化失常。在肺脾肾三脏中，肾脏的作用尤为突出。湿邪性质重浊黏滞，从而导致肾虚劳病势缠绵难愈。湿邪、浊毒等有形之邪蓄积脏腑，在脏腑虚损的情况下，伤气耗血，阻塞气机，阻碍血液生成而贫血，贫血又会进一步加重病情。因此，治疗肾性贫血，在益肾健脾的同时，也不能忽略化湿泄浊的治疗。

3. 用药观察

治疗肾虚劳，填精生血为治疗之本。肾中精气充沛，生髓足够，化血旺盛，诸脏得荣，气血滋养周身，可改善肾虚劳。所以，临床上常以补益气血、健脾补肾、益精填髓为主要治疗原则，兼顾泄浊排毒、活血化瘀。于教授在补血药中忌用温燥辛热之品，喜用甘温平和之品，基本中药选用党参、黄芪、当归、熟地黄、何首乌、菟丝子、白术、枸杞子、阿胶、白芍等。

于教授常用的补气药是党参、黄芪。两者均能益气生血，善补益脏腑之气，对脾肺气虚的疗效最为显著，常用于气血两亏之证。党参补中益气、补肾健脾。黄芪性甘温，可以补气升阳、健脾利水消肿，重在温运阳气，使气行湿化，升清降浊。

于教授善用熟地黄、当归补益精血。熟地黄，味甘，性微温，入肝、肾经。补血养阴、填精益髓为其主要功效，《本草纲目》云："填骨髓，长肌肉，生精血。补五脏内伤不足，通血脉，利耳目，黑须发，男子五劳七伤，女子伤中胞漏，经候不调，胎产百病。"本品既为补血要药，又为滋阴的主药。熟地黄为生地黄经炮制后所得，其药性由寒转温，具有补血滋阴、益精填髓的功效，酒制后且可借酒力行散，起到行药势、通血脉的作用，更利于补血，使地黄补而不腻。当归，味甘、辛，性温。入心、肝、脾经。主要功效为补血和血、调经止痛、润燥滑肠。明代张景岳《本草正》言："当归，其味甘而重，故专能补血，其气轻而辛，故又能行血，补中有动，行中有补，诚血中之气药，亦血中之圣药也。"常以熟地黄与当归配伍，因熟地黄滋阴益精而养血，其性静，当归补血而性动，生新血而走下，二者合用，动静相得，多用于阴血不足者。

于教授遣方用药喜用补阳药熟附子、补骨脂、巴戟天、菟丝子、肉桂等。其中肉桂味辛温，除补火助阳外，还可以温经通脉、散寒止痛。

同时，于教授还注重血肉有情之品的运用，包括鹿角胶、阿胶、龟甲等。鹿角胶温补肝肾，益精养血。阿胶补血、止血，滋阴润燥，为补血之佳品。龟甲滋阴潜阳，益肾健骨。

广州医科大学附属广州市中医医院　黄智莉　吴青梅

附

1. 西医诊断标准

1）慢性肾脏病诊断标准

美国国家肾脏基金会（NKF）制定的《慢性肾脏病及透析的临床实践指南》（K/DOQI）中规定有下面一项异常即可诊断为慢性肾脏病。

（1）肾损害≥3个月，有或无肾小球滤过率（glomerular filtration rate，GFR）降低。肾损害系指肾脏的结构或功能异常，表现为下列之一：①肾脏形态学和/或病理异常。②具备肾损害的指标，包括血、尿成分异常或肾脏影像学检查异常。

（2）GFR<60mL/（min·1.73m^2）且持续时间不少于3个月，有或无肾损害表现。

2）慢性肾脏病分期标准

参照2012年改善全球肾脏预后组织（KDIGO）对慢性肾脏病分期标准，见表4-1。

表4-1　慢性肾脏病的分期标准

分期	描述	GFR/mL·(min·1.73m^2)$^{-1}$
1	GFR 正常或↑	≥90
2	GFR 轻度↓	60~89
3	GFR 中度↓	30~59
4	GFR 重度↓	15~29
5	肾衰竭	<15 或透析

3）贫血诊断标准

按照世界卫生组织贫血诊断标准，在海平面地区，Hb低于下述水平可诊断为贫血：年龄≥15岁，男性Hb<130g/L，成年非妊娠女性Hb<120g/L，成年妊娠女性<110g/L。在诊断肾性贫血时，须酌情考虑居住地海拔高度对血红蛋白的影响。

4）肾性贫血诊断标准

以下条件均具备时可诊断为肾性贫血：①患者符合慢性肾脏病诊断标准，并已有肾功能损害。②血红蛋白已达到上述贫血的诊断标准。③能够排除慢性肾脏病以外因素所致贫血。

2. 西医疗效标准

临床治疗效果参照《血液病诊断及疗效标准（第3版）》，主要分为以下几项。①显效：患者临床症状与体征完全消失，且Hb增高≥25g/L。②有效：临床症状与体征明显改善，且Hb增高在15~25g/L之间。③无效：以上标准均未达到，甚至更严重。

临床治疗的总有效率=（显效+有效）例数/总例数×100%

疗效评定标准也可参考《慢性肾脏病及透析的临床实践指南》中肾性贫血治疗血红蛋白的目标。①显效：RBC和/或Hb上升≥30%，临床症状明显缓解或消失。②有效：RBC和/或Hb上升≥10%，而<30%，临床

症状缓解。③无效：红细胞或和血红蛋白上升不明显或下降，临床症状缓解不明显或无缓解。

参考文献

［1］万三红. CKD患者贫血的多因素及特点分析［D］. 长春：吉林大学，2018.

［2］张文菲. 慢性肾脏病贫血中医证型分布规律探讨［D］. 武汉：湖北中医药大学，2014.

［3］张静. 益肾健脾化浊法治疗肾性贫血的临床疗效观察［D］. 哈尔滨：黑龙江中医药大学，2017.

［4］王志超. 何学红教授治疗肾性贫血的经验探析［D］. 沈阳：辽宁中医药大学，2008.

［5］史鲜利. 中西医结合治疗慢性肾衰竭肾性贫血疗效观察［J］. 中国民族民间医药，2018，27（10）：76-77.

［6］张建英，刘亚爽，刘丽，等. 参芪地黄汤加减治疗肾性贫血的疗效观察［J］. 中国煤炭工业医学杂志，2015，18（12）：2090-2092.

［7］张之南，沈悌. 血液病诊断及疗效标准［M］. 3版. 北京：科学出版社，2007.

［8］美国NKF-K/DOQI工作组. 慢性肾脏病及透析的临床实践指南Ⅱ［M］. 北京：人民卫生出版社，2005.

六、肿瘤相关性贫血

（一）概述

肿瘤相关性贫血（cancer related anemia，CRA）是肿瘤患者在其疾病发展过程及治疗过程中发生的贫血，是恶性肿瘤常见的伴随症状之一。其发病原因主要包括：①肿瘤消耗及机体营养吸收障碍、铁代谢异常。②肿瘤自身因素，如肿瘤相关出血、溶血及肿瘤骨髓侵犯。③多种肿瘤治疗导致贫血，如手术失血、化疗和放疗导致的骨髓抑制，化疗药物促进红系细胞凋亡，化疗药物导致肾损害及内源性EPO减少而引起贫血。中医学古籍无肿瘤相关性贫血命名，但古代医家在长期临床实践中，记录了不少类似肿瘤相关性贫血的症状和体征，其病症多归属于"血痨""血虚""虚劳""亡血""萎黄"等疾病的范畴。

（二）病因病机

中医学古籍关于血的论述众多，如《灵枢·决气篇》有"中焦受气取汁，变化而赤，是谓血"之说，是言消化吸收水谷的精微，为化生血液的物质基础。血资生在脾，增殖赖于肝与肾。《素问》有"肾生骨髓，髓生肝"，以及"肝者……以生血气"之说，是言营血之化生，与肝、肾的关系密切，肝、肾精气充足则血气亦充沛，肝、肾精气不充，则血气亏虚。此外，《素问·六节脏象论篇》有"心者……其华在面，其充在血脉"之说，《素问·经脉别论篇》有"脉气流经，经气归于肺，肺朝百脉"之说，由此可见，营血化生与五脏的关系甚为密切。

1. 正气虚弱、癌毒侵髓

癌毒之所以能侵袭骨髓，是因为先天禀赋不足，正气虚弱。《素问·刺法论篇》指出："正气存内，邪不可干。"《素问·评热病论篇》说："邪之所凑，其气必虚。"即是说内在正气虚弱，就会招致外邪致病。《医宗必读·积聚》也指出："积之成者，正气不足，而后邪气踞之。"故先天禀赋不足、正气虚弱，是癌毒侵髓导致骨髓抑制、精不化血的基本因素，因此癌性贫血与癌毒侵髓直接相关。

2. 辐射毒邪

辐射毒邪是指电离发出的光线，其作为一种射线可以治疗疾病，也可以导致疾病。辐射毒邪进入人体后能够直接损伤气血，或深入骨髓，败坏血液，导致骨髓空虚，新血不生，最终导致贫血。肿瘤患者全身和放射野受到较大的照射，特别是骨髓受到照射时，可导致骨髓抑制和免疫紊乱，照射后数月常常引起骨髓抑制，进而导致贫血。

3. 化学毒物

化学毒物是指以小剂量进入机体能够导致健康严重受损的物质，如农药、装修材料中所含化学物质（甲醛）及抗肿瘤或自身免疫病的化学药物等。癌病患者一般会经历多次化疗，这些化学毒物进入人体后，会直接伤及气血，导致脏腑功能减退，还会深入骨髓，抑制骨髓造血。

总之，肿瘤相关性贫血原因很多，古代文献常认为是先天禀赋不足，后天失调，体质薄弱，或久病失养，或积劳内伤，形神过耗，渐至元气亏损，精血虚少，脏腑功能衰退，气血生化不足；近代文献多认为是手术、放疗、化疗损伤气血。于天启教授认为肾藏精，主骨生髓，为先天之本；脾统血，为气血生化之源、后天之本，中焦受气取汁，变化而赤是谓血。无论何种贫血，病变部位多责之脾与肾。肿瘤相关性贫血，主要累及脾肝肾等脏器，病变涉及气血阴阳等各个方面。病机方面多属本虚标实，既存在气血阴阳亏虚之本，又多夹杂有积聚、气滞、血瘀、痰凝等标实之证，因此本病常表现出虚实夹杂、错综复杂的证候。

（三）临床表现

肿瘤相关性贫血的表现类型、程度和临床表现，因恶性肿瘤种类、发生部位、扩散程度、病程及治疗方法不同而各异。例如，消化系肿瘤导致的出血性贫血，临床症状出现较早、病情急、症状明显，常作为肿瘤的首发症状而引起注意。相反，肺癌贫血发现较晚，贫血轻，贫血症状往往被肿瘤自身症状掩盖。一般肿瘤导致的贫血，多为肿瘤消耗、营养吸收不良、放疗或化疗引起的骨髓抑制、肿瘤骨髓转移、免疫功能低下导致的继发感染等综合因素引起，贫血程度及症状随病情进展而逐渐加重。相对于急性贫血，肿瘤患者对于慢性贫血的临床不适多有一定耐受性，贫血程度往往较重。

1. 常见贫血症状与体征

多为缓慢起病，患者逐渐出现气血亏虚的临床症状，如面色无华或苍白，眼睑、口唇、爪甲颜色淡白，头晕眼花，心悸气短等。随疾病进展可发展为气血两虚或阴阳两虚病症，多见气短懒言，畏风自汗，失眠健忘，五心烦热或午后潮热，四肢不温，形寒肢冷，手足麻木等症状。

2. 肿瘤相关症状与体征

可见肿瘤原发或转移灶所致临床相关症状和体征，如各脏器的可触及或可检查到的肿块和体表的瘰疬、痰核；脑转移常见头痛、头晕、呕吐及相应病变区域的神经症状和体征；骨转移常见骨痛、病理性骨折，甚至椎骨骨折导致截瘫的情况；肺肿瘤常见咳嗽、咳血痰、气促、胸痛和胸腔积液；肠道肿瘤常见黑便、便血、腹痛、呕吐、腹泻、肠梗阻的表现；肝胆及壶腹部肿瘤常见黄疸、腹胀、腹水；妇科肿瘤常见月经紊乱、异常出血及带下异常。临床相关症状和体征多而复杂，因恶性肿瘤种类、发生部位、扩散程度不同而各异。

3. 实验室和其他辅助检查

血常规、网织红细胞计数、外周血细胞形态学分析、肿瘤标志物、病理、免疫组化、基因诊断、CT、MRI等检查有诊断意义。

（四）辨证论治

于教授认为，依据肿瘤相关性贫血的临床表现，其病机方面多属本虚标实，以气血阴阳亏虚多见，常常夹杂有积聚、气滞、血瘀、痰凝等标实特点，治疗方法应以益气养血、填精益髓、调理脾胃和补益肝肾为主。同时还要依据疾病不同阶段、不同症状正确处理好与积聚、气滞、血瘀、痰凝的关系。

1. 中医辨证论治

1）气血两虚证

证候特点：面色萎黄，倦怠乏力，头晕心悸，气短，少气懒言，食少纳呆，失眠多梦，舌淡红、苔薄白，脉象细弱。

病机：脾胃虚弱、运化无力则食少纳呆。气血生化乏源，气血亏虚，血不养心则心神不宁，心慌心悸，失眠多梦。清气不升，血虚无以上荣，清窍失养则头晕，面色萎黄。气血亏虚故见少气懒言，倦怠乏力。

治法：益气养血。

方药：八珍汤或归脾汤加减。

处方：党参、黄芪、白术、炙甘草、当归、白芍、熟地黄、龙眼肉、红枣、广木香、陈皮、砂仁等。纳差，酌加焦山楂、六神曲、麦芽、鸡内金等味，减少党参、黄芪分量，或去熟地黄。有大便隐血者，可加仙鹤草、槐花、地榆、藕节、阿胶等味。

2）脾肾阳虚证

证候特点：精神萎靡不振，面白无华，唇甲淡白，倦怠乏力，头晕，目眩，耳鸣，心悸气短，腰膝腿软，形寒肢冷，久泻久痢，或五更泄泻，或下利清谷，或小便不利，面浮肢肿，甚则腹胀如鼓，舌淡胖、苔白，脉沉细。

病机：脾肾阳虚，生化乏源，营血不足，不能充分灌注脏腑，而致血虚诸证迭见。

治法：健脾温肾，益气补血。

方药：济生肾气丸（《济生方》）加减。

处方：熟地黄、山茱萸、枸杞子、菟丝子、淡附片、全当归、北黄芪、人参或党参、白术、甘草、茯苓、陈皮、补骨脂、阿胶等。便溏可加干姜、肉豆蔻、诃子等，去当归。腹胀，可加广木香、佛手、枳壳等，或减熟地黄。

3）肝肾阴虚证

证候特点：头晕目眩，耳鸣健忘，失眠多梦，口燥咽干，五心烦热，颧红盗汗，或咳嗽咯血，舌红少津，脉细数。

病机：肝血不足，肾阴耗伤，血虚不足以灌溉脏腑、滋养百骸，而又阴虚生内热，灼伤络脉，而致血液外溢。

治法：补益肝肾，调气养血。

方药：左归丸（《景岳全书》）加减。

处方：熟地黄、山药、山茱萸、枸杞子、茯苓、甘草、人参或党参、当归、杜仲等味加减。烘热明显者，可加珍珠母、牡蛎、龙骨、龟甲等潜阳药。

4）瘀血内阻证

证候特点：久病体虚，羸瘦，腹满，体内积块，硬痛拒按，肌肤甲错，青筋暴露，纳差，两目黧黑，舌紫暗，或有瘀点瘀斑，脉细涩。

病机：干血瘀结，新血不生，脏腑肌肤失养，气机阻滞。

治法：活血化瘀，益气养营。

方药：圣愈汤加减。

处方：熟地黄、白芍、当归、川芎、党参、黄芪。方中君药以熟地黄为主，其甘温味厚质润，具有补肾填精之功效；当归辛温，为补血良药，兼具活血作用，白芍养血益阴，二者共为臣药；党参、黄芪能大补脾肺之气，配川芎活血行气，三者共为佐药；全方诸药相伍，共奏益气养血、补血和血之效。

2. 西医常规治疗

（1）补充造血原料，如铁剂、叶酸、维生素B_{12}等。

（2）输血治疗，一般用于重度贫血（Hb＜60g/L）或临床紧急的缺血缺氧情况，以及对EPO无效的患者。输血治疗的缺点较多，主要在于易出现免疫抑制，增加过敏和感染的危险性。因此，不主张将输血作为肿瘤相关性贫血的首要治疗手段。

（3）应用EPO类药物治疗，耐受性好，更符合肿瘤贫血患者的生理状况，能明显改善患者生活质量，减少输血。此外，存在缺铁的患者，在补充铁剂的同时，增加EPO药物的使用，治疗效果明显优于单独使用铁剂。

（4）止血治疗，主要针对活动性出血，出血不控制，其他治疗措施都不会有令人满意的效果，而且持续的血液消耗会严重威胁生命安全。

（五）临证思考

在治疗肿瘤相关性贫血中，对于病因强调要考虑"放疗、化疗等医源性因素"，对于病机强调"本虚标实"，并且强调治疗过程中要把握"精血同源"。紧紧把握住补益气血、调和阴阳这一条主线，着重处理好"瘀""痰""癌毒"等病理因素的关系，调整肺、脾、肾三个脏腑的功能状态。

1. 医源性因素

与传统中医对血虚证的认识相比，肿瘤相关性贫血的病因增加了医源性损伤这个因素。肿瘤治疗过程中放疗、化疗及靶向药物治疗常导致骨髓抑制和胃肠营养吸收障碍，也会导致贫血发生。根据放疗和化疗后的临床表现，中医辨证多考虑肿瘤相关性贫血为火毒热邪损伤，易灼伤阴血，治疗中强调滋阴清热，否则热邪不去，血不得生。

2. 本虚标实

恶性肿瘤始于癌毒内生，但其根本在于正气不足，是谓"邪之所凑，其气必虚"之理。邪毒内侵，日久痰瘀互结，遂产生积块。其发病与脾肾密切相关，脾肾亏虚、气血两亏是本病的根本病机，本虚标实贯穿于疾病的全过程。

3. 精血同源

肿瘤是常见的慢性消耗性疾病，无论是病情的进展变化，还是抗肿瘤过程中的放疗、化疗，久而久之都会导致气血津液的亏损，以血虚最为明显。中医认为肝藏血，肾藏精，精血皆由水谷之精化生和充养，且能相互资生。先天之肾精为精血充足的重要物质之一，后天之本的脾胃必基于此。肿瘤疾病及放疗、化疗对人体先天之肾精存在耗损，同时对后天脾胃亦存在损伤。临床治疗过程中，应注重精血同源，在补脾益气生血过程中，脾肾同补，填精益髓，以促精血互生。

4. 祛瘀生新

肿瘤相关性疾病病程漫长，中医学有"久病多瘀"之观点，如《素问·痹论篇》中提出"病久入深，荣卫之行涩，经络时疏"。肿瘤相关性贫血以气血亏虚为主要表现，气虚不能推动血行，血行不畅则易气滞血瘀，正如《医林改错》所谓"元气既虚，必不能达于血管，血管无气，必停留而瘀"。瘀血不去则新血难生，同时瘀血又可耗伤人体正气导致气更虚。长此以往，形成恶性循环，清代唐容川《血证论》"旧血不去，则新血断然不生，瘀血之去，则新血日生"。因此，在治疗肿瘤相关性贫血过程中，补益气血的同时，亦须重视活血药物的使用，以达祛瘀生新。

（六）验案举例

张某，男，65岁。于2016年8月就诊。患者半年前无明显诱因出现右颈部淋巴结肿大，就诊于当地某医院，CT及超声检查提示"颈部、腋下及纵隔多发淋巴结肿大"。穿刺病理结果示"弥漫大B细胞淋巴瘤"。先后行"CHOP"方案化疗六周期，化疗后出现骨髓抑制，血常规一直未能恢复至正常范围，因而寻求中医治疗。就诊时消瘦，面色萎黄，倦怠乏力，少气懒言，失眠健忘，时有头晕，口干，纳呆，大便偏稀，小便调，舌淡白、苔薄白，脉细弱。时查血常规结果提示WBC 3.2×10^9/L，RBC 2.57×10^{12}/L，Hb 74g/L，PLT 23×10^9/L。根据患者病情，诊断为恶核（气血两虚），治宜健脾、益气、养血、滋阴，方选归脾汤加减。方药：党参、白术、茯苓、炙甘草、黄芪、当归、陈皮、柴胡、升麻、仙鹤草、山茱萸、通草、大枣、生地黄、麦冬、北沙参。患者守方服药月余，复查血常规，结果显示WBC 3.96×10^9/L，RBC 3.55×10^{12}/L，Hb 101g/L，PLT 156×10^9/L。临床贫血症状改善，治疗取得良好效果。

按：化疗损伤在中医多归属药毒，本医案体现了化疗后常见证型"气阴两虚"，运用"健脾、益气、养血、滋阴"治法，临床疗效显著，体现了"补脾与补肾""补气与活血""益气与养阴"相结合的治疗原则。

（七）临证发挥

1. 跟师体会

在临床上体会到，肿瘤相关性贫血的发生与肿瘤类型、临床分期、病程长短、癌症治疗的程度和类型、是否并发感染等因素有关。中医认为肿瘤始于癌毒内生，但其根本在于正气不足，正所谓"邪之所凑，其气必虚"。病机属本虚标实，气血阴阳亏虚为本，夹有积聚、气滞、血瘀、痰凝等标实。瘀血既是恶性肿瘤形成的病因，亦是其病程发展的病理产物，一方面瘀血结而成块导致肿瘤，另一方面又存在"瘀血不去，新血不生"的情况。中医治疗肿瘤性相关性贫血，应在抗肿瘤的基础上，针对贫血的病因治疗。治疗上应以益气养血，填精益髓，调理脾胃和补益肝肾为主。同时也要考虑"有形之血难以速生，无形之气所当急固"，在贫血状态下，补血要以补气为重。

2. 难点分析

（1）肿瘤相关性贫血的轻重程度及预后与肿瘤疾病的发展密切相关，目前大多数肿瘤尚无根治治疗手段。因此，肿瘤相关性贫血难以治愈。

（2）肿瘤治疗目前以化疗、放疗及手术治疗为主，在肿瘤疾病治疗过程中，无论是化疗和放疗导致的骨髓抑制，还是手术切除组织器官导致的失血或吸收障碍，均可导致贫血发生。而这些治疗常伴随肿瘤疾病发展全程，这也是肿瘤相关性贫血难以治愈的原因。

3. 用药观察

于教授在治疗慢性贫血的过程中，临床多使用健脾益气补肾之方，如补中益气汤、四君子汤、肾气丸、四物汤等。常用药物如党参、黄芪、大枣、当归、山茱萸、熟地黄、陈皮等，此类药物本书多篇章均有提及，在此不再复述。针对肿瘤相关性贫血，于教授常用的几味药值得深刻体味，具体包括仙鹤草、通草、三七等。仙鹤草，又名龙芽草、脱力草。性味：苦、涩、平。归心、肝经。有收敛止血、解毒、治疗脱力劳伤等功效。《百草镜》称其"下气活血，理百病，散痞满；跌扑吐血，血崩，痢，肠风下血"。《伪药条辨》称其"治瘰疬"。在临床应用方面，该药既能止血、补虚，还有散结抗肿瘤之功。通草，性味甘淡微寒，归肺、胃经。平素多用于利尿通淋，但还有通利血脉之功效。《神农本草经》称其"通利九窍血脉关节"。《本草正义》谓："此物无气无味，以淡用事，故能通行经络，清热利水，性与木通相似，但无其苦，则泄降之力缓而无峻厉之弊，虽能通利，不甚伤阴，湿热之不甚者宜之。"盖邪气阻塞于血分，以通草之入血分而破阻塞者治之，即众药亦借通草之力而无不通矣。该药配合其他养血之品，用之临床显效，有内通九窍、外通营血之功。三七，别名田七、金不换。性温，味甘微苦，入肝、胃、大肠经。有"北人参，南三七"之说。古语云"人参补气第一，三七补血第一"。三七的功用，可用"止血、散瘀、定痛"六个字来概括。《本草新编》曰："三七根，止血之神药也，无论上中下之血，凡有外越者，一味独用亦效，加入补血补气药之中则更神。盖止药得补而无沸腾之患，补药得止而有安静之休也。"三七化瘀止血，活血定痛，尤其适用于内有积聚肿块之贫血。

广州中医药大学第三附属医院　冯明辉

广东省师承弟子　罗余

附

1. 西医诊断标准

1）按照贫血严重程度分级

按照贫血的严重程度分级，目前国际上贫血的诊断分级标准主要有2个，分别是美国国家癌症研究所（National Cancer Institute，NCI）贫血分级标准和世界卫生组织贫血分级标准。欧美国家大多采用NCI贫血分级标准。两者的主要区别在于对轻中度贫血的分级略有差别。国内也根据临床实践和治疗方法对其进行了分类。

表4-2　肿瘤贫血严重程度分级

单位：g/L

分级	血红蛋白[1]	血红蛋白[2]	血红蛋白[3]
0级（正常）	正常值	≥110	正常值
1级（轻度）	100～<正常值	95～<110	90～<正常值
2级（中度）	80～<100	80～95	60～<90
3级（重度）	65～<80	65～<80	30～<60
4级（极重度）	<65	<65	<30

注：1. NCI贫血分级标准。

2. 世界卫生组织贫血分级标准。

3. 中国标准，正常值男性＞120g/L，女性＞110g/L。

2）按照肿瘤相关性贫血的形成原因进行分类

（1）非化疗导致的肿瘤相关性贫血。肿瘤相关的出血、肿瘤侵犯骨髓、肿瘤引起的营养不良、铁代谢异常、肾脏功能损伤，以及肿瘤相关的各细胞因子对骨髓造血功能的影响都会引起肿瘤相关性贫血。多数情况下这种类型的贫血是低增生性、正常红细胞性、正色素性，血清铁和转铁蛋白饱和度（TSAT）降低，而SF正常或升高。

（2）化疗导致的肿瘤相关性贫血。骨髓抑制是肿瘤化疗和放疗的常见不良反应。细胞毒性药物尤其铂类药物的广泛使用是肿瘤相关性贫血的一个重要因素，新的化疗药物的开发及联合应用使贫血问题在临床上日渐突出。这些药物能促进红系细胞凋亡，还能造成肾脏损害，损伤肾小管细胞，导致内源性EPO减少而引起贫血。

2. 西医疗效标准

参照沈悌、赵永强主编的《血液病诊断及疗效标准（第4版）》中慢性贫血疗效标准执行。

临床治愈：治疗后Hb达到或接近正常，患者生活质量达到或接近正常人水平，治疗后持续一年以上，并预期可长期不依赖输血生存。

显效：治疗后Hb上升≥30g/L，患者生活质量提高。且继续治疗可维持Hb水平处于正常值范围。

有效：治疗后Hb上升5g/L以上，但不到30g/L，患者生活质量有所提高。

无效：治疗后Hb上升不足5g/L。

参考文献

［1］吴翰香. 实用中医血液病学［M］. 上海：上海中医学院出版社，1992.

［2］李昱瑛，方玉，李薇. 肿瘤相关性贫血的治疗［J］. 肿瘤代谢与营养电子杂志，2018，5（3）：320-323.

［3］马旻，王杰军，张力，等.肿瘤相关性贫血临床实践指南（2015—2016版）［J］. 中国实用内科杂志，2015（11）：921-930.

［4］沈悌，赵永强. 血液病诊断及疗效标准［M］. 4版. 北京：科学出版社，2018.

［5］陈信义，周郁鸿，胡晓梅.血液疾病优势病种中医诊疗方案与路径解读［M］.北京：北京科学技术出版社，2019.

七、真性红细胞增多症

（一）概述

真性红细胞增多症（polycythemia vera，PV）是以红细胞增多为主的两系或三系血细胞增高的造血干细胞恶性克隆性疾病，晚期可进展为骨髓纤维化甚至转化为急性髓系白血病，简称真红。临床主要出现多血质、血栓栓塞性疾病相关表现，后期出现贫血、出血相关性表现。该疾病发病率与年龄成正比，中位年龄为53～57岁，男性发病率为54%～57%，女性发病率为43%～46%。于天启教授认为真红属于中医"血积"范畴。

（二）病因病机

1. 外感火热湿毒

主要见于年轻患者，火热湿毒伤及血脉，表现为肝火上炎、血热妄行之面红目赤、皮肤瘙痒、皮肤黏膜出血等。

2. 情志内伤，肝胆火旺

忧郁愤怒，情志过极，导致肝气横逆犯脾，加之郁久化火，火热伤阴，肝阴不足，肝阳上亢，故而头晕目眩，耳鸣。肝胆火旺，灼伤脉络，肝不藏血，故而血溢脉外。肝郁气滞，气滞则血瘀，故而脉络瘀阻。

3. 先天不足，肾虚髓空

先天肾阴不足，相火妄动，水不涵木，血液妄行。后天失养，暗耗肾精，肾不能温精化生血液，则出现虚劳血积。

于教授认为，本病病因外有感受六淫、疠气，内与禀赋不足、七情内伤、饮食失宜、劳逸失调、跌扑外伤等有关，外因主要为火热毒之邪伤及脉络，寒湿之邪伤及肝脾，内因主要为禀赋不足，肝肾亏虚，郁怒伤肝，子病及母。主要病机为脉络瘀积，血液不畅，责及肝肾二脏，外见火、热、湿、毒伤于脉络，内见气滞、血瘀阻于脏腑，后期肝肾不足，阴虚阳亢抑或肾虚髓空之虚弱表现，如《医碥·积聚》曰："血积，证见面色萎黄，有蟹爪纹路（血不能上荣也），多怒善忘，口燥便秘，骨热肢冷。"总之，本病亦虚亦实，复杂多变，临床须仔细鉴别，细心体会。

（三）临床表现

1. 症状

本病初期患者常因头晕耳鸣、面红目赤、手指发麻等症状就诊，也有因胃痛、腹痛、头痛、牙龈出血、消化道出血等出血瘀血相关性症状而就诊。老年患者多因卒中、胸痛、痛风、晕厥等疾病而就诊。

2. 体征

本病初期患者可见面唇手掌等部位紫红、口腔及眼结膜充血、皮肤瘀斑、牙龈出血，后期可见贫血面容、肝脾肿大等。

3. 常见并发症

骨髓纤维化及急性髓系白血病是本病常见的并发症。

4. 实验室和其他辅助检查

包括血常规、血型检查、网织红细胞计数、外周血细胞形态学分析、骨髓细胞形态学与骨髓活检组织学检查、染色体核型分析、中性粒细胞碱性磷酸酶检查。如有条件，可进行造血干细胞或祖细胞培养、放射性核素扫描检查等。

（四）辨证论治

1. 实证

以实证为主要表现的患者多为年轻患者，多表现为肝火上炎，肝胆火旺之象，可见头痛眩晕，面红目赤，口唇掌心紫红，口干口苦，胸胁胀痛，肋下积块，急躁易怒，舌尖变红，苔黄或黑，脉弦滑。表现为一派有余之象，治则清肝泻火，凉血祛瘀，方选龙胆泻肝汤加减。

2. 虚实夹杂

以虚实夹杂为主要表现的多为中年患者，也可见于病程中期，患者多表现为气滞血瘀、阴虚阳亢之象，见头晕头痛，面色晦暗，口唇紫暗，皮肤瘀斑，手足麻痹，肌肉软痛，胸闷心悸，腰酸腿软，舌暗红，苔黄腻，脉滑而无力。治则潜阳息风，祛瘀通络，方选血府逐瘀汤或镇肝熄风汤加减。

3. 虚证

以虚证为主要表现的多为老年患者，也可见于病程晚期，以面色苍白，头晕乏力，少气懒言，胸闷心悸，腰膝酸软，皮下瘀斑瘀点，畏寒肢冷，骨节疼痛，手足麻痹甚至肢体偏瘫，甚则以便血、尿血等为主要症状，舌淡暗、少苔，脉细涩。治则滋肝补肾，活血化瘀，方选六味地黄丸加减。

于教授认为真红治疗当辨虚实，辨脏腑，辨外感与内伤，根据疾病不同的阶段及患者正气的盛衰而加减用药，因人制宜，急则治标，缓则治本，疾病早期注重攻邪祛实，晚期则注重调补肝肾。早期在清热泻火解毒的基础上配合中药外治法及放血疗法，中期标本兼顾，各取所长，晚期则在调理肝肾、填精益髓的基础上活血化瘀。对于肝火上炎、肝胆火旺的初期年轻患者，常选《医方集解》中龙胆泻肝汤加减：龙胆草15g，黄芩10g，栀子10g，牡丹皮15g，泽泻15g，柴胡15g，通草10g，水蛭10g，生地黄30g，玄参30g。方中龙胆草大苦大寒，大泻肝胆实火。肝胆喜条达、恶抑郁，故以柴胡疏肝胆之气，更以黄芩清上，栀子导下，牡丹皮祛瘀，佐之以通草、泽泻，引邪热从小肠、膀胱而出。加生地黄、玄参、水蛭补肝养血，破血祛积。

随着病程的发展，患者出现肝阳上亢、气滞血瘀之表现，治宜活血行气，平肝潜阳。气行则血行，阴生则阳伏，常选《医学衷中参西录》之镇肝熄风汤加减：川牛膝、怀牛膝各30g，生龙骨30g（先煎），生牡蛎30g（先煎），醋鳖甲30g（先煎），玄参15g，天冬15g，桃仁10g，土鳖虫10g，熟地黄30g，党参30g。于教授认为，肝阳上亢导致的气血逆乱，非平肝不能安，盖肝为木脏，木火炽盛，亦自生风。肝升太过，血上注于脑，致充塞其血管而累及神经。其甚者，致令神明失其所司，至昏厥不省人事。方中重用牛膝以滋补肝肾，引血下行。生龙骨、生牡蛎、醋鳖甲以镇息肝风，玄参、天冬以清肺气，肺之清肃则肺气下行，自能镇制肝木。又加熟地黄、党参补肾固脾。

疾病后期，肝肾亏虚，伴有血瘀，当养肝补肾，活血化瘀，方选《小儿药证直诀》六味地黄丸加减：生地黄、熟地黄各20g，山茱萸15g，山药30g，女贞子15g，补骨脂30g，杜仲15g，泽泻15g，牡丹皮15g，茯苓10g，赤芍10g，川芎10g，桃仁10g，水蛭10g。方中重用地黄，滋阴补肾，填精益髓；山茱萸、女贞子滋补肝肾，秘涩精气；补骨脂、杜仲调补肝肾，强筋健骨；山药健脾补虚，涩精固肾，牡丹皮、赤芍清泻相火，并制山茱萸之温；茯苓淡渗脾湿，既助泽泻以泄肾浊，又助山药之健运以充养后天之本，桃仁、川芎活血行气，水蛭化瘀生新。全方以补虚为主，兼以祛瘀，攻补兼施。

（五）临证思考

在长期对真红的治疗中，于教授总结出其特有的临床经验，治疗上紧紧抓住真红不同病程阶段的症状特点，提出虚实辨证、因人而治的治则，着重处理好"活血与祛瘀""止血与通络""补虚与泻实""扶正与祛邪"等方面的关系。在经方的基础上辨证论治，灵活加减。

（六）验案举例

李某，女，52岁，于2015年10月21日初诊。患者2年前无明显诱因出现面红、手红并反复发作，伴有皮肤瘙痒，头痛，头晕，纳差等表现，遂于某省中医院就诊。查血常规：RBC 7.26×10^{12}/L，Hb 170g/L，PLT 530×10^9/L。骨髓涂片结果显示：符合真性红细胞增多症。故诊断为真红，予以羟基脲治疗后因过敏停药，经干扰素治疗后症状改善，随后出院。来于教授门诊前一周上述症状再次发作，来时见双手掌及面部颜色紫红，口唇紫暗，双眼结膜充血，口干口苦，头晕头痛，烦躁易怒，腰膝酸软，无发热恶寒，无胸闷心悸，无腹痛腹泻，纳可，眠差，二便尚可。检查见：面色红，皮下未见瘀斑瘀点，全身淋巴结未触及肿大，胸骨无压痛，肝脾肋下未及，舌边尖红、苔薄黄，脉弦滑。血常规结果：WBC 10.97×10^9/L，RBC 7.74×10^{12}/L，Hb 174g/L，PLT 397×10^9/L。诊断为：血积（肝胆火旺）。患者年过半百，肾气自亏，加之感受火热邪毒，发为本病，结合患者症状及舌脉，辨为邪实伴有正虚之证。治疗当以祛邪为主，兼以扶正，方选龙胆泻肝汤加减。处方：龙胆草15g，黄芩10g，通草10g，生地黄30g，柴胡15g，车前子10g，栀子15g，泽泻15g，水蛭10g，三七10g（先煎），玄参30g，赤芍15g，牡丹皮10g。方中以龙胆泻肝汤清肝胆实火，以生地黄、水蛭、牡丹皮、赤芍活血、破血不伤正。共14剂，水煎服，日1剂。并予以放血疗法1次。

11月5日二诊，患者服用上方后，面红、手红症状较前好转，但仍有头晕头痛，疲倦乏力之表现，面色稍晦暗，口唇稍紫，皮肤未见瘀斑，双手有麻痹感，无胸闷心悸，有少许腰酸，舌暗红、苔薄白，脉涩。血常规检查结果：WBC 9.20×10^9/L，RBC 5.96×10^{12}/L，Hb 163g/L，PLT405×10^9/L。患者服用上方后部分症状好转，但可能过用寒凉之品伤及阳气，气虚无力推动血行，故而出现气虚血瘀之象，当以益气活血祛瘀为治法。处方：党参15g，黄芪10g，牛膝15g，黄精30g，桃仁10g，桂枝5g，土鳖虫10g，牡丹皮15g，柴胡10g，玄参15g，三七10g（先煎）。28剂水煎服，日1剂。

12月5日三诊，患者精神尚可，面色如常，口唇淡红，无头晕头痛，手足麻痹症状改善，少许腰酸腰痛，纳少，眠不佳，无腹痛腹泻，无胸闷心悸，苔尖红、苔薄白，脉弦。血常规检查结果：WBC 8.12×10^9/L，RBC 5.56×10^{12}/L，Hb 160g/L，PLT 365×10^9/L。考虑患者相火仍然偏亢，肝肾亏虚，邪气虽去，但正气尚不足，当以补益为主，兼以祛邪。处方：熟地黄10g，山茱萸15g，党参20g，山药30g，泽泻15g，牡丹皮15g，杜仲30g，三七10g（先煎），柴胡15g，茯苓15g，桃仁10g，土鳖虫10g。28剂，水煎服，日1剂。

2016年3月6日四诊，患者面红、乏力、腰酸症状基本改善，余无其他不适。血常规检查结果：WBC 8.60×10^9/L，RBC 5.53×10^{12}/L，Hb 156g/L，PLT 308×10^9/L。守前方续服。

按：本医案初期以实证表现为主，症状特点显著，服药后症状改善明显，后期辨证不可拘于表象，当厘清疾病所在阶段及患者本身虚实情况，因人制宜，充分体现了"平调阴阳""标本兼顾"的治疗之法。

（七）临证发挥

1. 跟师体会

在临床上体会到中医药知识的博大精深，合理运用经方会有事半功倍的效果，在治疗真红及类似血积表现的其他骨髓增殖性疾病时均可遵照《黄帝内经》中"血实宜决之"的原则辨证加减，总体不离《伤寒论》"观其脉症，知犯何逆，随证治之"的辨证论治思想。

2. 难点分析

在临床中发现，真红的患者年龄不同，病程表现与预后也不同，很多年轻患者以肝胆火旺、肝胆湿热为表现，经过辨证，加减龙胆泻肝汤治疗后大多症状好转，不易发生慢性急变，累及脾肾的情况较少。而对于先天禀赋不足，尤其是肾精亏虚的老年人患者，临床表现多以脾肾亏虚、瘀血阻络症状为主，往往治疗周期长，容易急变，更重要的是治疗上止血与祛瘀的用量最难把握，又常常容易合并瘀阻脑络、瘀阻心脉等急危重症，因此治疗效果通常也不理想。

3. 用药观察

《素问·阴阳应象大论篇》中的"血实宜决之"，是对血积治则的高度概括。《素问·调经论篇》中的"血有余则泻其盛经，出其血"，提出了对于血实证患者当泻其实，为后世医家治疗血积提供了重要理论依据。《普济本事方》也云："大抵治积，或以所恶者攻之，以所喜者诱之，则易愈。如……水蛭虻虫治血积。"《药品化义》中指出赤芍擅治肝经热盛的血热瘀滞之证。《赤水玄珠·积聚门》中说："如血积，左胁作痛，日轻夜甚，其脉沉涩者，所谓在左属血，治用芎、归、红花、苏木、麝香、肉桂、莪术之类。"《药治通义》曰："凡病实于里者，攻而去之……如干漆、鳖甲之于血积。"《血证论》云："此血在身，不能加于好血，而反阻新血之化机，故凡血证，总以祛瘀为要。"这些治则明确提出，用活血化瘀药物治疗瘀血证时应以化瘀为主要治则。肝郁化热者，治当清泻肝火，活血化瘀；热伤阴液者，治当滋阴清热，活血化瘀；邪毒明显者，治当解毒化瘀，泻肝清热。此外，《素问·六元正纪大论篇》指出："大积大聚，其可犯也，衰其大半而止。"《医宗必读·积证》也指出："屡攻屡补，以平为期。"上述理论又明确提出了对积证日久，久治不愈者，不要攻伐太过，中病即止，并提出在攻伐过程中，要注意照护正气，扶正祛邪，因此在治疗过程中须给予照护正气的药物。

于教授在治疗中期真红时，扶正祛邪、扶正补气药中使用频率较高的药味是党参。党参可补中益气，生津养血，入脾经，《本草从新》中认为党参"主补中益气，和脾胃，除烦渴"。《本草正义》认为党参"力能补脾养胃……健运中气……尤其可贵者，则健脾运而不燥，滋胃阴而不湿，润肺而不犯寒凉，养血而不偏滋腻，鼓舞清阳，振动中气，而无刚燥之弊"。

对于晚期真红肝肾阴虚的治疗，于教授常选用熟地黄、山药。熟地黄为滋阴主药，亦为滋补肝肾之要药。《本草纲目》中这样记载熟地黄："填骨髓，长肌肉，生精血。补五脏内伤不足，通血脉，利耳目，黑须发。"山药既补脾气又益脾阴，归脾肺肾三经，为平补气阴之良药。《神农本草经》言山药："主伤中，补虚羸，除寒热邪气，长肌肉。"《本草纲目》认为山药能"益肾气，健脾胃"。

对于贯穿真红发病过程的瘀血症，于教授治疗上多宗唐容川《血证论》中"离经之血即为瘀血"的观点，因此在治疗真红时常选用水蛭破血，三七止血，以达到止血而不留瘀的作用。

广东省中医院血液科 马凤鸣

广州中医药大学第三附属医院 范婷婷

1. 真性红细胞增多症诊断标准

目前，诊断标准由中华医师学会血液学分会白细胞淋巴瘤学组于2016年提出真红的诊断需符合3条主要标准，或符合主要标准①、③及次要标准。

主要标准：①男性HGB＞165g/L、女性HGB＞160g/L，或男性HCT＞49%、女性HCT＞48%。②骨髓活检示三系高度增生伴多形性巨核细胞。③患者有JAK2突变。

次要标准：血清EPO水平低于正常参考值水平。

2. 真性红细胞增多症疗效标准

参照沈悌、赵永强编著的《血液病诊断及疗效标准（第4版）》执行。

完全缓解必须全部符合以下4条标准：①包括可触及的肝脾肿大等疾病相关体征持续（≥12周）消失，症状显著改善（MPN-SAF TSS积分下降≥10分）。②外周血细胞计数持续（≥12周）缓解，未行静脉放血情况下HCT＜45%，PLT≤$400×10^9$/L，WBC＜$10×10^9$/L。③患者无疾病进展，无任何出血或血栓事件。④患者骨髓组织学缓解，按年龄校正后的骨髓增生程度正常，三系高度增生消失，和无大于1级的网状纤维（欧洲分级标准）。

部分缓解必须全部符合以下4个条件：①患者可触及的肝脾肿大等疾病相关体征持续（≥12周）消失，症状显著改善（MPN-SAF TSS积分下降≥10分）。②外周血细胞计数持续（≥12周）缓解，未行静脉放血情况下HCT＜45%、PLT≤$400×10^9$/L、WBC＜$10×10^9$/L。③患者无疾病进展和任何出血或血栓事件。④患者未达到骨髓组织学缓解，存在三系高度增生。

无效：①疗效未达到部分缓解。②疾病存在进展。③演进为真性红细胞增多症后骨髓纤维化（post-PV MF）、骨髓增生异常综合征或急性白血病。

参考文献

[1] 付莉霞，王颖韶，白洁. 中国真性红细胞增多症研究现状 [J].
中国实用内科杂志，2019，39（2）：127-131.

[2] 杨宏光，于天启，戴媺. 补虚解毒方治疗慢性再生障碍性贫
血7例临床体会 [J]. 中国民族民间医药，2015（14）：144，
147.

[3] 孙文熙，李津，陈梦彤，等. 浅析龙雷之火 [J]. 辽宁中医药
大学学报，2020，22（5）：193-195.

八、原发免疫性血小板减少症

（一）概述

原发免疫性血小板减少症（immune thrombocytopenic purpura，
ITP），既往又称特发性血小板减少性紫癜，是一种获得性自身免疫性出血
性疾病，约占出血性疾病总数的1/3。成人的年发病率为（5~10）/100 000
人，育龄期女性发病率高于同年龄组男性，60岁以上老年人是该病的高
发群体。临床表现以皮肤黏膜出血为主，严重者可发生内脏出血，甚至
颅内出血，出血风险随年龄增长而增加。还有部分患者仅有血小板减少
而没有出血症状。还有部分患者有明显的乏力症状。ITP在各个年龄阶段
均可发病，一般情况下儿童多为急性型，成人多为慢性型。两种类型在
发病年龄、病因、发病机制及预后上有所不同。原发免疫性血小板减少
症属中医 "紫癜" "血证" 等范畴。

（二）病因病机

（1）外邪侵袭，损伤脉络而引起出血，其中以感受风、热、湿邪所
致为多。如邪犯肺卫，可见鼻衄；热邪灼伤皮肤脉络，可见紫斑；湿邪

侵犯肠道则可引起便血。

（2）七情所伤，怒伤肝，肝气郁结，郁而化火；思伤脾，脾不统血；或纵欲，暗耗阴精，阴虚火旺，皆可引起出血。

（3）饮食不节，饮酒过多及过食辛辣厚味，滋生湿热，热伤脉络，引起出血。或损伤脾胃，血失统摄，引起吐血、便血。

（4）久病之后，阴精亏虚，阴虚火旺，迫血妄行而出血；或久病入络，瘀血内生，瘀阻脉络，血溢脉外而出血。

目前，由于该病的治疗存在激素依赖，且难治、易复发，仍困扰着一部分ITP患者，甚至有药物治疗无效，切脾后复发的情况。于天启教授认为本病多由六淫入里化热，故也有"有一分出血便有一分热象"之说。

（三）临床表现

1. 症状

ITP临床表现为血小板计数不同程度的减少、伴或不伴皮肤黏膜出血症状，女性可有月经过多。严重者可伴有内脏出血，甚至颅内出血，危及生命。

2. 体征

皮肤、黏膜可见出血点或斑，口腔黏膜可见血疱，反复鼻腔、牙龈渗血，女性月经过多，脾脏可轻度肿大或不大。

3. 常见并发症

长期、反复出血会引起缺铁性贫血；各种感染、劳累会加重病情，导致血小板计数反复低下。

4. 实验室和其他辅助检查

血常规检查、血型检查、网织红细胞计数、外周血细胞形态学分析、免疫相关检查、凝血功能、肝胆脾超声、骨髓检查、血小板抗体测定等。

（四）辨证论治

于教授经过多年的临床观察总结，结合ITP患者发病特点和时间，将新诊断的患者分为急性型患者，将处于持续期和慢性期的患者分为慢性型患者，提出急性型 ITP 当以清邪为先，不可过早补益。慢性型 ITP 当以益气养阴为主，并遵循扶正勿忘祛邪的治则。

于教授认为急性型ITP多发病急，出血重，以皮肤黏膜突然出现瘀点、瘀斑，并伴有齿衄、鼻衄为主要表现。患者在起病前1～3周常有上呼吸道感染史，临床以儿童为多见。证属外感风热或风寒化热，热迫营血，血热妄行。治当清邪为先，不可过早补益，若补益过早，邪气易于稽留，病情迁延难愈。常用犀角地黄汤加减：以犀角（水牛角代）①、生地黄、赤芍、牡丹皮清热凉血，以仙鹤草、茜草根、紫草凉血止血，以金银花、苍耳子、蝉蜕、地肤子、防风疏风散邪，以苇根、通草利湿解毒。鼻衄者加黄芩、白及、鲜荷叶；齿衄者加焦栀子、藕节、侧柏叶；尿血者加大蓟、小蓟；便血者加地榆、槐花。此型患者若证治相符，出血症状能很快得到控制，而且不易复发，血小板计数升高也较令人满意。

慢性型ITP多起病隐匿，常因外感诱发或因外感而加重。以胸背、四肢散在瘀点瘀斑，时发时止，反复不愈为主要表现，或伴有面色微黄，头晕乏力，手足心热等。临床多有大剂量激素治疗史。证属气阴亏虚，气不摄血。治当益气养阴为主，扶正勿忘祛邪。常用归脾汤、二至丸加减：以黄芪、当归、生地黄益气养血；以牡丹皮、三七、紫草凉血止血；以黄精、女贞子、墨旱莲、玉竹补肾养阴；以金银花、苍耳子、蝉蜕、僵蚕、白蒺藜疏散风邪；以石苇、车前草利湿解毒。气虚明显者加太子参、白术、山药；阴虚明显者加熟地黄、制首乌、鳖甲；瘀血明

---

① 因犀牛属于濒危物种，故为保护犀牛，临床以水牛角替代犀角，但其药效不如犀角。

显者加丹参、赤芍、鸡血藤。此型患者多因激素减量不当而病情反复。于教授认为病情控制后，激素减量应从小剂量开始，以每周减少2.5mg为宜，或根据病情每两周减少5mg；中医治疗的关键在于守法守方，不要因复诊症状改善较慢，血小板回升不明显即反复更方，只要脉证与辨证论治相符，就要敢于守法守方，因为此型患者用药后症状改善，血小板回升需要一定时间。

（五）临证思考

于教授在长期对ITP治疗中，总结出其特有的临床经验，治疗上认为ITP急性型当以清邪为先，不可过早补益，慢性型则当以益气养阴为主，扶正勿忘祛邪。

1. 于天启教授对ITP病因病机的认识

于教授积累多年临证经验，认为风为六淫之首，为阳邪，常相兼为病。《素问·金匮真言论篇》曰："春气者病在头……故春善病鼽衄。"认为鼻衄的发生与春气有一定关系。金元四大家之一的刘完素的《河间六书》指出："伤风汗下不解，热郁经络，随气涌泄为衄。"唐代孙思邈《千金要方》记载："伤寒及温病，应发汗而不汗之，内蓄血者，及鼻衄吐血不尽……用犀角地黄汤。"均认为衄的发生与风邪外袭，入里化热有关。明代李梴《医学入门·鼻衄》云："外感四时，邪传经络……血妄行，逼血从鼻中出者，为衄。多属太阳，名曰阳血。"明代秦昌遇《症因脉治》载："外冒风寒，伤于太阳之经，郁而发热，经络热甚，热侵阳明，迫血妄行于鼻。"均说明鼻衄发病与外感四时之邪有关。明代陈实功《外科正宗·葡萄疫》篇指出："葡萄疫……感受四时不正之气，郁于皮肤不散，结成大小青紫斑点，色若葡萄，发在遍体头面……邪毒传胃，牙根出血，久则虚人，斑渐方退。"《外台秘要·齿间血出》记载："手阳明之支脉入于齿，头面有风，而阳明脉虚，风挟热乘虚入齿龈，搏于血，故血出也。"清代郑钦安《医法圆通》："按发斑一证，有由外入而致者，有由内出而致者。由外入而致者，由外感一切不正之气，伏于阳明，阳明主肌肉，邪气郁遏，热毒愈旺，忽然发泄……此为外感阳证发斑是也。"这些论述说明葡萄疫、齿衄出血、发斑与ITP临床出血的表现甚为相似。其病因与风邪或风挟火热毒邪有密切关系。其发病机制为风热毒邪外袭，蕴伏于体内肌肤、经络、血脉，内搏营血，迫血妄行，灼伤血脉，血溢脉外，留于肌肤，积于皮下而成瘀点瘀斑；或风热毒邪入里，循经上扰，损伤阳络而为鼻衄、齿衄、舌衄；或风热毒邪挟痰阻络闭窍发为卒中；或风热邪毒蕴积于胃，内伤肠胃之络则呕血、便血；或风热毒邪下注膀胱，损伤阴络则见尿血。《素问·金匮真言论篇》云："风气藏于皮肤之间，内不得通，外不得泄，风者善行而数变，腠理开则洒然寒，闭则热而闷……风气与阳明入胃，循脉而上至目内眦……风气与太阳俱入，行诸脉腧，散于分肉之间，与卫气相干，其道不利……风中五脏六腑之腧，亦为脏腑之风，各入其门户所中……"

中医理论认为，肺主气，外合皮毛。脾胃主肌肉四肢，主统血。肾藏精、生髓，与肝同源。精血互生等理论认为，ITP的发斑出血与肺、脾、肾三脏关系密切。如上所述，风邪或合化的风热毒邪是ITP发病的一个重要因素，风邪袭表，卫郁热遏，内迫营血，致血不循经，外溢而见皮下紫斑、鼻衄、牙衄等出血；劳倦过度或饮食失调，损伤脾胃，脾失统摄，或风热毒邪侵犯脾胃，邪气郁遏，热毒愈旺，迫血妄行，溢于肌肉四肢；或房劳过度，久病伤肾，肾精亏虚，精髓化生乏源，或风热毒邪化热化燥，耗气伤阴，或反复出血，耗伤阴血，使之气阴两虚，或肝肾阴亏。由于反复出血，血脉瘀阻，患者在整个病程中常夹有瘀血阻络之表现。因此，慢性ITP的病机，主要表现为肺脾肾亏虚，风邪郁伏，风热毒邪郁遏火化，迫血妄行，且损伤气阴，肾精亏耗。在临床上，大多表现为热毒炽盛、气阴两伤、肝肾亏虚等型。

2. 于天启教授治疗ITP的经验

于教授认为，临床上血证以"血热妄行"与"阴虚火旺"两型最为常见。六淫之邪入里化火，或阴虚化火，或五志化火，火邪郁伏脉络，是影响难治性ITP疗效的主要因素之一。唐容川《血证论》中有"血证气盛火旺者十居八九"的观点，因此凉血也常常贯穿ITP治疗的全过程。

目前，难治性ITP尚无理想的中西医治疗方法，于教授运用祛风凉血补肾法辨证治疗取得了较好的疗效。常用金银花、苍耳子、蝉蜕、防风疏风散热；水牛角（先煎）、牡丹皮、生地黄、赤芍凉血止血；墨旱莲、补骨脂、巴戟天补肾生髓；仙鹤草、紫草、三七止血祛瘀生新。在难治性ITP治疗过程中，于教授总结的经验是"一减、二守、三辨"，这也是治疗难治性ITP成败的关键。一减，即对初诊尚在服用大量激素的患者，无论有效无效都不可突然停药。在祛风凉血补肾法中药治疗一周后方可开始减量，以每周减2.5mg为宜。一疗程后视病情可每周减5mg。减量不可过急过快，否则症状易反复，血小板回升不稳定。二守，即敢于守法守方。因难治性ITP患者服药后血小板不可能很快就升高，所以不要因症状改善较慢、血小板回升不明显就反复更法易方。只要脉证相符，就要敢于守法守方，因为难治性ITP症状改善、血小板回升需要一定的时间。三辨，即一辨伏火、二辨瘀、三辨湿阻。一辨伏火：风寒或风热入里化火，或阴虚化火，或五志化火，火邪郁伏脉络，是影响难治性ITP疗效的主要因素之一。于教授使用祛风药之目的有三：一是使邪从表而解，给邪以出路；二是发散郁火；三是行血中气滞，预防瘀血形成。但祛风药易助火动血，因此使用祛风药时，应寒热同用、敛散兼顾，这是治疗难治性ITP取得疗效的关键所在，使祛风而不助火动血，发散而不耗气伤阴，这需要临床长期观察和细心体会。二辨瘀：瘀血在难治性ITP的发病过程中始终存在，或轻或重，或多或少，需要仔细辨别。因为此时的瘀血既是脾肾亏虚、血溢脉外的病理产物，又可作为一种新的致病因素，或加重出血或影响新血生成，这也是影响难治性ITP疗效的重要因素之一。因此，要提高难治性ITP的疗效，瘀血不可不辨，加上难治性ITP患者血小板减少，血小板功能低下，本身就极易出血，所以难治性ITP瘀血的治疗尤为棘手。于教授临床多在益气养血的基础上活血，在滋阴补肾的基础上化瘀，忌用三棱、莪术、土鳖虫、水蛭等破血之品。三辨湿阻：岭南气候多雨潮湿，再加上难治性ITP患者长期服用大剂量激素，常导致满月脸、头晕、困倦、胸脘痞闷、恶心、口干不欲饮、大便先硬后溏、小便黄、舌胖边有齿痕、苔白腻或白腻微黄等阴虚湿阻或湿郁化热之表现，如不详加辨证，也会成为影响难治性ITP疗效的因素。于教授临床常选玄参滋阴养血和营、防渗利诸药之伤阴，且使阴复而又无助湿之嫌。针对湿热瘀阻，常选用茵陈、薏苡仁、栀子、白茅根等药以清热化湿、凉血化瘀，对长期大量服用激素属阴虚湿热留恋者，用之每收验效。

（六）验案举例

蓝某某，女，12岁，患者2019年5月2日初诊，2018年6月份因皮肤瘀点瘀斑发现PLT减少19×10⁹/L，骨髓象提示考虑免疫性PLT减少性紫癜骨髓象。曾予丙种球蛋白、糖皮质激素治疗，PLT升至400×10⁹/L，2018年10月份停激素，PLT下降至20×10⁹/L，偶有皮肤瘀点，开始服艾曲波帕25mg qd治疗至今，PLT数量有所上升，但病情反复。来诊时偶有皮肤瘀点，余无明显不适。11岁月经来潮，周期、量正常，平素易感冒，晨起偶有清涕，舌红、苔薄白，脉细。PLT 32×10⁹/L。中医辨证：紫癜，阴虚火旺。西药治疗予泼尼松15mg qd，停用艾曲波帕。中药处方：水牛角30g（先煎），桂枝5g，白芍10g，干地黄20g，赤芍5g，牡丹皮10g，玄参10g，甘草5g，酒萸肉10g，黄芪10g，白术5g，防风5g，菟丝子10g。

14剂。

6月2日二诊，平素易感冒，晨起偶有清涕，舌红、苔薄白，脉细。PLT 105×10^9/L，泼尼松改为12.5mg qd。中药守方加白茅根15g。28剂。

7月7日三诊，经期患感冒。PLT 79×10^9/L。中药处方：水牛角15g（先煎），白芍5g，生地黄15g，赤芍5g，牡丹皮10g，玄参10g，甘草5g，益母草10g，酒萸肉10g，黄芪10g，白术5g，防风5g，金银花10g，白扁豆10g，通草5g。14剂。

8月17日四诊，PLT 89×10^9/L，守方加减，泼尼松改10mg qd。

9月22日五诊，PLT 106×10^9/L，守方加减。

11月16日六诊，PLT 115×10^9/L。

2020年7月11日七诊，PLT 136×10^9/L，泼尼松减量至2.5mg qd。中药继续按前方加减。患者病情稳定，疗效显著。

按：本医案以祛风凉血补肾的治疗方案贯穿始终，不忘适时祛邪，体现风邪贯穿ITP全程，夏日感冒，结合天时，加入化湿之品，又平素易流清涕，加入玉屏风固护营卫，辨证辨病相结合，收效明显。

（七）临证发挥

1. 跟师体会

在临床上体会到，ITP进入慢性型后易反复，在中药辨证基础上，联合使用激素，再缓慢减停激素，到最终完全停用激素，从而达到完全缓解。过程须兼顾标本，方能不至于因邪伏于内，导致病情难治反复。

2. 难点分析

在临床中发现，治疗ITP急性型当以清邪为先，不可过早补益。千万别急功近利，以致闭门留寇，否则更易迁延难愈。ITP患者又常有血热之象，故应避免使用过分辛燥之品，以免动血耗血。在减停激素过程中，千万要守住病机，效不更方。

3. 用药观察

于教授在治疗ITP过程中，注意结合天时，如春季适当加用升发之品如柴胡、薄荷等，以调达肝气；长夏季适当加入健脾燥湿之品如荷叶、白扁豆等。此外还要结合患者体质论治，如针对平素体虚者加玉屏风散固护营卫等。

广州医科大学附属广州市中医医院　陈亚勇

广东省师承弟子　李玉玲

附

1. 原发免疫性血小板减少症诊断标准

诊断标准参照《成人原发免疫性血小板减少症诊治的中国专家共识》（2016年版）执行。

具体包括：①至少2次血常规检查示血小板减少，血细胞形态无异常。②脾脏一般不增大。③骨髓检查：巨核细胞数增多或正常、有成熟障碍。④须排除其他继发性血小板减少症，如自身免疫性疾病、甲状腺疾病、淋巴系统增殖性疾病、骨髓增生异常（再生障碍性贫血和骨髓增生异常综合征）、恶性血液病、慢性肝病脾功能亢进、常见变异性免疫缺陷病（CVID），以及感染等所致的继发性血小板减少、血小板消耗性减少、药物诱导的血小板减少、同种免疫性血小板减少、妊娠血小板减少、假性血小板减少及先天性血小板减少等。

2. 原发免疫性血小板减少症疗效标准

疗效标准参照《成人原发免疫性血小板减少症诊治的中国专家共识》（2016年版）执行。

具体包括：①完全反应（CR）：治疗后PLT≥100×10^9/L且没有出血。②有效（R）：治疗后PLT≥30×10^9/L并且至少比基础血小板计数增加2倍，且没有出血。③无效（NR）：治疗后PLT<30×10^9/L或者血小板计数增加不到基础值的2倍或者有出血。在定义CR或R时，应至少检测2次血小板计数，其间至少间隔7天。④复发：治疗有效后，血小板计数降至30×10^9/L以下或者不到基础值的2倍或者出现出血症状。定义复发时至少检测2次，其间至少间隔1天。

参考文献

［1］于天启. 特发性血小板减少性紫癜治疗体会 ［J］. 河南中医，2005，25（7）：34-35.

［2］中华医学会血液学分会止血与血栓学组. 成人原发免疫性血小板减少症诊断与治疗中国专家共识（2016年版）［J］. 中华血液学杂志，2016，37（2）：89-93.

九、原发性血小板增多症

（一）概述

原发性血小板增多症（essential thrombocythemia，ET）是累及巨核细胞系的一类骨髓增殖性肿瘤。临床主要表现为疲乏、低热、体重减轻、盗汗、瘙痒等症状。该病的年发病率为（1~2.5）/100 000人。原发性血小板增多症患者多为老年人，发病年龄以50~60岁为主。根据其主要的症状、体征，该病应归属于中医的"血积病"范畴。

（二）病因病机

（1）因风、寒、暑、湿、燥、火等六淫外感邪气作用于人体，导致气血运行异常，瘀血阻于脏腑、经络，乃成血积之证。

（2）因放射性物质、化学毒物等积久成毒，伏毒作用于骨髓，病理产物蓄积，乃成血积之证。

（3）因病久机体正气亏虚，因虚致瘀，瘀久成毒，邪毒积滞，乃成血积之证。

（4）因患者机体元阴元阳失调，相火浮动，客于心、肝，使血液生成异常、运行不畅，乃成血积之证。

总之，血积病属中医慢性、疑难性疾病，病程长、并发症多，预后一般。于天启教授认为该病病机主要包括虚、毒、瘀三个方面。病位在脾、肾，与肝等有密切联系。虚是该病发病、进展的始动因素，又包括气虚、血虚、阴虚，因虚导致脉管失充，运行无力致经络气血瘀滞，在外表现为皮肤、胁下、经脉瘀血，重者可致皮肤麻木，甚至头痛等。该病随人体气阴亏虚逐步进展，导致虚火内灼，伤津炼血，瘀毒内生，进而使病情逐渐加重。原发性血小板增多症患者以中老年人多见，晚期阴损及阳，阴阳两虚，导致该病缠绵难愈。

（三）临床表现

1. 症状

原发性血小板增多症起病缓慢，早期可无症状，常以出血为首发表现，出血以黏膜包括牙龈、口腔、鼻、消化道为常见部位，后期可发生卒中、动静脉栓塞等，而影响肢端时可出现雷诺现象，最终可进展为肢端坏疽等。

2. 体征

牙龈、口腔、皮肤可见出血点，并有轻到中度脾大。肝大和淋巴结肿大较罕见。

3. 常见并发症

血栓形成是原发性血小板增多症患者的主要并发症。另有少数患者可进展为骨髓纤维化或者急性髓细胞性白血病（AML）/骨髓增生异常综合征（MDS），接受过多种细胞毒药物治疗的患者有更高的AML/MDS发生率。

4. 实验室和其他辅助检查

血常规、外周血细胞形态分析、血小板功能检查、骨髓细胞形态学与骨髓活检组织学检查、细胞和分子遗传学检查等有辅诊和排除诊断意义。

（四）辨证论治

于教授认为血积病以"虚、毒、瘀"为三大基本病因病机，病变和肝、脾、肾等脏相关，尤与肝关系密切。瘀血为常见外观表现，具体如皮下瘀点、瘀斑，鼻衄、齿衄、消化道出血等，另可出现肢体麻木、瘙痒、疼痛。故临床治疗以祛瘀贯穿疾病始终，根据瘀血形成的原因再予针对性治疗，虚则扶正以祛瘀，实则根据不同病机予理气活血散瘀、清热凉血活血、清热解毒祛瘀等治疗。

血积病在疾病初期多表现为双手指尖麻木、疼痛，或皮下瘀点瘀斑，病机多为正气亏虚，血液运行无力导致肢体末端失于濡养，治疗侧重于补气、和血、通络，常选《医林改错》补阳还五汤加减：黄芪30～60g，当归尾5～10g，赤芍10～15g，地龙5～10g，川芎5～10g，红花5～10g，桃仁10～15g，水蛭10～15g，通草5g。方中重用黄芪补益元气，水蛭祛瘀通络，意在气旺则血行，瘀去则络通为君药；当归尾性润，活血通络而不伤血，用为臣药；赤芍、川芎、桃仁、红花协同当归尾活血祛瘀，地龙通经活络，力专善走，周行全身，以行药力，亦为佐药；通草利九窍为使药。选方上亦可考虑血府逐瘀汤、通窍活血汤等类方剂。另肝气郁结导致血液瘀阻者亦出现皮下瘀血、局部疼痛等不适，可伴有情志不遂、纳差乏味、经血瘀暗等表现，常选《太平惠民和剂局方》中逍遥散加减：甘草10g，当归、茯苓、白芍、白术各30g，柴胡15g，土鳖虫10g，益母草30g，煨姜1块，薄荷少许。方中以柴胡疏肝解郁，土鳖虫祛瘀通络，使肝气调达，气血通畅为君药。当归甘辛温苦，养血和血，白芍酸苦微寒，养血敛阴，柔肝缓急；归、芍与柴胡同用，补肝体助肝用，使血和则肝和，血充则肝柔，共为臣药。木郁不达致脾虚不运，故以白术、茯苓、甘草健脾益气，既能实土以御木侮，又可使营血生化有源，共为佐药。加薄荷少许，疏解郁遏之气，透达肝经郁热；煨姜温运和中，且能辛散达郁，益母草活血利水亦为佐药。甘草尚能调和诸药，兼为使药。

疾病中期邪热壅盛，毒热瘀阻，治法当以凉血解毒散瘀为要，治疗可取法犀角地黄汤合五味解毒饮加减。犀角地黄汤方用苦咸寒之犀角（水牛角代）为君，凉血清心而解热毒，使火平热降，毒解血宁；臣以甘苦寒之生地黄，凉血滋阴生津。五味消毒饮用金银花清热解毒，蒲公英、紫花地丁加强金银花解毒之效，紫花地丁兼可清血分中热毒；而苦微寒之赤芍与辛苦微寒之牡丹皮可清热凉血，活血散瘀，与紫花地丁成相须之用，兼予甘寒紫背天葵清三焦之火。诸药合用共成清热解毒，凉血散瘀消积之剂。

因该病在老年患者中常见，至疾病终末期常阴虚及阳，阴阳两虚，可在辨证基础上予《金匮要略》肾气丸加减：干地黄30g，山药、山茱萸15g，泽泻、茯苓、牡丹皮各10g，桂枝、附子各5g。方中附子大辛大热，桂枝辛甘而温，二药相合，补肾阳之虚，助气化之复，共为君药；地黄滋阴补肾，配山茱萸、山药补脾肾而益精血，共为臣药；君臣相伍，阳药得阴药之柔则温而不燥，阴药得阳药之温通则滋而不腻，以泽泻、茯苓利水渗湿，牡丹皮苦辛而寒，擅入血分，合桂枝则可调血分之滞。

血积病临床以邪实为主，故临床仍以祛邪扶正为基本治疗原则。另不可一味执着于祛瘀，见瘀血之象才可予活血祛瘀之药，否则有祛瘀伤正之嫌。因该病常见于老年人，其往往同时患数病，须综合整体情况进行治疗，不可偏废。

（五）临证思考

在长期对血积病治疗中，于教授总结出其特有临床经验，在治疗上紧紧抓住血积病血液瘀阻的特点，提出应着重处理好"补虚与泻实""益气与活血""祛瘀与通络"等三个方面的关系。

1. 辨所在脏腑，补虚泻实

于教授结合多年临证经验，指出血积病的主要病位在肝、脾和肾，以肝为本。《金匮要略》云："诸病在脏，欲攻之，当随其所得而攻之。"《景岳全书·血证论》云："生化于脾，总统于心，藏受于肝，输布于肺，施泄于肾。"血液生化运行与脾、心、肝、肺、肾五脏皆有关联，因此治疗该病时首先当辨明疾病所涉及的脏腑，再根据患者的症状予祛邪扶正之用，或健脾益气，或养血活血，或疏肝理气，或大补元气、通调气机，或补益肾阴肾阳。亦即《素问·至真要大论篇》中所言："谨守病机，各司其属，有者求之，无者求之，盛者责之，虚者责之，必先五胜，疏其血气，令其调达，而致和平。"于教授认为，大多数血积病患者为虚实夹杂之证，应按《医碥》中"泻此即补彼，补此即为泻彼"的原则，辨病位所在，重益气扶正，辅活血祛瘀。

2. 益气活血，随症施治

《素问·调经论篇》云："血气不和，百病乃变化而生。"《丹溪心法》云："气血冲和，万病不生。"根据以上理论所述，各种疾病的发生多因气血不和而致。故血积病治疗应重在调和气血，或益气活血，或益气敛血，或降气止血，等等。

3. 久病入络，多间杂为病

血积病病程较长，病情缠绵，多夹杂为病。《金匮要略》言："五劳极虚，羸瘦腹满，不能饮食，食伤、忧伤、饮伤、房室伤、饥伤、劳伤、经络营卫气伤，内有干血，肌肤甲错，两目黯黑，缓中补虚，大黄䗪虫丸主之。"对于久病入络，阻滞脏腑经络的顽固血积证可用该方调理。于教授认为本病发展至后期多虚实夹杂，治疗应灵活辨证，虚实兼顾。如《血证论》云："血积既久，亦能化为痰水……宜攻补兼施……攻血宜抵当汤……攻痰水宜十枣汤。若水血兼攻，则宜大黄甘遂汤，或秘方化气丸。"

总结以上三点，血积病基本治法以祛瘀通络为主，佐以益气养血、清热凉血等。初期以邪实常见，选方包括犀角地黄汤、五味解毒饮、桃红四物汤等；后随病情进展可出现虚实夹杂，虚实互见的情况，或虚多实少，或虚少实多，等等。治疗当以补虚泻实为法，根据虚实多少予补阳还五汤、大黄䗪虫丸、金匮肾气丸等方加减，总以切中病机为要。

（六）验案举例

徐某某，男，56岁，于2017年7月25日初诊。患者半年前手指麻木，到广东省某大学附属第一医院查血常规发现血小板升高，并予完善骨髓细胞学检查，诊断为"原发性血小板增多症"，治疗予"羟基脲片 0.5g po（口服）tid"，经治疗后症状未见改善，血小板仍维持在600×10^9/L。后经就诊医师介绍转至于教授处诊疗。就诊时患者表现为双手指尖麻木，无皮下瘀点、瘀斑，无牙龈出血，纳眠可，二便正常。检查见：面色红黄隐隐，双手指尖麻木，肝脾肋下未及，舌红、苔薄白，脉沉细。血常规检查结果：PLT 536×10^9/L。诊断病名：血积病（瘀血阻络）。于教授依据双手指尖麻木，舌红、苔薄白，脉细等症状，辨为瘀血阻络。瘀血阻滞于肢末经络，气血运行不畅，故表现为麻木，久郁化热上炎则见舌红，下焦肾精亏虚则脉沉细。治疗当以凉血祛瘀、补肾益精为法，以六味地黄汤合犀角地黄汤加减治疗。处方：生地黄15g，山药15g，山茱萸15g，甘草5g，麦芽15g，山楂10g，泽泻15g，茯苓15g，丹参15g，赤芍10g，牡丹皮10g，水牛角30g（先煎），水蛭10g，白花蛇舌草15g，荷叶5g，桃仁10g。方中以"六味地黄汤"补肾益精，"犀角地黄汤"凉血散瘀，因顾及伤胃碍食之弊，加麦芽、山楂消食健胃，水蛭通经络加强赤芍、牡丹皮活血之功。共14剂，水煎服，日1剂。另改羟基脲片1.5g po qd，联合治疗。

8月8日二诊，患者服用上方后，就诊时手指麻木症状未见明显改善，舌转淡红、苔白，脉沉细。血常规示PLT 360×10^9/L。患者服用上方后舌体颜色较前变淡，血小板计数较前明显下降，治疗仍遵原方，另加忍冬藤10g，因忍冬藤为藤类药物可加强疏通经络之用，减去泽泻、荷叶之药。共14剂，水煎服，日1剂。羟基脲片维持原量继续服用，必要时进行调整。

8月22日三诊，患者手指麻木情况较前改善，麻木范围缩小，有便秘。血常规检查结果：PLT 312×10^9/L。治疗后，症状较前好转，血常规指标亦少许改善。治疗处方如下：党参15g，山药30g，泽泻15g，薏苡仁30g，忍冬藤15g，白花蛇舌草30g，紫花地丁15g，莪术10g，三棱10g，水牛角30g（先煎），赤芍15g，虎杖15g，枸杞子10g，甘草10g，桃仁10g，杏仁10g。予羟基脲片1.0g po qd，联合治疗。该次诊疗中予党参，加重山药用量，加入虎杖、莪术等加强活血之力，虎杖兼有通便之用，逐渐减少羟基脲片用量，防止病情反弹。

四诊至十诊略。

12月5日十一诊，患者指尖麻木消失，无余明显不适，舌红、苔薄白，脉细。血常规检查结果：PLT 225×10^9/L。患者症状得到显著改善，血常规亦已恢复正常，羟基脲片0.5g隔日1次口服观察。嘱患者改丸药长期口服，每月复查血常规。丸药处方如下：太子参300g，山药300g，山茱黄450g，泽泻300g，赤芍450g，牡丹皮450g，水牛角300g，水蛭100g，白花蛇舌草100g，麦芽100g，莪术100g。制丸，5g/丸。3丸/次，口服，3次/d。连续观察3个月，血小板计数稳定在（165～265）×10⁹/L。

（七）临证发挥

1. 跟师体会

在临床上体会到，中西医联合应用对于急性期患者效果明显，待病情好转后羟基脲片应逐渐减量，血积病和其他血液系统疾病类似，辨证准确后，不宜反复更换药方，但可在原方基础上做少许调整，出现急性外感病则可停药几日。若病情加重或复发，仍可以在原方基础上治疗，效果依然显著。对于久病之人，应少予峻猛之通络活血等虫类药物，否则疗效难以稳定。

2. 难点分析

在临床中发现，血积病患者症状不似其他疾病症状明显，主要通过偶然验血发现，因此该病多隐匿发病，早期中医无症可辨，治疗较为困难，可依据舌（舌下瘀络）、脉血常规，按毒邪壅滞予以诊治。因该病见效相对较慢，经数次诊疗后血小板计数未见明显下降容易动摇医者意志，担心辨证不准而反复易法易方，故此阶段医者须镇定自若，根据病情可继续采取中药观察治疗，只要舌下瘀络减轻，血小板计数稳定或略有下降即为有效。也可调整思路，加用羟基脲、干扰素，采取中西医结合的治疗手段。

3. 用药观察

于教授在治疗血积病过程中，使用频率较高的药味是水牛角、赤芍、白花蛇舌草、水蛭等。水牛角能清热凉血，解毒，定惊，在临床上可用于治疗血热出血类疾病。赤芍，功擅清热凉血，散瘀止痛，而力缓。《神农本草经》言："主邪气腹痛，除血痹，破坚积，寒热疝瘕，止痛，利小便。"若伴潮热不适可以牡丹皮代之，或与牡丹皮合而用之。于教授认为凉血活血药性不宜峻猛，恐克伐正气，常用的药物为水牛角、牡丹皮、丹参、赤芍、水蛭等。白花蛇舌草为清热解毒类药物，现多用于治疗各种癌症类疾病。《广西中草药》载："清热解毒，活血利尿。治扁桃体炎，咽喉炎，阑尾炎，肝炎，痢疾，尿路感染，小儿疳积。"《泉州本草》载："清热散瘀，消痈解毒。治痈疽疮疡，瘰疬。又能清肺火，泻肺热。治肺热喘促、嗽逆胸闷。治疗蛇毒咬伤。"水蛭俗称蚂蟥，为虫类破血逐瘀药，药性峻猛。《神农本草经》将其列入下品，言："水蛭，味咸，平。主逐恶血，瘀血，月闭，破血瘕，积聚，无子，利水道。"从其功效可知该药主擅破血行瘀。《名医别录》言："水蛭，味苦，微寒，有毒。主堕胎。"该药仅在体质壮实或病久干血劳情况下使用。在血积病的治疗过程中，于教授常常攻补兼施，补不助邪，攻不伤正。因该病患者主要为老年人，故补肾药使用频率较高，药物性质相对平缓，但临床须注意防熟地黄等滋腻恋邪之药，以免导致病情缠绵难愈。

广东省暨南大学附属江门五邑中医院　侯开放

广东省师承弟子　江萍

附

1. 原发性血小板增多症诊断标准

根据2016年世界卫生组织诊断标准，原发性血小板增多症需满足4个主要诊断指标或前3个主要诊断指标和1个次要诊断标准。

1）主要诊断标准

具体包括：①PLT≥450×10⁹/L。②骨髓主要是成熟及巨大的巨核细胞增多，不伴显著的粒细胞左移或增加，以及红系增值，或伴轻度纤维化1级。③排除慢性粒细胞白血病、真性红细胞增多症、原发性骨髓纤维化、骨髓增生异常综合征，以及符合世界卫生组织标准的其他髓系肿瘤。④存在JAK2、CALR或MPL基因突变。

2）次要诊断标准

存在其他克隆证据或者排除反应性血小板增多。

2. 原发性血小板增多症疗效标准

采用欧洲白血病网和国际骨髓增殖性肿瘤研究和治疗工作组（IWG-MRT）于2013年修订的原发性血小板增多症疗效评价标准。

1）完全缓解

以下4条必须全部符合：①包括可触及的肝脾大等疾病相关体征持续（≥12周）消失，症状显著改善（MPN-SAF TSS积分下降≥10分）。②外周血细胞计数持续（≥12周）缓解，PLT≤400×10^9/L，WBC＜10×10^9/L，无幼粒、幼红血象。③无疾病进展，无任何出血和血栓事件。④骨髓组织学缓解，巨核细胞高度增生消失，无大于1级的网织纤维（欧洲分级标准）。

2）部分缓解

以下4条必须全部符合：①包括可触及的肝脾大等疾病相关体征持续（≥12周）消失，症状显著改善（MPN-SAF TSS积分下降≥10分）。②外周血细胞计数持续（≥12周）缓解，PLT≤400×10^9/L，WBC＜10×10^9/L，无幼粒、幼红血象。③无疾病进展，无任何出血和血栓事件。④无骨髓组织学缓解，有巨核细胞高度增生。

3）无效

疗效没有达到部分缓解。

4）疾病进展

演进为post-ETMF骨髓增生异常综合征或急性白血病。

参考文献

［1］黄燕.原发性血小板增多症的中医证素初探［D］.南京：南京中医药大学，2017.

［2］段赟，李雪松，夏小军.从中医学"血浊"理论探讨原发性血小板增多症［J］.中医研究，2011，24（4）：8-10.

［3］高丹，白玉盛.原发性血小板增多症的中医药研究进展［J］.新疆中医药，2017，35（2）：82-85.

十、过敏性紫癜

（一）概述

过敏性紫癜（Henoch-Schonlein purpura，HSP），也称紫癜风病，属于血管变态反应性出血疾病，是自限性疾病的一种。临床上以非血小板减少性皮肤紫癜为主，常见对称性散在的瘀点瘀斑，可伴有腹痛、关节疼痛、肾脏损害等，部分患者可出现血管神经性水肿。该病发病年龄多为7～14岁，成人也偶有患病，男女发病比例为1.4∶1。该病多发于春、秋季，具有明显的季节性。过敏性紫癜属于中医学"血证""紫癜""肌衄""葡萄疫"范畴。

（二）病因病机

1. 外感六淫

《素问·至真要大论篇》言："少阴司天，热淫所胜，怫热至，火行其政……大雨且至，唾血血泄，鼽衄嚏呕……"王肯堂《证治准绳·疡医》曰："夫紫癜者……此皆风湿邪气，客于腠理。"因此外感风、湿、热、燥、火等邪气，邪郁于表不解，气血相搏，灼伤脉络，导致血不循经，外溢肌肤。

2. 饮食不节

《济生方·失血论治》中"所致之由，因大虚损，或饮酒过度，或强食过饱，或饮啖辛热，或忧思恚怒"提到饮食不洁可致血溢脉外。过食肥甘厚味或不洁食物，可致脾胃失司，湿热内蕴，进而热迫血行，血溢脉外。

3. 正气不足

《素问·示从容论篇》中"夫伤肺者，脾气不守，胃气不清，经气不为使，真脏坏决，经脉傍绝，五脏漏泄，不衄则呕"提出肺脾气伤可致血衄。先天禀赋不足、后天失养、疾病经久不愈者，正气不足，气血不和，卫外不固，易感受外邪而损伤脉络；或为脾气亏虚，气不摄血，血不归经；又或为阴虚内热，迫血妄行。

4. 药毒所伤

服用克林霉素、加替沙星、头孢氨苄等致敏药物，可引发过敏性紫癜。过度治疗或用药不当，可使药毒蓄积，脏腑失和，气血失调，脉道受损，血溢脉外。

于天启教授认为，过敏性紫癜属"血热妄行"者多见，病因为风热湿毒，病机本质为"热犯血脉"。其发病多由风邪外袭，夹热入里，损伤血络导致；且风为百病之长，善行而数变，易夹热邪、湿邪搏结于肌肤，进而伤及血分，血溢脉外成瘀。而瘀血又可继续损伤血络，使血不归经而外溢。本病病位在脾、肾，与肺、肝关系密切。

（三）临床表现

1. 常见症状与体征

过敏性紫癜发作前常伴有发热恶寒、咳嗽、咽痛等外感表证。发作时主要表现为大小不等的瘀点、瘀斑或荨麻疹样丘疹，压之不褪色，可伴有神经性水肿。紫癜呈对称性分布，好发于下肢、踝关节内侧、膝关节周围及臀部。数小时内紫癜可成片，后呈暗紫色或铁锈色。1~2周内多可消退，不留痕迹。严重者可有水疱、血疱、坏死甚至溃疡。慢性期或稳定期仅有乏力等症状。临床上把只出现皮肤症状的紫癜称为单纯性紫癜。

2. 特异性症状与体征

（1）胃肠道症状。患者可在紫癜病发1周内出现胃肠道症状，主要表现为腹痛、便血、呕吐等。部分病例可出现腹痛先于紫癜，需注意与外科腹痛相区分。临床上把伴有腹痛、便血等胃肠道症状的紫癜称为腹型紫癜。

（2）关节症状。多数患者可伴有膝、踝、肘等关节的肿胀、疼痛、关节炎或关节积液，呈一过性，数日内可消失且不造成关节畸形。临床上把伴有关节肿胀、疼痛、积液的紫癜称为关节型紫癜。

（3）肾脏症状。部分患者可在病发时伴有肾性病变，是过敏性紫癜最为严重的并发症。一般在紫癜后2~4周出现血尿或管型尿，尿蛋白呈阳性。严重者可伴有血压增高、水肿，甚至出现肾功能衰竭。少数病例可出现数月到数年的持续性血尿、蛋白尿，严重者可发展为慢性肾炎。临床上把伴有肾性损伤症状的紫癜称为紫癜性肾炎。

3. 实验室和其他辅助检查

血常规、尿常规、大便常规、凝血等检查有助于确诊、鉴别与分型。腹型紫癜患者可进行腹部超声检查，有利于早期诊断肠套叠。

（四）辨证论治

于教授认为，过敏性紫癜可大致分为初期及慢性迁延发作期两期。初期时，属实、热者居多，治疗当以祛邪为主。慢性迁延发作期则属虚者多，间挟实邪，治疗当以补虚为主，适当祛邪。

1. 初期常见证型

过敏性紫癜初期以风热湿毒为主，证型可分为风热伤络、血热妄行与胃肠瘀热,治疗上以祛风、凉血、活血为主。

（1）风热伤络证,风热之邪搏结于肌表,以皮肤及外感症状为主。表现为皮肤紫癜,伴发热、微恶风寒、瘙痒、咳嗽、咽痛等。治以疏风清热,解毒凉血,方用银翘散加减:金银花6～15g,连翘6～15g,牛蒡子6～12g,紫草5～10g,荆芥6～12g,防风6～12g,地肤子9～15g,生地黄9～15g,牡丹皮6～12g,桔梗3～9g,甘草3～10g,蝉蜕3～6g（后下）。关节肿痛者可加桂枝、白芍、当归、牛膝以活血疏利关节;腹痛者加白芍、仙鹤草,倍甘草以缓急和中;尿血者加大蓟、小蓟、白茅根以凉血止血。

（2）血热妄行证,邪热入营,血得热则淖溢。表现为瘀斑成片,色深紫,伴壮热烦渴,血衄。治以清热解毒,凉血止血,方用清瘟败毒饮或犀角地黄汤加减。常用水牛角15～30g（先煎）,牡丹皮6～12g,生地黄9～15g,生石膏15～60g,玄参9～15g,知母6～12g,赤芍6～15g,黄连3～9g,黄芩3～9g,连翘6～15g,栀子3～9g,甘草3～9g。出血甚者,加茜草、藕节炭、地榆炭以加强凉血止血。

（3）胃肠瘀热证,湿热内蕴,灼伤脉络。表现为紫癜伴有腹痛、口臭、纳呆、腹胀等。治以清肠泻热,破瘀化斑,方用大黄牡丹汤加减:大黄3～9g（后下）,牡丹皮6～12g,桃仁6～9g,冬瓜仁15～30g,葛根9～15g,黄连3～9g,防风6～12g,黄芩3～9g,蝉蜕3～6g,甘草3～9g。出血甚者,加水牛角、仙鹤草以凉血止血;腹痛者加白芍。

2. 慢性迁延发作期常见证型

慢性迁延发作期以正气不足、气阴亏虚为主,证型可分为气不摄血与阴虚内热,治疗上以扶正益气、滋补肝肾为宜。

（1）气不摄血证,久病而脾气亏虚,无以摄血。表现为紫癜反复发作,伴面色少华、神疲气短、食欲不振等症状。治以健脾益气,养血活血,方用八珍汤加减:党参9～30g,黄芪9～30g,白术6～12g,茯苓

9~15g，当归6~12g，木香3~6g（后下），川芎3~9g，熟地黄9~15g，白芍6~15g，丹参6~15g，炙甘草3~9g。出血甚者加仙鹤草、蒲黄炭以止血；尿血重者加茜草根、白茅根、藕节以凉血止血；尿蛋白重者加益母草、紫草以活血化瘀。

（2）阴虚内热证，反复出血，营血不足而阴亏。表现为皮肤瘀点瘀斑，伴腰膝酸软、五心烦热、潮热盗汗、口燥咽干等。治以滋阴降火，凉血止血，方用大补阴丸和茜根散加减：熟地黄9~15g，龟甲9~24g（先煎），黄柏5~10g，知母6~12g，牡丹皮6~12g，茜草根30g，玄参15g，仙鹤草6~12g，甘草3~9g。阴虚发热重者加鳖甲、地骨皮、银柴胡等以清虚热；尿血甚者加三七、紫草以活血止血。

感冒诱发或因感冒加重者，按外感辨证加减。

（五）临证思考

通过多年的临床实践，于教授总结出过敏性紫癜的治疗关键在于清热、活血、调补肝脾及中西医结合治疗。

1. 从"热"论治

于教授认为，过敏性紫癜的病机本质是"热犯血脉"。《济生方·失血论治》指出："夫血之妄行也，未有不因热之所发。盖血得热则淖溢，血气俱热，血随气上，乃吐衄也。"衄之所发，热助之也。《仁斋直指方论》指出耗伤阴气，虚火旺盛，亦可迫血妄行，"若夫失于调护者，或暴喜伤心，暴怒伤肝，劳役太过，饮酒坠堕，积热三焦，以致阴火沸腾，血从火起，故错经妄行而出诸窍"。因此过敏性紫癜的临证施治以清热凉血止血为基本治法。

然而，火有实火虚火之分，热亦分实热虚热。《景岳全书》提出："凡治血证，须知其要。而血动之由，惟火惟气耳。故察火者但察其有火无火，察气者但察其气虚气实。"所谓"有火"，指实火，宜清之；

所谓"无火"，指虚火，宜降之。因此，从"热"论治时，需加以鉴别：见风热外感之证，加疏风清热之剂，如防风、金银花等；见湿热内蕴之证，加清热燥湿之剂，如黄芩、黄连等；见瘀热之证，加凉血活血之剂，如赤芍、牡丹皮等；见郁热之证，加清热之剂，如连翘、贯众等；见阴虚内热之证，加滋阴清热之剂，如生地黄、百合等。

2. 重视活血化瘀

无论是过敏性紫癜的发病初期，还是迁延期，活血化瘀始终贯穿于教授治疗该病的各个环节。唐容川在《血证论》中提出："既然是离经之血，虽是清血、鲜血，亦是瘀血。"《濒湖脉学》言："营者阴血，卫者阳气，营行脉中，卫行脉外。"血行于脉中方能营养五脏六腑，而皮肤紫癜乃血溢脉外而瘀积于肌表，属离经之血，是瘀血也，当祛之。此外，于教授提出，过敏性紫癜患者几乎都存在不同程度的瘀血症，因此常于凉血止血中加入活血化瘀之品，常用药包括紫草、赤芍、牡丹皮、丹参、三七等。

3. 兼顾肝脾

在过敏性紫癜迁延反复期，于教授主张治疗需兼顾肝脾。肝者，主藏血，主疏泄。脾者，血液生化之源，主统血。肝气不疏，疏泄失藏，或郁而化火，或气滞生瘀，皆可使血溢脉外。脾气亏虚，无以统血，或脾胃不足，易感邪生湿，湿热胶着，皆使血不归经溢于肌表。由此可知，过敏性紫癜与肝脾关系密切。因此，于教授在治疗上常用对药为柴胡与白芍，而常用之方有小柴胡汤、归脾汤、参苓白术散、四君子汤等。若湿重则加茯苓、苍术、薏苡仁等；热重则加黄芩、黄柏等；瘀重则加赤芍、三七、丹参等；虚重则加党参、白术、黄芪等。

4. 主张中西医结合治疗

于教授认为初期的过敏性紫癜，特别是腹型紫癜、紫癜性肾炎的患者，采取中西医结合治疗可达到最佳疗效。感染、过敏原是过敏性紫癜发病的常见病因，因此在对症的情况下，西医方面应及时予抗生素或抗过敏治疗；中医可用银翘散等辛凉解表、清热解毒之剂。若患者为腹型紫癜，常配合使用肾上腺色腙片、维生素C、依巴斯汀等西药；中医则治以犀角地黄汤合荆防败毒散，并随证加减。若患者为急性肾炎，可予激素、免疫抑制剂、抗血小板聚集和抗凝剂联合治疗；中医则治宜清热解毒，凉血止血，活血化瘀，常用大蓟、小蓟、益母草、紫草、赤芍、白茅根、紫花地丁、牡丹皮等药。

（六）验案举例

史某，男，10岁，于2017年12月25日初诊。患者四肢反复散在紫癜，无瘙痒，间或腹痛，曾在外院住院接受激素治疗后腹痛缓解。来诊时见四肢仍有散在紫癜，纳眠可，大便偏干，舌淡、苔薄白，脉滑数。西医诊断为"过敏性紫癜"。中医诊断为"紫癜"（风热伤络）。治法为祛风清热，活血化瘀，凉血止血。处方：连翘15g，荆芥15g，防风10g，蝉蜕10g，土茯苓30g，羚羊角粉2包，牡丹皮10g，生地黄20g，紫草20g，紫苏叶10g，生石膏15g，知母10g。14剂，水煎服，日1剂。并予肾上腺色腙片降低毛细血管通透性，泼尼松抗过敏，维生素C辅助治疗本病。

1月8日二诊，患者四肢散在陈旧紫癜，无瘙痒等不适。续服前方14剂，加胸腺肽以提高免疫，加法莫替丁护胃。

1月22日三诊，患者四肢紫癜较前明显消退，验血提示尿酸稍高，尿常规提示尿蛋白（＋），尿潜血（＋），余无不适。前方去生石膏、知母、紫草、紫苏叶，加白茅根20g清热利尿，赤芍10g清热活血化瘀，茯苓10g利水渗湿。7剂，水煎服，日1剂。并予苯溴马隆降尿酸。

2018年1月29日四诊，患者四肢散在紫癜消失，尿蛋白（－），尿潜血（＋），口干、易出汗，舌红、苔微黄，脉滑数。此当为余邪入里，治疗上予葛根黄芩黄连汤加减以清热解肌。处方：葛根20g，黄连5g，黄芩5g，赤芍20g，牡丹皮10g，防风10g，荆芥10g，地肤子20g，土茯苓10g，茯苓10g，补骨脂20g，甘草10g。14剂，水煎服，日1剂。

后随诊，患者家属诉患者四肢未再发紫癜，无特殊不适。

按：本病患者总体辨证为风热伤络，热邪内陷。先治以银翘散合犀角地黄汤加减；见血尿、蛋白尿阳性，另加清热利尿、凉血化瘀之品；热邪入里时用葛根芩连汤表里双解，透邪出表。该辨证用药符合从"热"论治、重视化瘀的特点。且治疗过程均有使用西药辅助或加强治疗，治疗效果甚佳。

（七）临证发挥

1. 跟师体会

过敏性紫癜在临床上具有起病急、病变范围广、易于复发、缠绵难愈、易变生他证的特点。虽然初期属实、属热者为多，但随着病情延长，可由实转虚。相反，虽病情处于迁延期，也可有虚转实、虚实夹杂的情况。因此，辨证用药时要保持疗效，精确用药，同时也应呵护"未乱之地"。此外，采取中西医结合治疗该病有助于稳定病情，提高疗效。

2. 难点分析

紫癜性肾炎是过敏性紫癜最严重的并发症，病情凶险，严重者可导致肾功能衰竭。一般临床表现为腰痛、蛋白尿、血尿等，严重者有水肿、高血压、氮质血症、少尿甚至无尿。这要求医者及时且准确地做出应对措施。西医上给予糖皮质激素静脉冲击联合免疫抑制治疗，必要时行血液净化治疗。中医上，紫癜性肾炎的发病因素主要是风、热、毒、湿、瘀，病位在肺、脾、肾，病机为虚实夹杂。治疗则以"急者治其标，缓者治其本"为宗旨，邪盛时以祛邪为主，兼顾正气；正虚时以补虚为主，兼顾祛邪。

3. 用药观察

于教授在治疗过敏性紫癜的过程中，凉血活血药喜用赤芍、牡丹皮。《本草纲目》中言："赤芍药散邪，能行血中之滞。"《本草经疏》中介绍牡丹皮"其味苦而微辛，其气寒而无毒，辛以散结聚，苦寒除血热，入血分，凉血热之要药也"。此外，于教授还视病情变化用药，若以风热为主，则与金银花、连翘配伍以疏风清热；若热势重，邪热入内，则与水牛角配伍以增强凉血之力。在使用活血化瘀药时，于教授尤其喜用紫草，认为紫草治疗紫癜性肾炎效果尤佳。《本草纲目》记载紫草"治斑疹、痘毒，活血凉血"。紫草不仅适用于血瘀证患者，亦可适用于其他证型。针对缠绵反复的过敏性紫癜，于教授则酌情加入祛湿清热之药，尤其喜用土茯苓。《本草纲目》记载土茯苓"健脾胃，强筋骨，去风湿，利关节，止泄泻"。总而言之，过敏性紫癜的治疗应以"治血"为要，凉血止血的同时还应兼顾他证，随证用药，以使血行脉中。

广州市第十二医院　李竺

广东省师承弟子　余俊文

附

1. 过敏性紫癜诊断标准

具体包括：①发病前1～3周常有低热、咽痛、上呼吸道感染及全身不适等症状。②以下肢大关节附近及臀部分批出现对称分布、大小不等的斑丘疹样紫癜为主，可伴荨麻疹或水肿，多形性红斑。③病程中可有出血性肠炎或关节痛。少数患者可在紫癜出现前2周发生腹痛或关节痛，常有紫癜肾炎。④实验室检查：血小板计数正常，血小板功能和凝血时间正常。⑤组织学检查：受累部位皮肤真皮层的小血管周围中性粒细胞聚集，血管壁可有灶性纤维素样坏死，上皮细胞增生和红细胞渗出血管外。免疫荧光检查显示血管炎病灶有IgA和C3在真皮层血管壁沉着。⑥能排除其他疾病引起的血管炎，如冷球蛋白综合征、良性高球蛋白性紫癜、环形毛细血管扩张性紫癜、色素沉着性紫癜性苔藓样皮炎等。

临床表现符合，特别是非血小板减少性紫癜，有可扪及性典型皮疹，能排除其他类型紫癜者，可以确诊。鉴别诊断确有困难的则可做病理检查。

2. 过敏性紫癜疗效标准

显效标准：治疗后一切症状消失，有关检查正常。观察一年未复发者可视为临床痊愈。与未治疗或其他治疗相比，患者痊愈所需时间显著缩短，并发症发生率及一年内复发率显著减少，即可视为治疗显效。

有效标准：治疗后病情明显好转，但未恢复正常可视为临床好转，与未治疗组相比达此程度所需时间明显缩短，可视为有效。治疗痊愈，但两个月内又复发者，可视为近期有效。

无效标准：治疗后病情好转的程度和所需时间与未治疗组相比无显著差别。

参考文献

［1］李达，代喜平，李玠. 梁冰教授经验集锦：五十载诊治血液病经验［M］. 北京：中国中医药出版社，2019.

［2］陈信义，杨文华. 中医血液病学［M］. 北京：中国中医药出版社，2019.

［3］徐燕燕. 精编内科学［M］. 天津：天津科学技术出版社，2018.

［4］钟心媛，王沁，李达，等．梁冰教授治疗过敏性紫癜经验
［J］.河北中医，2019，41（10）：1458-1461.

［5］戴云鹏，等．实用儿童血液病学［M］．长春：吉林科学技术
出版社，2019.

十一、白细胞减少症与粒细胞缺乏症

（一）概念

外周血白细胞绝对计数持续低于4.0×10^9/L，称白细胞减少症
（leucopenia）。外周血中粒细胞绝对值计数成人低于2.0×10^9/L，儿
童≥10岁低于1.8×10^9/L或<10岁低于1.5×10^9/L，称中性粒细胞减
少症（neutropenia）。中性粒细胞低于0.5×10^9/L，称粒细胞缺乏症
（agranulocytosis）。白细胞减少与粒细胞缺乏症临床可见头晕、乏力、
肢体酸软、食欲减退、精神萎靡、低热等非典型症状。当中性粒细胞减
少或缺乏时，可见不同程度的感染。因该病以虚证为主，2009年由中国
中西医结合学会血液病专业委员会、中华中医药学会内科分会血液病专
业委员会组织全国部分高校、科研院所从事血液病临床与科研的专家，
就常见血液病的中医病名进行了专题讨论，并达成共识，确定用"虚
损"为其中医学命名。

（二）病因病机

关于本病的病因病机，古代医书描述较多，如《素问·宣明五气
篇》曰："久视伤血，久卧伤气，久坐伤肉，久立伤骨，久行伤筋。"
《灵枢·海论篇》中指出："髓海不足则脑转耳鸣，胫酸眩冒，目无所
见，懈怠安卧。"《医学入门》强调："内伤劳役发热，脉虚而弱，倦
怠无力，不恶寒，乃胃中真阳下陷，内生虚热。"《诊家四要》提出：

"曲运神机则劳心，尽心谋虑则劳肝，意外过思则劳脾，预事而忧则劳肺，色欲过度则劳肾。"《理虚元鉴·虚症有六因》中指出："有先天之因，有后天之因，有痘疹及病后之因，有外感之因，有境遇之因，有医药之因。"《景岳全书》说："凡虚损之由……无非酒色劳倦七情饮食所致，故先伤其气，气伤必及于精，或先伤其精，精伤必及于气。"综上所述，虚损是多种致病因素作用于人体引起的结果。病位在五脏，外在表现是脏腑、气血、阴阳亏虚。究其病因，常见先天禀赋薄弱，后天失于调养，或劳伤过度，或饮食不节，或失治误治，或病后失养，或药"毒"伤髓等因素导致气血两虚。病机以脾肾亏虚为关键，肾为先天之本，藏精生髓，精血同源，精不足则血亏。脾为后天之本，气血生化之源，烦劳伤脾或房劳伤肾，脾肾不足，则精髓、气血生化之源不足。

1. 禀赋不足，先天亏虚

本病多因孕育不足，先天失养，或母体虚弱，遗传后代，以致气血亏虚、阴阳失调。气血虚弱，卫外不固，则易于外感。如不明原因的白细胞减少可能与骨髓干细胞增生减低有关，脾功能亢进也可由先天致病因素所致。

2. 后天失养，脏腑虚弱

饮食不调，脾胃虚损，气血生化无源，或肾精亏虚，髓生血液功能失调而导致精髓不能化生为血液，进而气血亏虚、阴阳失调，易于外感。

3. 久病虚损，大病久病

损伤脏腑，累及气血，以致脏腑虚弱，气血亏虚。或因瘀血内阻，影响五脏之功能；或因瘀血阻滞骨髓，精髓不能化生为气血，以致气血虚少，阴阳失衡；或因瘀血不去，新血不生导致气血虚损，易于外感。

4. 药毒因素

人长期接受有毒物质或气体，会使邪毒日盛，正气无力抗邪，邪毒侵入机体，耗伤气血，损及阴阳，有碍脏腑功能发挥，而使诸虚不足。

或毒邪暗伤气血，卫外不固，无力抗邪，易于外感。如长期应用或不当应用抗生素（氯霉素、合霉素、四环素、多黏菌素、链霉素）、抗肿瘤药、解热镇痛药（氨基比林、安乃近、复方乙酰水杨酸片、保泰松、吲哚美辛等）、抗精神病药（氯丙嗪、奋乃静、三氟拉嗪）、抗甲状腺药（丙硫氧嘧啶、他巴唑等），以及磺胺药、奎尼丁、奎宁、苯妥英钠、苯巴比妥、异烟肼、汞剂、锑剂等药物都有引起白细胞减少的可能。

5. 其他

如放射线照射、核辐射等。

（三）临床表现

1. 常见症状

白细胞减少症起病缓慢，轻度患者仅有面色无华、体倦乏力、头晕眼花、食欲减退、精神萎靡、低热自汗等一般虚弱症状；粒细胞缺乏症起病急骤，多数患者发病伊始即有寒战、高热、头痛、关节痛、全身困倦等症状。

2. 特异性症状

中度和重度白细胞减少症或中性粒细胞缺乏症易发生外邪入侵、正邪交织的病机转化，肺脏受累可见高热、咳嗽、咳痰（脓血）、憋气等；脾胃、肠道受累可见腹胀、腹泻、里急后重、肛周红肿等；泌尿生殖系受累可见尿血、淋沥等。严重者可损及心包而出现高热、谵语、昏迷及阴阳离决等危候（败血症、脓毒血症或感染性休克）。

（四）辨证论治

虚损病以虚证为主，兼夹实证，治疗上应遵循《灵枢·经脉篇》"虚则补之"的治则，以补脾益肾、益气养血为主。偏于实证者，应在扶正的同时兼顾祛邪。除针对本病辨证施治外，虚损病严重阶段（粒细胞缺乏症）会发生严重的外邪侵袭，热入营血，或损伤心包，症见高热不退、神昏谵语、肢体酸痛，或见咳嗽、咳痰、咯血，或见尿急尿痛、淋沥不尽等。对于以上症状，应根据"急则治其标"的原则，先行清热解毒治疗，以祛除外邪，恢复正气，再行扶正治疗。正气严重亏虚者，应先扶正再祛邪治疗，并注意防止外邪侵袭。另外，虚损病具有气血亏虚、卫外不固的临床特点，在治疗时，特别是在巩固治疗期间，固护卫气，并远离易感环境，对于预防外邪侵袭具有重要意义。

1. 气血两虚证

证候特点：面色无华，体倦乏力，食少便溏，头晕眼花，心悸失眠。舌质淡、苔薄白，脉细弱。

治法：益气养血。

方药：归脾汤（《济生方》）加减。

处方：黄芪、人参、白术、当归、龙眼肉、茯神、酸枣仁、远志、甘草、木香。

2. 气阴两虚证

证候特点：面色无华，体倦乏力，头晕目眩，形体消瘦，五心烦热，自汗盗汗。舌质嫩红、苔少，脉细数。

治法：益气养阴。

方药：生脉饮（《医学启源》）合当归补血汤（《内外伤辨惑论》）加减。

处方：人参、麦冬、五味子、黄芪、当归。

3. 肝肾阴虚证

证候特点：腰膝酸软，头晕目眩，五心烦热，胁肋隐痛，口燥咽干，头晕耳鸣，失眠多梦，男子遗精，女子月经量少。舌红、少苔，脉细数。

治法：滋补肝肾。

方药：六味地黄丸（《小儿药证直诀》）加减。

处方：熟地黄、山药、山茱萸、泽泻、牡丹皮、茯苓。

4. 脾肾阳虚证

证候特点：神疲乏力，腰膝酸软，面色㿠白，纳少便溏，小便清长。舌质淡胖或有齿痕、苔白，脉沉细或沉迟。

治法：温补脾肾。

方药：黄芪建中汤（《金匮要略》）合右归丸（《景岳全书》）加减。

处方：桂枝、芍药、生姜、大枣、炙甘草、饴糖、黄芪、熟地黄、附子（炮附片）、肉桂、山药、山茱萸（酒炙）、菟丝子、鹿角胶、枸杞子、当归、杜仲（盐炒）。

5. 温热伤阴证

证候特点：恶寒发热，面红耳赤，咽喉肿痛，大汗淋漓，口渴欲饮，或神昏谵语，神志不清。舌红、苔黄，脉滑数或细数。

治法：清热解毒，滋阴凉血。

方药：犀角地黄汤（《备急千金要方》）合玉女煎（《景岳全书》）加减。

处方：犀角（水牛角代）、生地黄、牡丹皮、赤芍、石膏、熟地黄、麦冬、知母、牛膝。

（五）临证思考

于教授认为白细胞减少症临床以倦怠乏力、头晕头昏、没有精神、容易感冒、感冒后迁延等为主要表现。这些临床表现和卫气虚弱最为密切，古语有云："卫者，水谷之悍气。""卫气者，所以温分肉，充皮肤，肥腠理，司开阖者也。"，然而卫气源于中焦，出于上焦，肺主治节，脾主运化，人对自然环境的适应调节能力主要与肺气相关。气血的生成又与脾有关，因此治疗白细胞减少症无论从辨证论治，还是从促进脏腑生理功能自和的角度出发，均以益气养血为法。病位在肺脾，与肝肾关系密切。

另外，于教授在治疗白细胞减少症的过程中非常重视预防。首先，应停服可疑影响白细胞的相关药物、停止接触可疑毒物及辐射源等。其次，要求患者注意卫生，保持清洁，预防呼吸道、消化道、皮肤软组织和血液感染等症状，尤其是鼻腔、耳道、肠道、尿道高危部位和隐匿部位；平时加强自我保护，做好口腔护理，注意口腔清洁，选用合适的漱口液，饭前、饭后、睡前、晨起后漱口。保持全身皮肤清洁，特别要注意会阴、肛门的清洁，避免食用生、冷、辛、辣等刺激食物。适当进行康复锻炼，保持心情舒畅，避免烦躁、焦虑等不良情绪。

（六）验案举例

吴某，男，50岁，教师，于2017年5月26日初诊。主诉：倦怠乏力，头晕没精神2年有余，加重半个月。患者2年前无明显诱因出现倦怠乏力伴头晕没精神，多梦易醒。曾赴当地医院就诊，血常规示WBC 2.60×10^9/L，中性粒细胞43%，淋巴细胞48%，单核细胞7%，行骨髓穿刺涂片加活检，未发现明显异常，予复方皂矾丸、利血生等药物治疗，但上述症状无好转，且平时容易感冒，咽痒，干咳；多次检查血常规，WBC在（2.1～3.0）$\times 10^9$/L范围波动。近半个月来，患者倦怠乏力，头晕没精神情况加重，纳呆不欲食，两下肢酸软。刻下症见倦怠乏力，头晕没精神，纳呆不欲食，两下肢酸软，多梦易醒。追问病史，否认辐射、化学毒物（苯）密切接触史，否认有结核和慢性传染性肝炎病史。体检特征：神清，发育中等，皮肤黏膜无明显出血点，浅表淋巴结无肿大，胸骨无压痛，未闻及异常气味。咽红，双侧扁桃体（-）。头颅五官无异常。双肺未闻及干湿性啰音。腹软，无压痛及反跳痛。双下肢无浮肿。生理反射正常，病理反射未引出。舌淡红、苔薄白，脉沉细。

血常规示WBC 2.3×10^9/L，中性粒细胞42%，淋巴细胞48%，单核细胞7%，嗜酸细胞2%，Hb 116g/L，血小板125×10^9/L。胸部CT、心电图、肝胆彩超、生化检查等未发现异常。

中医诊断：虚损（气血两虚证）。西医诊断：白细胞减少症。

治疗：补益气血，健脾和胃，养心安神。方选归脾汤加减：黄芪30g，党参30g，白术10g，当归10g，龙眼肉10g，茯神15g，酸枣仁15g，远志10g，木香5g，甘草5g，神曲10g，首乌藤30g，浮小麦30g。煎服法：水煎，取浓汁400mL，分2次温服。禁忌：嘱患者饮食有节，慎浓茶、咖啡，忌辛辣油腻食物。

上方服7剂后于6月3日复诊，倦怠乏力稍减，精神好转，纳食增加，WBC升至3.1×10^9/L，中性粒细胞54%，淋巴细胞41%，单核细胞4%。舌苔转薄腻，脉细弱，仍守上方去浮小麦、龙眼肉、木香，加藿香10g、佩兰10g、砂仁5g，继服14剂。

6月18日三诊，患者自觉诸症明显减轻，舌淡红、苔薄白，脉仍细弱。检查示WBC 3.96×10^9/L，中性粒细胞56%，淋巴细胞41%，单核细胞2%。上方去藿香、佩兰，加山药30g，又服药21剂后，患者症状逐渐消失，后又间断服用上方加减40余剂。患者感冒发生频率较前明显减少，WBC维持在$(3.8 \sim 5.6) \times 10^9$/L。

（七）临证发挥

1. 跟师体会

于教授针对白细胞减少症的治疗，以防为主，且防治并重。对于急性细胞缺乏症的处理，于教授重在防治感染，并积极加强支持治疗，必要时采取中西医结合的治疗方法，应用粒系集落刺激因子促进粒细胞的提升。如果出现发热，患者体温超过38℃，需要参照粒细胞缺乏防治感染原则，尽早开始抗菌药物治疗，经验性使用广谱抗菌药物，防止感染进一步发展。

2. 难点分析

临床发现白细胞减少症患者容易感冒、感染，病情缠绵、反复不愈。于教授在益气养血的同时对缠绵反复者兼顾调理脾肾。正如明代李中梓《医宗必读》所言："夫人之虚，不属于气，即属于血，五脏六腑莫能外焉。而独举脾肾者，水为万物之源，土为万物之母，二脏安和，一身皆治，百疾不生。"

3. 用药观察

于教授治疗白细胞减少症，益气、补气首选黄芪。黄芪除了益卫固表的作用外，研究表明还有很好的升白细胞作用，在细胞培养中可使活细胞数明显增多。其次选用生晒参、红参，再次为参须、人参叶、太子参。补血补肾多选黄精、熟地黄、当归、鸡血藤、巴戟天、菟丝子、阿胶等，药理研究表明都有升白细胞作用。此外白细胞减少症如伴有乙型肝炎或免疫功能紊乱现象，常选丹参、蜂房、连翘、山慈菇等。

于教授的用药经验，黄芪、鸡血藤多为主药君药，黄芪益气固表，鸡血藤补血活血，二者合用调和营卫；菟丝子滋补肾阳，黄精滋补肾阴；当归、阿胶补血和血。于教授临床治疗白细胞减少症时遵循气血同治、营卫同调、阴阳兼顾的治则，故对气血两虚之虚劳收效甚捷。方中鸡血藤一味，苦甘性温，虽为补血活血之剂，但其性温而不燥，养血不滋腻，活血不散血，况得黄精而无伤阴之虑，诚为治疗虚劳白细胞计数减少之良药，且用量宜重，才效专力宏。

河南省人民医院　王俊

广东省惠州市园洲人民医院　赵发虎

附

1. 白细胞减少症与粒细胞缺乏症诊断标准

白细胞减少症与粒细胞缺乏症诊断标准按照张之南、沈悌编著的《血液病诊断及疗效标准（第三版）》执行：外周血中性粒细胞绝对值，成人低于$2.0×10^9$/L，为中性粒细胞减少症。粒细胞严重减少，低于$0.5×10^9$/L，为粒细胞缺乏症。10~12岁儿童低于$1.8×10^9$/L，<10岁的低于$1.5×10^9$/L，为中性粒细胞减少症。粒细胞缺乏症的诊断同成人标准。

2. 白细胞减少症与粒细胞缺乏症疗效标准

针对该病，国内尚未见公认的疗效标准，根据1993年卫生部制定的《新药（西药）临床研究指导原则》中的升白细胞药物疗效标准，按白细胞减少原因不同，可分以下几类。

1）化疗或放疗后白细胞和中性粒细胞减少

参考国外文献，将其疗效标准拟定如下。①显效：同一患者用相同化疗方案，在第1、第3疗程合用受检药物，第2、第4疗程不用受检药物（即自身对照）；或同类型病例中，年龄和白细胞基数相近者作为对照组，以上无论自身对照或另设对照组皆进行下列指标比较。化疗后比化疗前白细胞和粒细胞极少数均值；最低数均值；粒细胞<$0.5×10^9$/L及$1.0×10^9$/L 持续天数均值。以上均值比对照组有非常显著的统计学意义者为显效。②有效：比对照组有统计学意义。③无效：比对照组无统计学意义。

2）其他

包括：①慢性原因不明的白细胞和中性粒细胞减少。②由药源性（如化疗药、化学药品）及放疗等因素引起者。③由感染、免疫等因素引起或原因不明者。具体请参照国家药品监督管理局发布的有关指导原则。

十二、慢性粒细胞白血病

（一）概述

慢性粒细胞白血病又称慢性髓细胞白血病（chronic myelogenous leukemia，CML），是一种源于骨髓多能干细胞的恶性克隆性增殖性疾病，其临床特征为贫血、外周血中粒细胞极度增多并出现未成熟的粒细胞、嗜碱性粒细胞增多，常伴有血小板增多和脾肿大。该病发病年龄多在20～60岁，虽然慢性粒细胞白血病也可以发生在5～20岁，但病例不到10％，男性略多于女性。根据该病的症状、体征，该病应归属于中医的"虚劳""积聚""血证"等范畴。2017年12月，中华中医药学会血液病分会组织全国部分血液病专家进行了讨论，确定用"慢髓毒"为其中医病名。

（二）病因病机

（1）七情内伤，怒、思、忧等情志失调导致气机郁滞，久而不疏，进一步可致痰凝血瘀，最终导致慢髓毒疾病的发生和发展。

（2）饮食不节，内生痰浊，损伤脾胃，脾失健运，湿浊内停，脾胃功能失调，以致营气化生无源，不能转化为气血由虚至损而发病。

（3）寒湿病邪长时间作用于人体，导致脏腑失和，气血运行不畅，阻塞经络，或邪毒化热生火，灼伤脉络，瘀血内阻而发病。

（4）正气亏虚，邪毒侵袭，先天禀赋薄弱或年老体衰，外感邪毒、药食之毒或电离辐射之毒，侵犯人体，来势迅猛，伤及人体气血阴阳脏腑或毒邪内攻骨髓所致。

究其病因病机，不外正虚邪实，或先天禀赋不足，或年老体弱，或后天调养失当，导致先天后天之本脾肾亏虚，在此基础上，邪毒之邪、药食之毒或电离辐射之毒乘虚入侵，伤及血脉，深伏骨髓而发为本病。

总之，慢髓毒是在正虚感邪、正不胜邪的情况下，邪气盘踞，逐渐发展而成。因此，辨证时要辨明正、邪的盛衰。疾病初期，邪气虽实，而正气未虚，治宜祛邪解毒为主。中期，邪渐盛而正气渐衰，血液瘀积加重，并见乏力、自汗、纳减、消瘦等，治宜祛邪解毒，兼以扶正。中晚期，正气衰而邪气盛，表现为形体消瘦、癥积而坚硬，并伴有壮热、衄血、面白、乏力、消瘦等，此时需要依据病状、年龄、体质等因素决定治疗原则。邪气盛者，以攻邪毒为主，兼以扶正。正气亏虚者，以扶正为主，兼以祛邪。老年患者与体质虚弱患者应扶正治疗，慎重攻邪，坚持"先留人，再治病"的原则，设法提高生存质量，延长生存期是治疗的关键。于天启教授认为，该病病机主要包括癥、积、瘀、毒四个方面。病位在骨髓，与肝、脾、肾等密切相关。邪毒侵袭是发病的根本原因，进一步发展可耗伤气阴，表现为疲倦乏力、低热盗汗等。正气亏虚推动无力可致痰凝血瘀，停聚在脏腑则为癥瘕积聚，因其病情虚实夹杂，故病程长久，缠绵难愈。

（三）临床表现

1. 症状

慢性粒细胞白血病临床表现为神疲乏力、体倦懒言、头晕头痛、面色晦暗或面色黧黑、心悸失眠、低热盗汗、言语不利、形体消瘦、周身疼痛、脘腹胀满等；急变期患者有瘀斑、瘀点等出血征象。

2. 体征

典型体征为肝、脾肿大，是慢性粒细胞白血病的突出表现，另有腹痛、腹泻、骨痛、关节痛等症状，严重病例可出现呼吸窘迫、言语不清、中枢神经系统出血或栓塞、阴茎异常勃起、妇女月经过多或闭经等（多为白细胞瘀滞征表现）。

3. 实验室和其他辅助检查

血常规，骨髓象及Ph染色体，BCR-ABL基因，其中Ph染色体［t（9；22）（q34，q11）］和/或BCR-ABL融合基因阳性，这是慢性粒细胞白血病的特征性标志。

（四）辨证论治

于教授认为慢髓毒病机特点为癥、积、瘀、毒，病变和肝、脾、肾等脏相关，尤与肝、脾关系密切。疲倦乏力是患者典型的症状表现，后期可出现低热、盗汗、头晕、腹胀等症状，急变期表现为鼻衄、齿衄、瘀斑等。体征以肝脾肿大为特征。根据患者的临床表现大致可以分为三期，即初期、中期、后期。一般初期正气不虚，治疗以祛邪为主，治法包括祛瘀消癥、化痰散结、凉血解毒等；后期则以扶正为主，慎重攻邪，先留人再治病。治法又包括益气养血、补益肝肾、缓急补虚、滋阴退热等。中期攻补兼施、随证治之。

初期患者多以疲倦乏力、体重下降、肝脾肿大为表现，病机考虑为邪毒炽盛，正气尚足，邪毒结聚，治疗以活血消癥散结为法，常选《伤寒论》大黄䗪虫丸加减：大黄5g，黄芩10g，甘草5g，桃仁10g，杏仁10g，赤芍、白芍各15g，生地黄30g，干漆5g，䗪虫10g，水蛭10g，蛴螬5g。方中䗪虫破瘀血，消肿块，通经脉，合大黄通达三焦以逐干血；桃仁、干漆、水蛭、蛴螬活血通络，消散积聚，攻逐瘀血；黄芩配大黄，清上泻下，共逐瘀血；桃仁配杏仁降肺气，开大肠，祛瘀血；生地黄、甘草、芍药滋阴补肾，养血濡脉，和中缓急；黄芩、杏仁清宣肺气而解郁热。诸药合用共奏祛瘀血、清郁热、滋阴血、润燥结之效。本方特点是以通为补，祛瘀生新，缓中补虚。因疾病尚处于早期，可辨证加入莪术、夏枯草、猫爪草、牡蛎等药物，对于上述药物，有相关文献作了充分的记载，如《药品化义》言："蓬术味辛性烈，专攻气中之血，主破积消坚，去积聚癖块。"《滇南本草》言夏枯草："祛肝风，行经络。治口眼歪斜，行肝气，开肝郁，止筋骨疼痛，目珠痛，散瘰疬、周身结核。"《本草纲目》言："牡蛎，咸寒。化痰软坚，清热除湿，止心脾气痛……瘿疾结核。"

疾病中期邪气逐渐入里，耗伤气阴，导致邪盛正虚，患者表现为疲倦乏力、胸闷气促、低热盗汗、头晕、心慌心悸等不适。此期治宜益气养阴或益气养血安神、软坚散结。方剂宜选生脉散或归脾汤加减，中成药鳖甲煎丸1次6g，每天2次，中药同服。生脉散：人参9g，麦冬9g，五味子6g。方中人参甘温，益元气，补肺气，生津液，是为君药；麦冬甘寒养阴清热，润肺生津，用以为臣；人参、麦冬合用，则益气养阴之功益彰；五味子酸温，敛肺止汗，生津止渴为佐。三药合用，一补一润一敛，益气生津，生津止渴，敛阴止汗，使气复津生，汗止阴存，气充脉复，故名"生脉"。《正体类要》之归脾汤：白术、当归、茯苓、黄芪、远志、龙眼肉、酸枣仁各3g，人参6g，木香1.5g，炙甘草1g。方中人参、黄芪、白术、炙甘草甘温之品，补脾益气以生血，使气旺而血生为君；当归、龙眼肉补血养心，茯苓、酸枣仁、远志宁心安神为臣；木香辛香而散，理气醒脾为佐；生姜、大枣调和脾胃，以资化源为使。在益气滋阴抑或益气养血过程中，始终不离牡蛎、鳖甲等软坚散结之药。鳖甲煎丸，活血化瘀，软坚散结，用于胁下癥块。

患者在疾病后期出现肝肾阴虚，临床表现为头晕眼花、口干咽燥、心悸失眠、五心烦热、盗汗、腰膝酸软、男性遗精、女性月经量少、胁下痞块等。治疗以滋养肝肾为主。方剂拟杞菊地黄丸加减：生地黄、熟地黄各15g，山茱萸30g，山药30g，牡丹皮15g，泽泻15g，茯苓15g，枸杞子15g，菊花10g。方中重用生地黄、熟地黄滋阴补肾，填精益髓为君；山茱萸补养肝肾，并能涩精，山药补益脾阴，兼能固肾，均为臣药；泽泻利湿泻浊，并能减熟地黄之滋腻，茯苓淡渗脾湿，助山药之健运，牡丹皮清泄虚热，枸杞子、菊花养肝明目，均为佐药。

急变期病情发展急速，患者常常高热不退、汗出不止、疲倦乏力、口干口渴，并出现骨骼疼痛、牙龈出血、皮下瘀斑等情况。急当以白虎汤、清营汤、犀角地黄汤、化斑汤等方辨证治疗。《伤寒论》白虎汤：石膏50g，知母18g，粳米9g，炙甘草6g。方中君药生石膏辛甘大寒，入肺胃二经，功善清解，透热出表，以解阳明气分之热。臣药知母，苦寒质润，一以助石膏清肺胃之热，一以滋阴润燥救已伤之阴津。知母与石膏相须为用，可增强清热生津之功。佐以粳米、炙甘草益胃生津，亦可防止大寒伤中之弊。炙甘草兼调和诸药为使。若口渴不欲饮，皮下斑疹隐隐，或烦躁不眠，谵语，须辨证予《温病条辨》清营汤：水牛角30g，生地黄15g，玄参9g，竹叶心3g，麦冬9g，丹参6g，黄连5g，金银花9g，连翘6g。此方为热入营血，耗伤营阴所设。方中水牛角苦咸寒，清解营分之热毒为君药；生地黄、麦冬养阴生津，玄参滋阴降火解毒为臣；金银花、连翘、竹叶心清热解毒，轻清透泄，使营分热邪有外达之机，促其透出气分而解，此即"入营犹可透热转气"之应用；黄连苦寒，清心解毒，丹参清热凉血，并能活血散瘀，可防热与血结为佐。热势亢盛致尿血、便血、呕血、衄血等，则须加强凉血活血的功效，辨证可予犀角地黄汤。该方组成：水牛角30g，生地黄24g，赤芍12g，牡丹皮9g。方中苦咸寒之水牛角为君，凉血清心解热毒，使火平热降，毒解血宁；臣以甘苦寒之生地黄，凉血滋阴生津，一以助水牛角清热凉血，又能止血，一以复已失之阴血；用苦微寒之赤芍与辛苦微寒之牡丹皮清热凉血，活血散瘀，可收化斑之功。化斑汤源自白虎汤，在原方基础上加入水牛角、玄参，加强凉血活血之用，主治阳明热盛致皮下瘀斑甚或吐血、便血等。

慢髓毒以邪实贯穿病程始终，故治疗时不可忘祛邪这一基本治法，因该病发现时多伴有疲倦乏力、低热盗汗等症，故祛邪勿忘扶正。权衡机体抗邪能力，务必遵循"祛邪不伤正，补虚不留邪"的原则。

（五）临证思考

于教授在治疗慢髓毒的过程中形成了自己的一套理论，慢性期以祛瘀散结、化痰软坚、益气养血等为法，急性期以清热解毒、凉血活血止血为法。

1. 辨虚实

正如《黄帝内经》言："正气存内，邪不可干。邪之所凑，其气必虚。"机体感受邪气均在正虚基础之上，后世《医宗必读·积聚》言："病邪初起，正气尚强，邪气尚浅，则任受攻；中者，受病渐久，邪气较深，正气较弱，任受且攻且补；末者，病魔经久邪气侵凌，正气消残，则任受补。"因此，在中医临床治疗白血病早期应以祛除邪毒为主要治疗方法，重用解毒药以直接清除体内的有害毒邪及病态细胞，恢复机体对肿瘤细胞的免疫清除能力。西药化疗后的缓解期患者仍然处于正气虚弱而余毒未净的状态，而余毒留伏于骨髓、血液、脑膜等至阴之分，非透出阳分不能清解，此阶段中医疗法宜扶正透邪，方选清代吴鞠通《温病条辨》青蒿鳖甲汤加减。

2. 辨痰瘀

《灵枢·平人绝谷篇》云："血脉和利，精神乃居。"《医林改错》："无论何处，皆有气血，气无形不能结块，结块者必有形之血也，血受寒则凝结成块，血受热则煎熬成块。血凝无外乎两种，因热与因寒。"《血症论·瘀血》："瘀血在经络脏腑之间，则结为癥瘕，瘕者或聚或散……则聚而成形。痰瘀胶结，聚而不行，留结为块，结于胁腹，则为肝脾肿大。"在治疗方面，《素问》言"血实宜决之，疏其血气""令其条达"。《景岳全书·积聚》云："治积之要，在知攻补之宜，而攻补之宜，当于孰缓孰急中辨之。病之初期，邪毒尤甚，正气尚未大虚，治宜行气活血、软坚消积为主。中期，邪盛正气已虚，治宜攻补兼施。末期，邪盛而正衰，治宜扶正培本为主，酌加化瘀消积之品，切忌攻伐太过。"《医宗金鉴》亦言："瘀血不去，新血不生也。"总治疗原则以攻补兼施、活血祛瘀为要。

概而言之，慢髓毒的基本治法以解毒散邪为主，佐以益气养血、养阴生津、凉血祛瘀等。根据不同的发病阶段及证候情况辨证施治，总体以切中病机为要。

（六）验案举例

唐某，男性，50岁。主诉：间断头晕、乏力4个月，发现白细胞升高伴脾大3天。病史：患者4个月前无明显诱因出现间断头晕、乏力，未予重视，近10天头晕加重，伴有心悸气短、腹胀纳呆等不适，无发热，无咳嗽，无胸闷、气促，无腰酸、背痛，无血尿、黑便，3天前就诊于当地某医院，查血常规示白细胞升高（$59×10^9$/L）；B超示脾大。为进一步系统诊治，患者于2012年5月28日来我院就诊。

现症：面色无华，头晕乏力，心悸气短，懒言少语，腹胀纳呆，大便无力。体征：面色苍白，皮肤干燥，毛发枯槁，脾大，甲乙线10cm，甲丙线15cm，丁戊线2cm；舌淡、苔薄白，脉细弱。

检查血常规示Hb 117g/L，RBC $3.91×10^{12}$/L，WBC $64×10^9$/L。骨髓象：骨髓增生极度活跃，以粒细胞增生为主，共达91%。其中原粒细胞0.5%，早幼粒细胞1.5%，中性中幼粒细胞13%，中性晚幼粒细胞18%，中性杆状核粒细胞30%，中性分叶核粒细胞11%，嗜酸性中幼粒细胞0.5%，嗜酸性晚幼粒细胞1.5%，嗜酸性杆状核粒细胞3%，嗜酸性分叶核粒细胞5%，嗜碱性分叶核粒细胞7%，中幼红细胞4%，晚幼红细胞2%，成熟淋巴细胞1.5%，成熟单核细胞1.5%。全片共见巨核细胞325个分类25个，幼稚巨核细胞1个，成熟有血小板形成巨核细胞13个，成熟无血小板形成巨核细胞11个，偶见单圆及双圆核细胞。血小板成堆分布，易见。细胞化学染色：NAP染色阳性率"0"，积分值"0"。染色体核型：46，XY，t（9；22）（q34；q11）；融合基因BCR-ABLp190阳性（40.63%）免疫分型示粒系比例明显增高，嗜酸细胞、嗜碱细胞易见。B超结果示脾重度肿大。

中医诊断：慢髓毒（气血两虚兼毒瘀证）。西医诊断：慢性粒细胞白血病。

中医治则：益气养血，兼以解毒化瘀。方药：归脾汤加减。具体用药为党参、白术、当归、黄芪、茯苓、龙眼肉、酸枣仁、木香、远志、鳖甲、牡蛎、生姜、大枣、甘草，加青黛、雄黄等。同时配合西医药物治疗（伊马替尼0.4g/d，羟基脲片1.0g 3次/d）。复诊：初诊服药7天，头晕乏力、心悸气短多梦、食欲不振好转，精神转佳，诉腹泻，外周血常规WBC $37×10^9$/L。二诊停用羟基脲片，在原方基础上去龙眼肉、当归，加薏苡仁、山药，继续服用14天。三诊诸症明显减轻，其中，头晕乏力、心悸气短、失眠多梦、食欲不振消失，肋下痞块缩小，在原方基础上去鳖甲、牡蛎，继续服用7天。四诊症状、体征消失，外周血常规恢复正常。建议坚持服用伊马替尼巩固疗效。

（七）临证发挥

1. 跟师体会

在临床上体会到，中西医联合应用对于该病治疗效果明显，长期予伊马替尼靶向治疗，同时予中药改善其症状，可以很快获得患者信赖，待获得患者信任后可适当予攻伐之药，同时告知患者可能产生的不良反应，最终获得最佳治疗效果，以达到根治的目的。

2. 难点分析

在实际临床工作中，慢髓毒出现的相应症状并非绝对像书中所言，仍须根据临床症状辨证治疗，以柴胡疏肝散、龙胆泻肝汤等方药就可缓解症状，不可拘泥于某个成方。同时可根据最新的药理研究改善症状及延缓病程，如青黄散、牛黄解毒丸、梅花点舌丸、六神丸等均可应用。

3. 用药观察

于教授在治疗慢髓毒过程中，使用频率较高的药味是犀角（水牛角代）、莪术、鳖甲、牡蛎、猫爪草、夏枯草等。《神农本草经》言："犀角，味苦寒。主治百毒蛊疰，邪鬼，瘴气，杀钩吻、鸩羽、蛇毒，除邪，不迷惑，魇寐。"《本草纲目》言："犀角，苦、酸、咸，寒，治吐血、衄血、下血，及伤寒蓄血，发狂谵语，发黄发斑，痘疮稠密，内热黑陷，或不结痂，泻肝凉心，清胃解毒。"故犀角在临床可用于治疗血热出血类疾病。莪术又名蓬术，《药品化义》言："蓬术味辛性烈，专攻气中之血，主破积消坚，去积聚癖块。"《神农本草经》言："鳖甲，味咸，平。主心腹癥瘕，坚积，寒热，去痞息肉，阴蚀，痔，恶肉。"《滇南本草》言夏枯草："祛肝风，行经络。治口眼歪斜，行肝气，开肝郁，止筋骨疼痛，目珠痛，散瘰疬、周身结核。"《本草纲目》言："牡蛎，咸寒。化痰软坚，清热除湿，止心脾气痛……瘿疾结核。"这类药物主要在患者体质壮实或正气尚足情况下使用，若后期病体虚弱则只宜临时使用，否则伤正加重病情，会导致疾病加重且迁延难愈。

广东暨南大学附属江门五邑中医院　侯开放

广东省师承弟子　孙文熙

附

1. 慢性粒细胞白血病诊断标准

慢性粒细胞白血病诊断标准按照《中国慢性髓性白血病诊断与治疗指南》（2016年版）与《WHO 2008造血和淋巴组织肿瘤诊断》执行。

（1）诊断标准典型的临床表现，合并Ph染色体和（或）BCR/ABL融合基因阳性即可确定诊断。

（2）临床分期。

慢性期：①外周血或骨髓中原始细胞＜10%。②未达到诊断加速期或急变期的标准。

加速期：符合下列任何一项。①外周血或骨髓中原始细胞占10%～19%。②外周血嗜碱粒细胞≥20%。③与治疗不相关的持续血小板减少（PLT＜100×10^{9}L）或增高（PLT＞1 000×10^{9}L）。④治疗过程中出现Ph+细胞基础上的其他克隆性染色体异常（CCA/Ph+）。⑤进行性脾脏增大或白细胞计数升高。

急变期：符合下列任何一项。①外周血或骨髓中原始细胞≥20%。②骨髓活检原始细胞集聚。③髓外原始细胞浸润。

2. 慢性粒细胞白血病疗效标准

慢性粒细胞白血病疗效标准按照《中国慢性髓性白血病诊断与治疗指南》（2016年版）执行。

表4-3　慢性髓性白血病慢性期治疗反应的定义

治疗反应		定义
血液学反应	完全血液学反应（CHR）	PLT＜450x10^9/L；WBC＜10x10^9/L；外周血中无髓性不成熟细胞，嗜碱粒细胞＜5%；无疾病的症状、体征；可触及的脾肿大已消失。
细胞遗传学反应	完全CyR（CCyR）	Ph+细胞=0。
	部分CyR（PCyR）	Ph+细胞1%~35%。
	次要CyR（mCyR）	Ph+细胞36%~65%。
	微小CyR（miniCyR）	Ph+细胞66%~95%。
	无CyR（noCyR）	Ph+细胞＞95%。

（续表）

治疗反应		定义
分子学反应	分子学反应MR3	BCR-ABLIS≤0.01%。
	分子学反应MR4	BCR-ABLIS≤0.01%或=0（ABL拷贝数≥10000）。
	分子学反应MR4.5	BCR-ABLIS≤0.0032%或=0（ABL拷贝数≥32000）。
	分子学反应MR5	BCR-ABLIS≤0.001%或=0（ABL拷贝数≥100000）。

参考文献

［1］林双，梁冰，代喜平. 梁冰教授治疗慢性淋巴细胞白血病临床
经验［J］.四川中医，2017，35（2）：8-10.

［2］余莹，程健，于唱，等.慢性粒细胞白血病分期辨治探讨［J］.
山东中医杂志，2018，37（12）：986-988.

十三、骨髓增生异常综合征

（一）概述

骨髓增生异常综合征（myelodysplastic syndrome，MDS）是一组起源
于造血干细胞的异质性髓系克隆性疾病，其特点是髓系细胞发育异常，
表现为无效造血、难治性血细胞减少，高风险向急性髓系白血病（acute
myeloid leukemia，AML）转化。该病是一种临床难治性血液疾病，2008年
国际血液会议将其定义为髓系血液肿瘤疾病。MDS的发病率随着年龄的
增长而升高，大于60岁后几乎成倍增长，40～44岁、50～54岁、60～64
岁、70～74岁和80～84岁人群的MDS年发病率依次为0.6/100 000人、

1.7/100 000人、6.4/100 000人、20.1/100 000人和44.5/100 000人，故MDS又被认为是一种衰老性疾病。

MDS临床主症可以为面色苍白、头晕、乏力、纳差、心慌等贫血症状；皮肤瘀斑、瘀点，齿衄、鼻衄等出血症状；还可因合并感染而出现发热症状。中医学中并无"骨髓增生异常综合征"这一病名。《金匮要略·血痹虚劳病脉证并治》记载："男子脉虚沉弦，无寒热，短气里急，小便不利，面色白，时目瞑，兼衄，少腹满，此为劳使之然……虚劳里急、悸、衄……虚劳里急，诸不足……"以上描述与MDS临床表现的贫血、劳损等病症相符，故该病可归属为"虚劳""血证""内伤发热"等范畴。

（二）病因病机

（1）先天禀赋不足，禀赋薄弱、体质不强缘于父母体弱、精血不足，受六邪、疫疠、邪毒外袭，邪毒内生，遗毒于胎，或孕妇恣食辛辣肥甘、药石不避、胎中失养等。

（2）后天调养失宜，生血原料匮乏，脏腑气血亏虚，或郁怒忧思，情志拂郁，肝气郁结，损伤中焦脾胃，生化无源；或起居失节、劳倦过度，劳伤心脾；或体质不强、脾胃疾病，久病慢病缠绵、积劳内伤、失于调摄等；老人则主要因素体亏虚，卫外力弱，气血不足，脾肾虚损及骨髓，而致本病渐作。

（3）疾病转化，大病久病，失治误治，用药不当，药毒积蓄，损伤脏腑，或因虚致病，或因病致虚，日久不复，气血亏损，连及五脏，渐至阴阳不复而成。

外因多为邪毒乘虚侵袭，常因口服或注射细胞毒类药物，以及长期接触放射性与有毒化学品等伤及气血骨髓，或理化药毒伤内，邪毒入侵骨髓，发为本病。病机特点属于邪实正虚、虚实夹杂之证，毒和瘀为邪实，气血阴阳虚损为正虚，正邪之间存在着相互消长的关系，邪实伤正导致正虚加重，正虚不能抵邪导致邪实更盛。病机关键为"虚""火""毒""瘀"。

（三）临床表现

临床表现多种多样，通常发病隐匿，进展缓慢，约半数患者可无明显临床症状，或者症状的轻重取决于贫血及白细胞、血小板减少的程度及速度。

1. 症状

（1）一般症状：常表现为头晕、衰弱、乏力和活动后呼吸困难。

（2）贫血：常有以贫血起病者约80%，表现为脸色苍白、活动后心悸气短。

（3）出血：20%～60%的患者伴有出血倾向，出血轻重程度不同，多数出血较轻，主要表现为皮下出血、紫癜；45%的患者合并衄血表现；女性患者60%出现月经量多情况，重者偶可伴消化道甚或脑出血。

（4）发热：约半数患者病程中有发热症状，且常与感染有关。

2. 体征

体征方面缺乏特异性。

（1）多数病例可见脸色苍白，约1/4患者出现皮肤紫癜。查体可见皮肤紫癜，部分患者可见瘰疬或腹部癥瘕积聚。舌质或淡或紫或胖，苔白滑或无苔，脉象沉弦细弱。

（2）肝脾肿大：10%～60%MDS患者有肝肿大，5%～60%病例伴脾肿大，但大多数程度轻，肝脾重度肿大者少见。

（3）淋巴结肿大：约1/3病例可伴淋巴结肿大，一般程度很轻、无触痛，以颌下和颈部为常见，少数患者也可检出锁骨上、腋窝或腹股沟淋巴结肿大。但一般无性腺、中枢神经系统和其他髓外浸润现象。

（4）胸骨压痛：晚期演变为髓细胞白血病时可有胸骨压痛。

3. 实验室检查

血常规、骨髓细胞形态分析、骨髓活检、细胞遗传学检测、分子遗传学检测等检查可明确诊断。

（四）辨证论治

1. 气血两虚证

属于病情初起，常见面色少华，倦怠乏力，心悸头晕，或伴衄血、紫癜，舌淡、苔薄白，脉细或沉细。治以归脾汤加减。常用药物：黄芪、党参、白术、大枣、茯苓、龙眼肉、酸枣仁等。或拟八珍汤（《正体类要》）加减，药用：人参、白术、茯苓、当归、川芎、白芍、熟地黄、甘草等。

2. 脾肾亏虚证

属于病情日久，有正常造血障碍，常见面色㿠白，腰膝酸软，头晕困倦，形寒肢冷，小便清长，大便易溏，或遗精早泄，或经血不调，舌淡胖，伴齿痕，苔薄白或白滑，脉沉细。治宜温肾健脾，拟右归丸及类似方剂加减。常用药物：熟附子、山药、山茱萸、熟地黄、枸杞子、菟丝子、牡丹皮、补骨脂、黄芪等。

3. 肝肾阴虚证

属于病情转深，常见面色少华，唇甲色淡，倦怠乏力，头晕心悸，低热盗汗，腰酸膝软，少寐多梦，或兼紫癜、齿鼻衄等，舌红少苔，脉弦细或沉细。治宜滋阴补肾。拟左归丸类似方剂。常用药物：熟地黄、山茱萸、山药、枸杞子、女贞子、牛膝、龟甲。或拟大补阴丸（《丹溪心法》），药用：黄柏、知母、熟地黄、龟甲、猪脊髓等。

4. 热毒炽盛证

属于病情急转，常见发热，汗多，衄血或便血，或皮肤紫斑，口干口苦，喜饮，大便干结，小便黄赤，舌红苔黄，脉洪数。治宜清热祛邪，解毒化瘀，拟白虎汤、犀角地黄汤加减。常用药物：石膏、知母、水牛角、生地黄、牡丹皮。或拟解毒丸（《三因极一病证方论》）和血府逐瘀汤（《医林改错》）加减，常用药物：板蓝根、贯众、青黛、桃仁、红花、当归、生地黄、牛膝、川芎、桔梗、赤芍、枳壳、柴胡等。

（五）临证思考

1. 治疗要点抓住补益虚损治本

MDS多发生于60岁以上的老年人，老年人存在生理性体虚和病理性改变两方面的问题。《素问·六微旨大论篇》曰："人与万物，生于天地气交之中，人气从之则生、长、壮、老、已。"随着年龄的增长，老年人体质衰退，抗病能力下降，先后天之本出现与生理性年龄相关的不足，"正气不足""邪气入侵"，出现MDS发病概率增高。

肾为"先天之本"，主骨生髓，主藏精气，而精可化气，气亦能生血；脾为"后天之本"，乃气血生化之源。先天肾之精气与后天气血之间相互资助，先后天之间紧密相关并决定人体正气的强弱。《张氏医通》谓："人之虚，非气即血，五脏六腑莫能外焉，而血之源头在乎肾，气之源头在乎脾。"精血化源匮乏，阴阳失衡，因而出现脾肾不足、肝肾亏虚证候。毒邪久积于骨髓，日久耗损为劳伤，患者多是年老或病情迁延，多脏虚损不复，脾肾亏虚为MDS病机之根本，扶正的重点为培补先后天之本，因肾藏精，主骨生髓，而脾为气血生化之源，故基本治法为补气生血，补肾生髓。基本方药为八珍汤、黄芪当归补血汤、补中益气汤等，常用黄芪、党参、红参健脾益气；四物汤养血活血，促进脾胃运化，助于生化气血。

2. 瘀毒互阻，邪实伤正

现代医家普遍认同MDS病机以"本虚标实，虚实夹杂"为根本，如周永明认为MDS发病以"脾肾亏损为本，邪毒蕴髓为标，痰瘀内生为变"；麻柔认为该病以脾肾亏虚为本，邪毒内蕴相兼，正邪消长为轴。

于天启团队认同脾肾亏损是气血不足、造血紊乱的根本原因，其贯穿于MDS发病的始终。脾肾亏虚则易感邪毒，邪毒内停是脾肾亏虚、脏腑失调的病理反映。同时邪毒又是MDS发病过程中的病理产物，邪毒久留、内犯骨髓也是其致病原因。《金匮要略》云："五劳极虚……内有干血。"正气亏损，津液滞缓，停聚为痰、血停成瘀；阳气虚弱，统血无权，阴血暗耗，虚热内生，迫血妄行，血溢脉外，离经之血便为瘀血。或因毒而致，王清任指出："蕴毒在内烧炼其血，血受炼烧，其血必凝。"又有邪毒之侵袭，阻碍气机运行，终致成痰致瘀；邪毒郁久而化热，耗伤津液而成痰。痰瘀留于体内不除，既是致病因素又是病理产物，流窜全身，影响气血，阻滞经络，变证百出。

诸虚则导致标实，标实包括痰湿、瘀血、热毒等表现，可出现在MDS发病过程中的任何阶段，又可作为一种致病因素加重出血，诱发感染，形成恶性循环，因此于天启团队治疗MDS的原则是标本兼治、补虚解毒相结合。

（六）验案举例

叶某，女，65岁。患者自2010年起在无明显诱因下面色苍白、反复出现齿衄，伴乏力倦怠、纳减。就诊于某三甲医院，查外周血常规示三系减低：WBC 2.1×10^9/L，Hb 73g/L，PLT 27×10^9/L。骨髓涂片可见增生异常活跃，红系、巨核系均有不同程度的病态造血，原始细胞占4%，联合骨髓病理活检等结果，临床诊断为"骨髓增生异常综合征—难治性血细胞减少伴多系增生异常（MDS-RCMD）"。患者于外院已开始接受十一酸睾丸酮、全反式维A酸及其他支持治疗，症情未见明显改善，反复半年有余始来寻求中西医结合治疗。

来诊症见头晕乏力，面色萎黄，活动后心悸气促，腰膝酸软，偶有齿衄，四肢皮肤散在瘀斑瘀点，纳少，小便可，大便稍溏，多梦易醒，舌淡红、苔白腻，脉沉细。西医诊断：骨髓增生异常综合征。中医诊断：虚劳（髓毒劳）。辨证：脾肾亏损、邪毒内停。治法：健脾补肾、活血解毒。组方：黄芪30g，党参20g，白术、枳壳、茯苓各15g，菟丝子20g，淫羊藿30g，补骨脂30g，制首乌30g，白花蛇舌草15g，重楼9g，仙鹤草30g，三七10g（先煎），炙甘草6g。每日1剂，水煎，早晚分2次温服。继续十一酸睾丸酮、司坦唑醇片等刺激造血治疗。

治疗1个月复诊，患者乏力倦怠症状缓解，纳食改善，皮肤瘀斑瘀点消失，再未见出血，外周血常规未见明显回升。继续予以上方加减并联合于天启团队科内特色制剂十星丹口服，每次9g，每天2次。治疗3个月复诊，复查血常规：WBC 3.5×10^9/L，Hb 99g/L，PLT 56×10^9/L。

此后患者仍坚持门诊服药，证候持续好转，病情稳定。

按：MDS临床表现为血细胞减少的气血亏虚，然而骨髓增生活跃或稍低，可见病态造血，或可见原始细胞。正气虚损，邪毒内侵，邪尚不盛，但非纯虚损的状态，治疗须在扶正补虚的同时，不忘祛邪解毒，久病入络，瘀血滋生。患者又有出血表现，注意止血活血，三七活血不留瘀，并结合出血和血小板的情况，可考虑配合半枝莲、莪术、青黛等活血解毒药物。十星丹制作成丸散剂型，方便患者长期服用，有利于维持治疗的阶段进行。

（七）临证发挥

1. 跟师体会

临床上单用益气补血结合温肾健脾，培补肾精，以求阴阳互生，精髓恢复。久虚难复，医者需要坚持延续治疗，效不更方。同时跟患者沟通，需要患者理解出血需要急固，精血亏虚之本不能速补，鼓励患者要有信心，持续治疗。

于天启团队认为，中低危MDS患者除按西药治疗刺激造血等支持外，还须以补虚解毒为原则，冲服特色制剂十星丹，每次1g，每日3次。可按临证辨析联合中药煎剂，组方主要含黄芪15g，白术10g，茯苓12g、炙甘草6g等益气健脾药物，以呵护后天脾土促进正常造血。如有兼证可辨证加味：出血明显者酌加地榆12g，大蓟15g，仙鹤草15g；湿浊明显者酌加土茯苓15g，法半夏12g；湿热明显者酌加夏枯草15g，茵陈蒿15g；热毒明显者酌加大青叶15g，蒲公英15g，白花蛇舌草15g，半枝莲15g。

补虚时要注重加强益气健脾，基本方药以黄芪、白术、茯苓、炙甘草等为主。现代研究认为，免疫紊乱导致了骨髓造血衰竭的发生，血细胞的减少又导致免疫功能的下降。温肾、健脾、养血中药能激活人体的免疫系统，提高机体免疫功能；或含有促进造血细胞生长的物质，能促进骨髓造血干细胞、祖细胞的增殖和分化；或改善造血微环境而利于骨髓正常造血功能的恢复；或具有免疫调节、解除造血抑制的作用，有利于造血功能的恢复。MDS治疗方案的基本原则是从"脏腑气血以平为调"出发，培补脾肾以益养气血；同时出现标证的"急则治其标"。对证配合土茯苓、法半夏等祛湿化痰，以白花蛇舌草、半枝莲、三七等活血祛瘀、清解热毒，夏枯草、茵陈等祛湿解毒，等等。临床结果显示经上述方法治疗后收效良好，大部分患者基本脱离输血依赖。

2. 难点分析

MDS是髓系克隆增殖的恶性肿瘤疾病，有高度向急性白血病转化的趋势，治疗过程中，要注意中西医结合，按疾病分型、预后评分等进行危险程度评估，中低危的可以采取中医治疗结合恢复造血功能的方案，而高危组的需要扶正补虚，有机结合祛邪解毒、活血化瘀的综合治疗，有肿瘤负荷指标上升明显的情况需要联合小剂量的细胞毒性药物，以降低癌变的白血病细胞或肿瘤负荷指标，抑制恶性克隆增殖，促进正常造血功能的恢复。

3. 用药观察

于天启教授带领团队学习血液病名中医陈志雄教授的经验，在辨证组方基础上结合现代中药药理研究，祛邪解毒方面多选用白花蛇舌草、重楼、半枝莲等岭南药。

白花蛇舌草在《广东中药Ⅱ》中记载为"辛涩，寒，无毒"，归经方面参考《广西中药志》"入心、肝、脾三经"。《广东中药Ⅱ》记载白花蛇舌草"清热，利湿，解毒"。治肺热喘咳、扁桃体炎、咽喉炎、阑尾炎、痢疾、尿路感染、黄疸、肝炎、盆腔炎、附件炎、痈肿疔疮、毒蛇咬伤、肿瘤，亦可用于消化道癌症。现代研究提示：白花蛇舌草有清热解毒，消痈抗癌的功效。具有多种药理活性成分，如蒽醌类、萜类、黄酮类等，其抗肿瘤机制可能与诱导肿瘤细胞凋亡、调节免疫、抑制信号传导通路等有关。

重楼，其味苦，性微寒，有小毒。有清热解毒，消肿止痛，凉肝定惊之功效，常用于疔疮痈肿、咽喉肿痛、蛇虫咬伤、跌扑伤痛、惊风抽搐。《滇南本草》言："消诸疮，无名肿毒，利小便。"《生草药性备要》曰："补血行气，壮精益肾，能消百毒。"近年来的研究表明重楼所含甾体类、氨基酸类、无机化合物、其他化合物等具有止血、抗肿瘤、抗菌抗炎等作用。

半枝莲的功效为清热解毒，利尿消肿。近年来学者对半枝莲抗肿瘤药理机制的研究较为广泛，除抑制肿瘤细胞增殖以外，还能通过动物实验发现半枝莲多糖可提高小鼠红细胞溶血、血清、肝组织中的超氧化物歧化酶（SOD）活力，具有抗氧化作用。

广州医科大学附属广州市中医医院　戴媺

广州中医药大学第三附属医院　宋盛青

附

1. 骨髓增生异常综合征西医诊断标准

MDS西医诊断在《骨髓增生异常综合征诊断与治疗中国专家共识》（2014年版）基础上，参照2018年美国国家综合癌症网络（2018NCCN）MDS临床实践指南。

1）MDS诊断需满足2项必要条件和1项确定标准

（1）必要条件。①持续一系或多系血细胞减少：Hb＜110g/L，ANC＜1.5×10^9/L，PLT＜100×10^9/L。②排除其他可以导致血细胞减少和发育异常的造血及非造血系统疾患，如铜缺乏（胃肠吸收不良、严重营养不良，胃旁路手术、服用补锌药物者）与先天性铁粒幼红细胞贫血。

（2）确定标准。①发育异常：骨髓涂片中红细胞系、粒细胞系、巨核细胞系中发育异常细胞的比例＞10%。②环状铁粒幼红细胞占有核红细胞比例≥15%；或环状铁粒幼红细胞占有核红细胞比例≥5%伴有SF3B1突变。③原始细胞：骨髓涂片中达5%～19%。④MDS常见染色体异常。

（3）辅助标准。①流式细胞术检查结果示骨髓细胞表型异常，提示红细胞系和/或髓系存在单克隆细胞群。②遗传学分析提示存在明确的单克隆细胞群。③免疫组化和组织学异常。

2）二代测序与基因突变相关检测

应用基因芯片、第二代基因测序等高通量技术，可检出多数MDS患者中体细胞性基因突变，常见突变包括TET2、RUNX1、ASXL1、DNMT3A、EZH2、NRAS/K-RAS、SF3B1等。对常见基因突变进行检测对于MDS的诊断有潜在的应用价值，可参照2018年美国国家综合癌症网络（2018. V1 NCCN）MDS临床实践指南。

2. 西医疗效标准

参照《骨髓增生异常综合征诊断与治疗中国专家共识》（2018年

版），采用MDS 国际工作组（International Working Group，IWG）2006年
标准。

表4-4　国际工作组疗效标准改变MDS自然病程的修订建议

类别	疗效标准（疗效须维持≥4周）
完全缓解	·骨髓：原始粒细胞<5%且所有细胞系成熟正常 应注明持续存在的发育异常* ·外周血** —血红蛋白≥110 g/L —血小板≥$100×10^9$/L —中性粒细胞绝对数≥$1.0×10^9$/L —原始细胞0%
部分缓解	·其他条件均达到CR标准（凡治疗前有异常者），但骨髓原始细胞 仅较治疗前减少≥50%，但仍>5% 不考虑细胞增生程度和形态学
骨髓完全缓解	·骨髓：原始粒细胞≤5%，且较治疗前减少≥50% ·外周血：如果达血液学进步（HI），应与骨髓完全缓解同时注明
稳定	·未达到PR的最低标准，但至少有8周无疾病进展证据
失败	·治疗期间死亡或病情进展，患者表现为血细胞减少加重、骨髓原始 细胞比例增高或进展为较治疗前更晚期的FAB亚型
CR 或PR 后复发	·有下列≥1项： —骨髓原始细胞比例回升至治疗前水平 —粒细胞或血小板数较达最佳疗效时下降50%或以上 —血红蛋白下降≥15g/L或依赖输血
细胞遗传学反应	·完全反应 —染色体异常消失未出现新的异常 ·部分反应 —异常核型至少减少50%

（续表）

类别	疗效标准（疗效须维持≥4周）
疾病进展	·具有以下情况的患者： —原始细胞<5%：原始细胞增高≥50%，达到>5% —原始细胞5%～10%：原始细胞增高≥50%，达到>10% —原始细胞10%～20%：原始细胞增高≥50%，达到>20% —原始细胞20%～30%：原始细胞增高≥50%，达到>30% ·下列任何一项： —粒细胞或血小板数较最佳缓解/疗效时下降≥50% —血红蛋白下降≥20g/L —依赖输血
生存	·结束时点： —总体生存（OS）：任何原因死亡 —无变故生存（EFS）：治疗失败或任何原因死亡 —无进展生存（PFS）：病情进展或死于MDS —无病生存（DFS）：至复发时为止 —特殊原因死亡：MDS相关死亡

注：*指发育异常的改变应考虑发育异常改变的正常范围。

**指在某些情况下，治疗方案要求在4周期限之前就开始进一步治疗（如巩固治疗、维持治疗）。这些患者可归入进一步治疗开始时的疗效组。在重复化疗疗程中短暂血细胞减少直至恢复至前一疗程后的改善值为止，这段过程不影响疗效持续性的判断。

表4-5　国际工作组疗效标准血液学进步的修订建议

血液学进步*	疗效标准（疗效须维持≥8周）
红系反应（治疗前<110g/L）	·血红蛋白升高≥15g/L ·红细胞输注单位减少，与治疗前8周输注单位数相比，每8周输注单位数至少减少4个，只有那些治疗前血红蛋白≤90g/L而需红细胞输注者才纳入红细胞输注疗效评估

血液学进步*	疗效标准（疗效须维持≥8周）
血小板反应（治疗前 <100×10⁹/L）	· 治疗前血小板计数>20×10⁹/L 的患者，血小板计数净增值≥30×10⁹/L · 从<20×10⁹/L 增高至>20×10⁹/L 且至少增高100%
中性粒细胞反应（治疗前 <1.0×10⁹/L）	· >100%增高和绝对值增高>0.5×10⁹/L
HI后进展或复发**	· 有以下≥1项： —中性粒细胞或血小板数较最佳疗效时下降≥50% —血红蛋白下降≥15g/L —输血依赖

注：*指治疗前值为间隔≥1周的至少两次测定（不受输血影响）的平均值。

**指在没有如感染、重复化疗疗程、胃肠道出血、溶血等另外解释的情况下。

建议在同时有红系和血小板两种疗效的情况下，在报告个别疗效的同时，也作为总体疗效加以报告。

参考文献

［1］中华医学会血液学分会. 骨髓增生异常综合征中国诊断与治疗指南（2019年版）［J］. 中华血液学杂志，2019，40（2）：89-97.

［2］罗颖婉，佟红艳. 骨髓增生异常综合征相关病因研究进展［J］. 中国实用内科杂志，2017，37（3）：267-270.

［3］中国中西医结合学会血液学专业委员会骨髓增生异常综合征专家委员会. 骨髓增生异常综合征中西医结合诊疗专家共识（2018年）［J］. 中国中西医结合杂志，2018，38（8）：914-920.

［4］国家中医药管理局医政司. 24个专业105个病种中医临床路径［M］. 北京：中国中医药出版社，2011：337.

［5］国家中医药管理局知政司. 24个专业105个病种中医诊疗方案［M］. 北京：中国中医药出版社，2011：361.

［6］张广社，申小慧. 周永明论治骨髓增生异常综合征经验［J］. 辽宁中医杂志，2014，41（3）：413-416.

［7］麻柔. 骨髓增生异常综合征中西医结合诊疗优势［J］. 中国中西医结合杂志，2019，39（1）：21-22.

［8］戴媺，于天启. 补虚解毒法干预骨髓增生异常综合征的观察［J］. 广州医药，2013，44（6）：14-17.

［9］戴媺，陈志雄，于天启. 十星丹联合西药治疗中低危骨髓增生异常综合征的临床观察［J］. 广州中医药大学学报，2013，（5）：633-636.

［10］麻柔. 免疫介导的造血抑制与骨髓衰竭［J］. 中国中西医结合杂志，2010，30（3）：334-336.

［11］赵林林. 白花蛇舌草化学成分与药理作用研究进展［J］. 河南中医，2012，32（10）：1372-1374.

［12］赵保胜，朱寅获，马勇，等. 中药重楼研究进展［J］. 中国实验方剂学杂志，2011，17（11）：267-270.

［13］王志远，戴玲，张凯. 半枝莲多糖的提取纯化及抗氧化活性研究［J］. 中国生化药物杂志，2008，29（2）：96-99，103.

十四、多发性骨髓瘤

（一）概述

多发性骨髓瘤（multiple myeloma，MM）是克隆性浆细胞异常增殖性疾病，可累及骨髓和髓外组织，克隆浆细胞分泌单克隆免疫球蛋白和轻链（M蛋白），导致相关器官或组织损伤。该病多发于中老年人，是血液系统第二常见恶性肿瘤，目前仍无法治愈。多发性骨髓瘤的主要临床表现为骨痛、贫血、反复感染、骨质破坏、病理性骨折、高钙血症、高黏滞综合征及肾功能不全等。该病约占血液恶性肿瘤的10%，发病率估计为（2~3）/100 000人，男女比例为1.6∶1，大多数患者年龄大于40岁。根据疾病临床症状，多发性骨髓瘤可归属于中医"骨痹""骨蚀""骨瘤""虚劳""癥瘕"等范畴，但这些病名针对性差。根据中华中医药学会血液病专业分会对血液病名的研究，中国医药教育协会血液学专业委员会及中国中西医结合学会血液学专业委员会骨髓瘤专家委员会将其命名为"骨髓瘤"；基于中医各家对血液病名的研究，大多数专家认同将"骨蚀""骨髓瘤"作为统一病名。

（二）病因病机

骨髓瘤的病因病机为脏腑经络失调、阴阳气血亏损，导致气机阻滞，痰瘀互结，为热毒内蕴所致。《灵枢·刺节真邪篇》曰："虚邪之中人……其入深，内搏于骨，则为骨痹……虚邪之入于身也深，寒与热相搏，久留而内著……内伤骨为骨蚀。"

病因病机多见于以下各方面。

（1）禀赋薄弱，精气亏虚，或久病体虚，阴阳气血亏耗，肾气不足以化精生髓；肾精亏损，往往易感受外邪，或七情等内伤，损伤精气，邪毒侵入骨髓，引起气血运行不畅，痰毒内结，发为本证。

（2）后天失调，劳作烦劳过度，伤及肝肾，本病多发于中老年人，肾精亏虚，肝肾不足，骨失所养，瘀毒内结，深入骨髓，发为本病。

（3）饮食不节，过食辛辣厚味醇酒，滋生湿热，痰湿内蕴，熏灼血络，煎熬骨髓伤及肾精。

（4）外感六淫，邪毒壅盛，或理化、生化因素侵袭，邪毒侵入脏腑，流连筋骨，内搏于骨，毒入骨髓，乃发本病。

故骨髓瘤为本虚标实之证；五脏亏虚为本，尤其脾肾亏虚失调，气滞、痰凝、血瘀、毒结为标，脏腑瘀毒在发病中尤为明显，其病位在骨髓，病源在肾，与肝、脾胃密切相关。

（三）临床表现

1. 症状

多发性骨髓瘤起病徐缓，早期无明显症状，容易被误诊。多发性骨髓瘤的临床表现多样，主要有贫血、骨痛、肾功能不全、感染、出血、神经症状、高钙血症、淀粉样变等。

1）骨痛、骨骼变形和病理骨折

骨髓瘤细胞分泌破骨细胞活性因子而激活破骨细胞，使骨质溶解、破坏，骨骼疼痛是最常见的症状，多为腰骶、胸骨、肋骨疼痛。瘤细胞破坏骨质，引起病理性骨折，可多处骨折同时存在。

2）贫血和出血

贫血较常见，为首发症状，早期贫血轻，后期贫血严重。晚期可出现血小板减少，引起出血症状。皮肤黏膜出血较多见，严重者可见内脏及颅内出血。

3）肝、脾、淋巴结和肾脏病变

肝、脾肿大，颈部淋巴结肿大，骨髓瘤肾。器官肿大或者异常肿物需要考虑髓外浆细胞瘤或者淀粉样变。

4）神经系统症状

神经系统髓外浆细胞瘤可引起肢体瘫痪、嗜睡、昏迷、复视、失明、视力减退。

5）多发性骨髓瘤多见细菌感染

亦可见真菌、病毒感染，最常见为细菌性肺炎、泌尿系感染、败血症，病毒性带状疱疹也容易发生，尤其是治疗后免疫低下的患者。

6）肾功能损害

50%～70%患者尿检有蛋白、红细胞、白细胞、管型异常，出现慢性肾功能衰竭、高磷血症、高钙血症、高尿酸血症，可形成尿酸结石。

7）高黏滞综合征

可发生头晕、眼花、视力障碍，并可突发晕厥、意识障碍。

8）淀粉样变

常发生于舌、皮肤、心脏、胃肠道等部位。

9）包块或浆细胞瘤

有的患者可以出现肿块，肿块直径几厘米至几十厘米不等，可以是骨性肿块或软组织肿块，这些肿块病理检查多为浆细胞瘤。一般认为合并软组织肿块或浆细胞瘤的患者预后不良，生存期短。

10）血栓或梗塞

患者可出现血液透析造瘘管梗塞、深静脉血栓或心肌梗死等表现，其发生原因与肿瘤患者易栓及高黏滞综合征等因素有关。

2. 体征

Ⅰ期患者无贫血体征，Ⅱ、Ⅲ期患者见贫血貌、睑结膜苍白、心率增快，胸骨、肋骨、腰椎骨等部位疼痛，或骨局部触及骨肿块，伴出血可见皮肤瘀点瘀斑，伴肺部感染时，肺部听诊可闻及湿啰音。

3. 实验室检查

1）血液检查

血常规：多为正细胞正色素性贫血。白细胞正常，偶见幼粒细胞、幼红细胞或瘤样浆细胞，血小板正常或减少，晚期血小板常减少。肝功能、肾功能包括总蛋白超过正常水平值，白蛋白可能减少、乳酸脱氢酶可能升高，晚期电解质包括钙离子升高、凝血功能异常、肾功能不全，继而出现尿素氮、肌酐升高、血磷增高、高尿酸血症。

2）血清蛋白电泳检查

血清蛋白电泳异常，M蛋白阳性，是单克隆球蛋白或轻链蛋白。

3）尿液检查

尿中出现单克隆免疫球蛋白轻链。

4）骨髓检查

骨髓穿刺和骨髓活检检查。

5）影像检查

弥漫性骨质疏松，多发溶骨破坏，多见于颅骨、盆骨、脊椎骨、肋骨部位的大小不等的圆形、卵圆形穿凿样改变，少数骨质病变也见于肱骨、股骨部位，还有病理性骨折等。

6）其他相关诊断和预后分层的项目

合并淀粉样变患者的血液检测可发现心功能、心肌酶谱等指标异常，进一步则须行皮下脂肪或受累器官活检等。骨髓检查的流式细胞术抗体标记CD19、CD38、CD138、胞质κ轻链、胞质λ轻链的检测，FISH荧光原位杂交术检测IgH、17p-（P53-）、13q14缺失等。

（四）辨证论治

由于本证属本虚标实，病位在骨，病本在肾，以邪毒内犯骨髓，标为气滞血瘀、痰瘀交阻、毒瘀互结、痰阻血热等病理变化，故治疗当以补虚治本为主，以活血化瘀、化痰散结、清热解毒等为治疗原则。

1. 气滞痰瘀阻络证

证候特点：面色晦暗，胸胁疼痛或骨痛，腰痛，肌衄，痰核肿大，癥瘕痞块，肌肤甲错，肢体麻木，神疲乏力，精神萎靡，脘腹胀满，舌质暗红、舌苔腻，脉弦滑。

治法：活血化瘀，涤痰解毒。

方药：身痛逐瘀汤、温胆汤加减。

处方：川芎5g，桃仁5g，红花5g，羌活10g，牛膝15g，地龙10g，秦艽10g，没药10g，五灵脂10g，半夏10g，茯苓15g，枳实10g，陈皮10g，甘草10g，竹茹5g，生姜10g，大枣10g。

还可以参考《金匮要略》大黄䗪虫丸，主要药物选用大黄、黄芩、甘草、桃仁、苦杏仁、白芍、生地黄、水蛭、䗪虫、虻虫等。主治活血祛瘀、通经消癥，可联合用药。

2. 气血两亏证

证候特点：头晕乏力，面色㿠白或萎黄，自汗，盗汗，少气懒言，心悸气短，胁痛隐隐，食少纳呆，苔薄白腻，舌淡边有齿印，脉细重按无力。

治法：补益气血，兼清瘀毒。

方药：黄芪当归补血汤、八珍汤加减。

主要药物：黄芪30g，当归10g，熟地黄10g，生地黄15g，赤芍、白芍各10g，川芎5g，党参15g，白术10g，茯苓15g，炙甘草10g。

3. 肝肾阴亏证

证候特点：腰痛，腰酸乏力，头痛耳鸣，消瘦，口干舌燥或烦渴，五心烦热，盗汗，颧红，尿频数色深黄，大便干结，舌质暗红、苔薄黄微腻而干，脉弦大而数，重按无力。

治法：滋肾养肝，清热解毒。

方药：六味地黄丸、二至丸加减。

主要药物：女贞子15g，墨旱莲30g，熟地黄10g，山茱萸15g，山药15g，茯苓15g，牡丹皮10g，泽泻15g。

4. 脾肾阳虚证

证候特点：面色㿠白无华，面部浮肿，形寒肢冷，头晕乏力，恶心呕吐，心悸气短，喘不能卧，口淡不渴，小便清长，大便溏薄，下肢浮肿，舌质淡、苔薄白，脉沉细。

治法：温肾健脾。

方药：右归丸加减。

处方：熟地黄10g，山药15g，山茱萸15g，枸杞子15g，菟丝子15g，鹿角胶5g（烊），杜仲10g，肉桂5g，当归10g，制附子10g（先煎）。

（五）临证思考

本病年老体弱，脏腑渐亏，肾虚尤甚，复因起居、饮食、内伤等，更易感受滋生毒邪，邪毒内蕴，伤及骨髓，耗伤精血，进而加重肾虚，形成因虚致病、因病致虚的恶性循环。所以病症初期可能邪毒内蕴明显，但是仍需要兼顾虚损。本病病位在骨髓，与肾密切相关，病机为肾虚血瘀毒蕴，肾虚为本，瘀血为标，邪毒为因。

1. 培补肾气为基础

结合临床验证，于天启团队及较多医家认为多发性骨髓瘤发病之因多为元阳亏损，气血精髓不充，风寒湿邪乘虚侵入人体，患者多因年老体弱而肾精虚损，故补肾强调补肾阴和肾阳，阴阳平调，阴阳互补，应避免过度使用附子、干姜等温热类药物，必须联用枸杞子、黄精、生地黄、熟地黄滋肾阴。温肾阳用巴戟天、淫羊藿、仙茅等；而且需要扶助人体正气，补气血，多用黄芪、党参、当归等。

2. 久病必瘀辅以活血通络

瘀毒日久，伤及正气，元气亏虚无力推动血液运行，血行迟缓积滞成瘀；又或虚损及阳，阳虚失于温煦，寒凝导致血流淤滞，如清代名医叶天士《临证指南医案》所言："初为气结在经，久则血伤入络。"因为随着病程迁延不愈，病位会由浅入深，病情会由轻到重。因此，根据这个理论可推断"初病治气，久病治血"。

骨髓瘤中晚期临床更多表现出肾虚兼血瘀，故益气活血，可选补阳还五汤，主要药物有黄芪、赤芍、当归、桃仁、地龙、川芎、红花等，黄芪可重用以大补元气，气行则血行，配当归补血活血，气血旺则消瘀血而不伤正。还可辅以三七，先煎20min，或长期冲服三七粉，每次3g，尤其协同现代医学的免疫治疗，协同三七预防或减低如沙利度胺、雷利度胺等药合并形成血栓的不良反应。

瘀血更甚时已成瘀毒，祛除瘀毒必破血逐瘀，必要时以毒攻毒。联合化疗可类比以毒攻毒，如疼痛剧烈，可考虑虫类之药化瘀解毒通络，可用壁虎、土鳖虫、全蝎子等。

如果瘀血化热明显，应注重清热凉血解毒，但是因久病元气虚损，故须注意避免长期大量使用众多清热凉血解毒之剂。

3. 久病寒湿必有湿痰

骨髓瘤的临床表现除外虚劳、骨痛诸症外，还经常表现为面色晦暗、皮下瘀点瘀斑、肝脾肿大、肢体麻木甚至疼痛感觉异常等。《类证治裁·痹论》认为痹病久而不愈，必有湿痰败血瘀滞经络。该病乃因寒湿之邪不去聚而成痰。痰性黏滑，最易随气血流窜，并流注关节筋脉，其黏浊之性导致气机阻滞，气滞血瘀，痰瘀交凝，使肢节经脉有失气血濡养。又因虚更感外邪，邪毒深入骨髓，湿浊瘀毒内阻，筋脉不利，骨痛反复；虚实相因，终至精枯髓竭。故治疗以补肾生髓、祛痰胜湿、活血解毒为法。

于天启团队结合临床经验，治法选择以补肾活血为基础，加用祛痰解毒的中药，组方中黄精、续断、枸杞子等补肾填髓；三七、丹参活血通络；制南星、威灵仙祛痰胜湿；山慈菇、半枝莲攻邪解毒。以补肾活血、祛痰解毒中药联合化疗方案治疗多发性骨髓瘤，分析临床病例数据，认为该法能较好缓解骨痛骨病症状和贫血，并降低异常浆细胞、M蛋白、血钙浓度及β_2微球蛋白（β_2-MG）等，有效改善骨髓瘤的肿瘤负荷相关指标，已有相关文献作出总结，并推广于骨髓瘤国家重点专科专病的中医诊疗常规运用。

（六）验案举例

陈某，男，56岁，2011年第一次来诊。主诉：移植造血干细胞后骨髓瘤复发，伴腰痛1月余。2008年5月因腰椎成形术中活检确诊多发性骨髓瘤，曾在某医院行4疗程方案化疗，并行同胞相合异基因造血干细胞移植术。1月余前因为腰痛，复查骨髓提示复发，浆细胞占62%。予化疗后疗效不佳，遂来广州中医药大学第三附属医院血液肿瘤科寻求中医治疗。接诊后，查Hb 83g/L，生化：IgG 43g/L，ALB 31g/L。肝肾功能正常；蛋白电泳提示M蛋白10%，β_2-MG 2.6mg/L，乳酸脱氢酶正常；骨髓象示骨髓瘤细胞占56%。

来诊症见：神清，疲倦乏力，面色略晦暗，腰部酸痛，下肢肤色偏暗，纳食可，睡眠欠佳，二便尚调，舌淡暗、苔白腻，脉滑数。

西医诊断：多发性骨髓瘤（IgG κ）危险分层DSⅢ期A型，ISSⅡ期。

中医诊断：骨蚀（脾肾亏虚，血瘀痰阻）。

考虑接诊时患者处于化疗后抑制期，拟以扶正为主，培补脾肾辅以活血以助骨髓抑制的恢复。方药：黄芪15g，当归10g，党参15g，白术12g，茯苓15g，山药15g，枸杞子15g，补骨脂15g，菟丝子12g，巴戟天15g，三七10g（先煎）。每日1剂，水煎服，直至外周血复查提示骨髓抑制基本恢复。

二诊，用药后，患者精神好转，倦怠乏力基本消失，诉腰背酸痛未能明显缓解，下肢肿胀感加重，大便烂，舌头暗红、苔白腻微黄，脉滑数。

急则治其标，辅助检查提示乳酸脱氢酶、β_2-MG等指标上升，提示骨髓瘤复发后肿瘤负荷升高，予以中西医结合治疗，联合环磷酰胺、足叶乙甙、激素等化疗，并使用中药加强祛痰利湿解毒，同时兼顾补肾活血。处方：黄芪15g，当归10g，党参15g，苍术10g，薏苡仁30g，牛膝15g，茯苓20g，鸡血藤20g，枸杞子15g，补骨脂15g，菟丝子15g，续断15g，三七10g（先煎），制南星10g，山慈菇15g，全蝎5g，甘草10g。并配合外用广州中医药大学第三附属医院血液肿瘤科特色制剂"髓灵贴"贴敷肾俞穴温肾生髓，"百灵贴"贴敷于骨质破坏明显处或骨痛阿是穴以活血解毒通络，有效止痛。

按：患者乃中年男性，经骨髓移植骨髓瘤复发，曾行多程化疗导致肾精骨髓亏耗，久病瘀血内阻，脉络不通；又因肾为先天之本，肾在体主骨，肾气亏耗，气血虚损运行不畅，邪阻于肾，不通则痛，故可见腰背痛。久病瘀血，痰湿内阻，下注肢体，气机运行不畅，导致下肢肿胀，腰部疼痛等。治疗以扶正祛邪为法，结合辨病情险重，治疗灵活用药。化疗期间注意培补脾肾，呵护骨髓，辅以活血以助祛瘀生新。而肿瘤负荷升高，则需解毒攻毒，辨痰浊邪毒阻络，急则治其标，治宜祛痰利湿解毒通络，同时补肾活血以维护正气精髓。

患者后续间断维持西药低剂量化疗，坚持中医药整体综合治疗，达到了在非强烈化疗的情况下有效抑制肿瘤增殖，提高了患者的生存质量，患者复发后的生存时间长达8年。

（七）临证发挥

1. 跟师体会

于天启教授认为精髓相生，临床上骨髓瘤患者肾精虚损，须培补脾肾。本病病位在骨，病本于肾。中医认为肾乃先天之本，主一身之阴阳，肾虚有阴阳不足，肾精不足，毒蕴骨髓，致气血亏虚，肾阳虚损，脾失温煦，气血精微失去化生之源，故见脾肾俱损。

但是本病病变复杂，病因分型各异，虚无纯虚，虚实兼夹，本虚标实，各辨证分型可互相转化，相互重叠。热毒炽盛、痰瘀互结等标实之证时，则应清热解毒、活血化瘀、化痰散结等，同时，必须加上培本固肾之药，以攻补兼施，标本同治。

2. 难点分析

骨髓瘤是恶性血液病，总的病势是邪毒渐盛、正气渐虚。中老年之体，肾精亏损，气血阴阳不足，正气虚弱，卫外不固，外邪容易侵入，深传骨髓。随着病程时日延展，正气日渐虚损，邪毒日渐炽盛，正气虚极而成阴竭阳亡之势，阴阳互根，终成阴阳皆虚。

辨病辨证需要与病期、用药周期相结合。骨髓瘤早期，邪实而正气未虚；中期邪正斗争阶段，正气渐虚，而邪气尚实；晚期正气虚而邪气盛。化疗期间毒化药物往往损伤脏腑及气血阴阳，尤其明显损伤脾胃，正气亏虚，邪气实或邪气控制逐渐衰减；化疗结束后的恢复期，正气渐复，邪气衰减明显。充分了解骨髓瘤的用药与阶段性质，方能把握住正气和邪气在化疗期间或间期的影响。

3. 用药方面注意伴随化疗过程中针对几个问题用药

一是化疗药物的毒副反应，如化疗致消化道不良反应，患者常出现恶心呕吐、食欲不振，是胃气上逆所致。治则：理气和胃、降逆止呕。主方：二陈汤、小半夏汤（出自东汉张仲景《金匮要略》）。常用药：半夏、生姜、茯苓、甘草、陈皮、枳实。加减：若胃气不降，纳食欠佳，加白术，配枳壳和胃行气，以神曲消食；偏于阴虚，五心烦热者，可加石斛、天花粉养阴清热；偏于阳虚，畏寒肢冷者，加干姜、附子；若呕吐较甚，可加橘皮、砂仁、木香，重用生姜。

二是伴发肾病，以尿少、尿中多泡沫、水肿为主要表现。多由肾阳虚、水湿内停所致。治则：温补肾阳，化气行水。主方：金匮肾气丸加减（出自东汉张仲景《金匮要略》）。常用药：熟地黄、山药、山茱萸、茯苓、牡丹皮、桂枝、熟附子（制）、牛膝、车前子、大腹皮、五加皮。加减：伴有血尿者，加白茅根、藕节、仙鹤草、茜草、小蓟等。伴蛋白增多的，用沙苑子、菟丝子、土萆薢等化湿气别浊。

于教授认为，骨髓瘤患者出现蛋白尿的主要原因是邪毒在经脉筋骨不解，内传伤肾。肾主封藏，肾虚不能摄藏，致使精微外泄，故治疗当以固肾为主，兼顾祛邪，也可根据患者体质状况，采取固肾与祛邪并重的治法。大量蛋白尿而无浮肿者，用六味地黄汤治疗，并加桑螵蛸、金樱子摄精，山慈菇、石上柏解毒；大量蛋白尿伴双下肢浮肿者，用真武汤治疗，并加益母草、漏芦温阳利水，白花蛇舌草、重楼解毒祛邪。

广州医科大学附属广州市中医医院　戴嫩

广州中医药大学第三附属医院　范琳燕

附

1. 西医诊断标准

参考中国医师协会血液科医师分会、中华医学会血液学分会、中国医师协会多发性骨髓瘤专业委员会于2017年修订的《中国多发性骨髓瘤诊治指南》。

1) 骨髓瘤诊断标准

有症状（活动性）骨髓瘤诊断标准需满足第（1）条及第（2）条，加上第（3）条标准中任何1项。

（1）多发性骨髓瘤的骨髓单克隆浆细胞>10%和/或组织活检证实为浆细胞瘤。

（2）血清和/或尿中出现单克隆免疫球蛋白（M蛋白）。

（3）骨髓瘤引起的相关表现。①靶器官损害表现（CRAB，至少一项或多项）：［C］校正血清钙>2.65mmol/L；［R］肾功能损害（肌酐清除率<40mL/min或肌酐>177μmol/L）；［A］贫血（Hb低于正常下限20g/L或<100g/L）；［B］溶骨性破坏，通过影像学检查（X线片、CT或PET/CT）显示一处或多处溶骨性病变。②无靶器官损害表现，但出现以下1项或多项指标异常（SLiM）：［S］骨髓单克隆浆细胞比例≥60%；［Li］受累/非受累血清游离轻链比≥100e；［M］MRI检查出现至少1处5mm以上局灶性骨质破坏。

无症状骨髓瘤（冒烟型骨髓瘤）诊断标准需满足第（3）条 + 第（1）条或第（2）条。

（1）血清单克隆M蛋白≥30g/L，或24h尿轻链≥0.5g。

（2）骨髓单克隆浆细胞比例10%～60%。

（3）无相关器官及组织损害（无SliM、CRAB等终末器官损害表现）。

2）骨髓瘤分期标准

表4-6　国际分期体系（ISS）及修订的国际分期体系（R-ISS）

分期	ISS的标准	R-ISS的标准
I 期	β_2-MG<3.5mg/L 和白蛋白≥35g/L	ISS I 期和非细胞遗传学高危患者，同时LDH水平正常
II 期	不符合ISS I 期和III期的所有患者	不符合R-ISS I 期和III 期的所有患者
III 期	β_2-MG≥5.5mg/L	ISS III 期同时细胞遗传学高危患者[1]，或者LDH高于正常水平

注：1. 细胞遗传学高危指间期荧光原位杂交检出del（17q），t（4；14），t（14；16）。

2. 西医疗效标准

参考2016年国际骨髓瘤工作组织（IMWG）疗效标准。建议仅在有条件单位开展微小残留病灶检测（MRD检测）检查进行疗效评价。

表4-7 IMWG疗效评价标准

疗效	定义
严格意义的完全缓解（sCR）	· 满足CR标准的基础上，血清游离轻链sFLC比率正常和骨髓中无克隆性浆细胞（免疫组化、免疫荧光）
完全缓解（CR）	· 血清和尿免疫固定电泳IFE阴性，软组织浆细胞瘤消失，骨髓浆细胞<5%；对仅依靠血清FLC水平作为可测量病变者，除了满足以上CR标准外，还要求血清FLC的比值连续两次评估均恢复正常（0.26~0.65）
非常好的部分缓解（VGPR）	· 血和尿IFE阳性，S-PEP、U-PEP阴性；或血清M蛋白降低≥90%并且尿M蛋白<100 mg/24h
部分缓解（PR）	· 血清M蛋白减少≥50%，24h尿M蛋白减少≥90%且<200mg/24h · 如血、尿M蛋白不可测定，则FLC的差值缩小≥50% · 如血、尿M蛋白及sFLC都不可测定，并且基线骨髓浆细胞比例≥0.30，则要求骨髓内浆细胞减少≥50% · 基线存在的浆细胞瘤缩小≥50%
微小缓解（MR，仅用于难治或复发MM的评价）	· 血清M蛋白减少25%~49%并且24h尿轻链减少50%~89%。如果基线存在软组织浆细胞瘤，则要求可测量病变SPD缩小25%~49%。溶骨性病变的数量和大小没有增加（可允许压缩性骨折的发生）
疾病稳定（SD）	· 不符合CR、VGPR、PR及PD标准。SD不再推荐作为疗效指标，最好用疾病进展时间（TTP）来评价SD

（续表）

疗效	定义
疾病进展（PD）	·符合以下1项即可（以下所有数据均与获得的最低数值相比）。血清M蛋白升高≥25%（升高绝对值≥5g/L）或M蛋白增加≥10g/L（基线血清M蛋白≥50g/L时）。尿M蛋白升高≥25%（升高绝对值≥200mg/24h）。如果血清和尿M蛋白无法检出，则要求受累与非受累血清FLC之间的差值增加≥25%(增加绝对值>100mg/L)。如果血清和尿中M蛋白及血清FLC都不可测定，则要求骨髓浆细胞比例升高≥25%（增加绝对值≥10%）。出现新的软组织浆细胞瘤病变：原有1个以上的可测量病变SPD从最低点增加≥50%，或原有的≥1cm的病变其长轴增加≥50%。循环浆细胞增加≥50%（在仅有循环中浆细胞作为可测量病变时应用，绝对值要求至少为200个细胞/μL）

参考文献

［1］戴嫚，陈志雄. 补肾法在血液病中的临床应用［J］. 医药论坛杂志，2007，28（10）：121-122.

［2］戴嫚，于天启，陈亚勇. 补肾活血、祛痰解毒法中药联合化疗治疗多发性骨髓瘤疗效观察［J］. 新中医，2013，45（8）：141-142.

［3］于天瑜，于天启，陈亚勇. 多发性骨髓瘤所致骨痛、蛋白尿的治疗体会［J］. 国医论坛，2006，21（6）：11.

［4］中国医师协会血液科医师分会，中华医学会血液学分会，中国医师协会多发性骨髓瘤专业委员会. 中国多发性骨髓瘤诊治指南（2017年修订）［J］. 中华内科杂志，2017，56（11）：866-870.

十五、恶性淋巴瘤

（一）概述

恶性淋巴瘤（malignant lymphoma）是一大类原发于淋巴结或结外部位淋巴组织和器官的恶性肿瘤的总称。按病理和临床特点分为霍奇金淋巴瘤和非霍奇金淋巴瘤两大类。临床主要表现为颈部、腋下及腹股沟淋巴结肿大且质地坚硬，有的还伴有发热、盗汗等全身症状。在我国，恶性淋巴瘤的发病率约为6/100 000人，且呈逐年上升趋势，已成为常见恶性肿瘤之一。

中医学无"恶性淋巴瘤"的病名记载，但根据其临床表现，相关文献一般将其归属"恶核""痰核""积聚""石疽""失荣"等疾病范畴，而以"恶核"最为业内所接受。于天启教授也认为中医病名"恶核"比较贴近于临床。

（二）病因病机

1. 正气内虚

先天禀赋不足，或后天失养，以致阴阳不足。阳气不足，则虚寒内生，血脉痹阻、痰浊凝滞；阴气不足，则经脉失荣，或阴虚内热熬血成瘀，引发本病。

2. 外感邪毒

六淫邪毒，或疫毒，或化学毒物，或辐射邪毒，侵犯肌体，凝滞血脉，流窜经络，瘀滞脏腑，引发本病。

3. 脏腑功能失调

脏腑功能失调是本病发生的关键因素，尤其与肝、脾、肾、肺功能失调关系密切。脾脏功能失调，运化失司，痰湿内生；脾虚无力推动血行，则血脉瘀滞；肾脏功能失调，无力蒸化水液，则水湿内停，煎熬成痰；肝脏功能失调，疏泄失职，则肝气郁结，瘀血内生；肺脏功能失调，则水道不利，痰饮内生；痰浊瘀血相互搏结，流连不去，遂成恶核。

总之，恶性淋巴瘤病因复杂，病机多变，但以正气内虚、脏腑功能失调为本，以外感邪毒为标。基本病机为正气内虚，机体温煦无力及气化失常，脏腑气血功能障碍，导致产生过多的痰饮、水湿、瘀血、毒邪等病理产物聚结而成瘤。

（三）临床表现

恶性淋巴瘤临床表现依病变侵犯部位和侵犯程度的不同而很不一致，临床表现复杂多样。典型表现为无痛性淋巴结肿大和局部肿块，以颈部、腋下及腹股沟淋巴结最为常见。常伴有发热、骨痛、自汗、盗汗、疲倦乏力、头晕目眩、皮肤瘙痒等症状，以及肝脾肿大及相应器官的压迫症状，后期可出现严重贫血、消瘦等。

（四）辨证论治

于教授认为，恶性淋巴瘤的辨治应紧扣"脏腑功能失调、痰浊瘀毒凝结"的核心病机，谨守病机、随证加减、知常达变。本病早期主要表现为无痛性淋巴结肿大，属于"肝主筋"的病变，因此本病主要病位在肝，与脾、肾、肺关系密切。治疗方面，要兼顾主要病位、病机与疾病的不同阶段，在养肝血、疏肝郁的基础上，祛瘀化痰、软坚散结、通腑排毒。

1. 早期恶性淋巴瘤

恶性淋巴瘤的早期，病机以肝气郁结、痰浊凝结为主，治以疏肝行气解郁、化痰解凝散结，常选用阳和汤合柴胡疏肝散加减：熟地黄15～30g，鹿角霜10～15g，白芥子5～10g，炮姜10～15g，肉桂3～5g，麻黄3～5g，猫爪草15～30g，法半夏10～15g，柴胡10～15g，枳壳10～15g，香附10～15g，夏枯草15～30g。方中熟地黄、鹿角胶补肾填精，乃益火之源；炮姜、肉桂、麻黄温阳散寒解凝；法半夏、白芥子、猫爪草、夏枯草化痰软坚散结，香附、柴胡、枳壳行气疏肝解郁。

放疗、化疗期，由于放疗、化疗药物的毒副作用，患者常有恶心、呕吐、纳差、咽干口燥等气阴两虚、痰浊中阻的表现，治疗当以扶正祛邪为原则，以健脾扶正为主，佐以化痰软坚，在治疗原发病的同时，尽量减少放疗、化疗的不良反应，常选陈夏六君子汤合消瘰丸加减：陈皮5～10g，半夏15～20g，党参10～15g，苍术10～15g，茯苓15～20g，山慈菇15～20g，猫爪草15～30g，仙鹤草30～60g，玄参10～15g，牡蛎15～30g，莪术10～15g，砂仁5～10g。方中党参、苍术、茯苓、仙鹤草益气健脾扶正；陈皮、苍术、半夏、砂仁化痰祛湿醒脾，降逆止呕；山慈菇、猫爪草、牡蛎软坚散结，莪术化瘀软坚；玄参养阴散结。

放疗、化疗后恢复期，常常一起出现倦怠乏力、口燥咽干、口腔溃疡等气阴两伤、热毒余邪未尽的表现，治疗当以益气养阴、兼清余邪为法，常选用生脉饮加减：西洋参10～15g，三七10～15g，红景天10～15g，麦冬10～15g，黄连5～10g，白花蛇舌草15～30g，仙鹤草30～60g，山慈菇15～20g，玄参15～30g，鸡血藤15～30g，莪术10～15g。方中西洋参、红景天、仙鹤草益气；麦冬、玄参养阴；黄连、白花蛇舌草清热解毒；三七、鸡血藤养血活血；莪术化瘀软坚，山慈菇化痰散结。

缓解期病情相对平稳，治疗以延缓进展及防止复发为要。治疗上扶正祛邪并重，以补益肝肾气血、活血化痰散结为法，常选用八珍汤合消瘰丸加减：党参10～15g，茯苓15～20g，苍术10～15g，当归10～15g，赤芍10～15g，熟地黄15～30g，红景天10～15g，半夏10～15g，猫爪草15～30g，仙鹤草30～60g，莪术10～15g，白花蛇舌草15～30g，夏枯草

15～30g。方中党参、茯苓、苍术、红景天、仙鹤草益气健脾，赤芍、当归、熟地黄补肝肾养血；半夏、猫爪草、夏枯草化痰软坚；白花蛇舌草清热解毒，莪术软坚散结。口干舌燥者加麦冬15～20g，玄参15～20g，恶风怕冷者，加鹿角霜15～20g，肉桂3～5g。

2. 中、晚期恶性淋巴瘤

恶性淋巴瘤的中、晚期，病机以寒痰凝滞、热毒痰结、痰瘀互结、正虚痰凝为主。治疗寒痰凝滞者，应散寒解毒，化痰散结，方选阳和汤加减，具体为熟地黄、肉桂、白芥子、姜炭、生甘草、麻黄、鹿角胶。热毒痰结者，应清热解毒，化痰散结，方选黄连解毒汤合消瘰丸加减，具体为玄参、煅牡蛎、生地黄、黄连、黄芩、黄柏、栀子。也可选择具有同类功效的方剂或中成药。痰瘀互结者，应逐瘀化痰散结，方选鳖甲煎丸加减，具体为鳖甲胶、阿胶、蜂房、鼠妇、土鳖虫、柴胡、黄芩、半夏、党参、干姜、厚朴、桂枝、白芍、桃仁、牡丹皮、大黄、凌霄花、石韦、瞿麦。正虚痰凝者，应扶正托毒，软坚散结，方选八珍汤加二陈汤加减。人参、茯苓、白术、陈皮、半夏、当归、白芍、熟地黄、川芎、甘草。

3. 恶性淋巴瘤主要伴随症状

恶性淋巴瘤主要伴随症状，应观其脉症，知犯何逆，随证治之。

皮肤瘙痒：热毒郁表者，治以麻黄连翘赤小豆汤合五味消毒饮加减；血虚生风者，治以四物汤合消风散加减。

自汗、盗汗：自汗属气虚不固者，治以玉屏风散合桂枝龙骨牡蛎汤加减；属气阴两虚者，治以生脉饮合一贯煎加减。盗汗属阴虚火旺者，治以当归六黄汤合六味地黄丸加减。

周围神经病变：属气虚血瘀者，治以黄芪桂枝五物汤合桃红四物汤加减；属气滞血瘀痰凝者，治以血府逐瘀汤合涤痰汤加减。

（五）临证思考

于教授认为，在恶性淋巴瘤的诊疗中，要紧扣"阳化气、阴成形"的生理特点和"脏腑功能失调、痰浊瘀血凝结"的病机特点，着重处理好"扶正与祛邪""活血与化痰""补肝与健脾""温阳与清热"四个方面的关系。

1. 扶正祛邪，分期论治

恶性淋巴瘤属于虚实夹杂的疑难杂症，"虚、痰、瘀、毒、郁"为主要病理特点，正虚与邪实的关系贯穿疾病发生发展的整个过程。早期多以邪实为主，放疗、化疗恢复期多以正虚为主，稳定期则多正虚邪实并重，因此要区分不同的发病阶段，或以扶正为主，或以祛邪为主，或扶正祛邪并用，在谨守病机的同时，重视分期论治，灵活辨证，确立治则。

2. 活血化痰，并行不悖

痰瘀凝结是恶性淋巴瘤最重要的病理因素，早期多以痰凝为特点，表现为颈项、耳下、腋下等部位的肿核，皮色如常，不痒不痛。此时治疗当以化痰软坚、温散寒凝为主。随着疾病的进一步发展，可出现局部坚硬、色现紫斑等血瘀表现，转而应以活血化瘀软坚为主，然而痰浊常与瘀血相兼致病，除痰阻而气滞，久而成瘀外，先由瘀血内停，气机闭阻，亦可致津液不能正常输布，聚而成痰，只是在不同的阶段有不同的程度而已。因此，于教授认为活血化痰应该各治法协同使用、并行不悖。

3. 补肝健脾，分清主次

恶性淋巴瘤早期病机多以肝气郁结、肝阴不足为主，治疗当以疏肝解郁、滋阴养肝为主。然而由于放疗、化疗等因素，在疾病的某些阶段可能以脾虚湿困为主要矛盾，治疗当转以健脾运脾为主。到了后期，常出现肝、脾、肾俱衰，邪毒盘踞的情况，又当以肝脾肾同补、扶正祛邪为法。因此分清主次，有利于使治疗更有针对性。

4. 温阳散寒，化气解凝

于教授认为"阳化气、阴成形"，痰瘀等阴邪凝结成瘤是结果，脏腑阳气不足、气机失调等气化异常才是原因。正如《诸病源候论·卷三十三》所言："此由寒气客于经络，与血气相搏，血涩结而成疽也。其寒毒偏多，则气结聚而皮厚，状如痤疖，硬如石，故谓之石疽也。"《医宗金鉴·外科卷》亦云："石疽生于颈项旁，坚硬如石色照常，肝郁凝结于经络。"因此，治疗上要重视温阳化气、调理气机，痰瘀得气则行，得温则化。即便是在某些阶段有标热的表现，也不宜长期大量使用苦寒清热药治疗，以免损伤阳气，进一步凝遏气机。

（六）验案举例

李某，男，51岁，于2015年9月23日初诊。患者在2015年3月出现纳差，腹胀，腹痛，食后明显。按腹痛治疗，症状改善不明显。2015年8月行CT检查，提示腹腔多发淋巴结肿大，伴不全性肠梗阻，腹腔镜下取淋巴结活检病理示套细胞淋巴瘤。进一步PET/CT及骨髓涂片+活检提示骨髓转移。西医诊断：非霍奇金淋巴瘤Ⅳ期B。2015年9月1日曾行CVAD方案（环磷酰胺、表柔比星、长春新碱、地塞米松）化疗。刻下症：神清，精神尚可，面色少华，少许腹胀腹痛，纳眠尚可，二便调，舌淡、苔白，脉弦细。查体：浅表淋巴结未扪及肿大，肝脾肋下未及，双下肢无浮肿。中医诊断：恶核，气阴两虚，痰瘀互结。治以益气养阴，活血化瘀散结。处方：北黄芪30g，三七10g，山药30g，莪术10g，法半夏15g，夏枯草15g，猫爪草30g，牡蛎30g（先煎），桔梗10g，百部15g，黄精15g，玄参15g，甘草10g，通草10g。水煎服，每日1剂。

2015年11月4日二诊，患者自觉颈部不适，查体示：双颈部可触及多个肿大淋巴结，大者约2.0cm×1.5cm，无明显压痛。纳差，双下肢轻度浮肿，舌淡、苔薄白，脉沉细。血常规：WBC 8.45×10^9/L，Hb 106g/L，PLT

196×10^9/L。原方加泽泻15g、茯苓15g、麦芽15g，以利湿消肿、健脾和胃。

2016年1月20日三诊，患者已化疗6个疗程。自觉颈部不适感基本消失，饮食增加，食后偶有腹胀，2h左右自行缓解，舌淡、苔薄白，脉滑。复查PET/CT示：颈部、腋下、腹股沟等多处淋巴结较前明显缩小，代谢较前明显降低，提示淋巴瘤治疗有效。化疗延长间隔时间，继续以中药巩固稳定疗效，守上方去猪苓、泽泻、玄参，加当归10g、白芍10g（以补血活血）、鹿角粉5g，黄精改30g，增强补肾之功。

2016年6月16日四诊，患者无特殊不适，自述体重增加了4.5kg，复查PET/CT示：颈、腋、腹股沟等淋巴结异常高代谢消失。血常规示WBC 3.21×10^9/L，N 1.6×10^9/L，Hb 102g/L，PLT 117×10^9/L。评估病情完全缓解。目前仍定期门诊治疗观察。

按："肿瘤之病总属本虚标实，邪之所凑，其气必虚"，该患者全身多发淋巴结肿大，且有骨髓转移，故应采取中西医结合的治疗方法，西药行CVAD方案化疗，因化疗不良反应强烈，故加强中医中药益气养血、软坚散结等作用，以提高免疫，巩固疗效，稳定病情。

（七）临证发挥

1. 跟师体会

恶性淋巴瘤症状多样，病机复杂，因此治疗上既要有原则性又要有灵活性。所谓原则性，就是必须以中医基础理论为指导，进行辨证施治。所谓灵活性，就是要"观其脉证，知犯何逆，随证治之"，根据不同的症状特点及疾病阶段灵活加减。

2. 难点分析

在临床中发现，恶性淋巴瘤肿核坚硬，单纯用活血化瘀、化痰软坚药物很多时候疗效欠佳，甚至会出现乏力、腹泻、头晕等耗气伤血的弊端，此时基于"阳化气、阴成形"的理论，适当加入少量的麻黄、白芥子温通解凝，或者配伍少量鹿角霜、肉桂温振肾阳，或者配伍柴胡、香附之类调畅气机，常可使疗效获得提升。

3. 用药观察

于教授在治疗恶性淋巴瘤过程中，补虚药中使用频率较高的是鹿角霜、仙鹤草。鹿角霜味咸性温，具有温肾助阳、敛疮止血的功效，助益气化，作用类似于鹿角胶但远较鹿角胶价廉，一般用在本病肿核早期皮色未变，或者后期溃后不敛时，常配伍白芥子及少量的麻黄、肉桂等一起使用。仙鹤草又名"脱力草"，性味苦涩平，具有益气补虚、解毒止血的功效，不仅用于恶性淋巴瘤，还广泛应用于其他血液肿瘤疾病。行气药物中使用最多的是柴胡、香附，柴胡主入肝经，具有疏肝解郁、推陈致新的功效；香附兼入肝脾，能疏肝解郁，理气活血止痛，和本病气机不畅的病机甚为合拍。化痰软坚药中常用猫爪草、夏枯草，猫爪草性温味辛，具有化痰散结、解毒消肿之功效；夏枯草性寒味辛，具有清肝散结消肿的功效，二者合用，不温不寒，适合长期服用。活血散瘀则喜用三七、三棱、莪术，三七活血兼能养血，三棱、莪术活血兼能破气，适合于瘀滞凝结明显者，配伍三七则无伤血动血之虞。

广州中医药大学第三附属医院　戚正涛　冯明辉

参考文献

[1] 陈信义，杨文华. 中医血液病学 [M]. 北京：中国中医药出版社，2019.

[2] 吴勉华，王新月. 中医内科学 [M]. 9版. 北京：中国中医药出版社，2012.

[3] 徐子君，王沁，梁冰. 梁冰教授治疗套细胞淋巴瘤验案2则 [J]. 中医药导报，2017，23（22）：54-55.

十六、高脂血症

（一）概述

高脂血症（hyperlipidemia）是指由于脂肪代谢或转运异常使血浆中一种或多种脂质高于正常水平的代谢紊乱综合征，临床可简易地分型为高胆固醇血症、高甘油三酯血症、混合性高脂血症及高低密度脂蛋白血症。目前，高脂血症已成为一个重要的公共卫生问题，在脑血管意外、冠心病等心脑血管疾病发生发展过程中扮演着非常重要的角色，给人们的健康造成极为不利的影响。他汀类药物在现代医学中是降低胆固醇的首选药物，但存在产生肝酶异常和肌肉酸痛等不良反应的风险。中医学中无"高脂血症"这一病名，依据其临床特征则有根可寻，如《灵枢·卫气失常篇》中记载："人有肥、有膏、有肉……䐃肉坚，皮满者肥。䐃肉不坚，皮缓者膏。皮肉不相离者，肉。"《素问·通评虚实论篇》中记载："凡治消瘅、仆击、偏枯、痿厥、气满发逆、甘肥贵人，则膏粱之疾也。"因此，目前中医学界通常将高脂血症归为"血瘀""痰浊""膏脂"范畴，亦有医家根据高脂血症的临床证候及继发疾病将其与肥胖、眩晕、心悸、胁痛等疾病关联。于天启教授认为中医诊断"血浊"较为贴近于临床。

（二）病因病机

于教授根据临床实践推断高脂血症主要与饮食劳倦、痰饮瘀血有关，与肺、脾、肾三脏功能关系密切。

1. 肺

肺主通调水道，肺气宣发肃降对体内水液的输布、运转和排泄具有疏通和调节作用。其有两个作用机制：一是肺气宣发，将脾转输至肺的津液，向上向外布散，上至头面诸窍，外达皮毛肌腠，并化为汗液排出体外；二是肺气肃降，将脾转输至肺的津液，向下向内布散，下输于肾，成为尿液生成之源。可见，肺通调水道是肺宣发肃降生理功能的中心环节。肺的宣发或肃降失常，水道失于通调，均可导致津液代谢障碍，出现痰饮、痰浊内蕴等症。故有"肺为储痰之器"之说。临床上对津液输布失常的痰饮、痰浊水肿等证，可用"宣肺利水"和"降气利水"的方法治疗。即《黄帝内经》所谓"开鬼门"之法；《医学源流论》称之为"开上源以利下流"。

2. 脾

脾主运化，脾气健运，运化水液功能正常，水精四布，自然无痰饮水湿的停聚。若脾气虚衰，运化水液功能受阻，可致水湿痰饮内生，即所谓"脾生湿"；水湿产生之后，又反过来困遏脾气，致使脾气不升，脾阳不振，称为"湿困脾"。外在湿邪侵入人体，也易损伤脾阳，引起湿浊内生。内湿、外湿皆易困遏脾气，致使脾气不升，影响正常功能的发挥，水湿内停成饮成痰。《医学求是·治霍乱赘言》说："脾燥则升。"脾气上升，水饮得以运化和枢转，既无内湿产生，也能抵抗外湿的侵害，故称"脾喜燥恶湿"。临床上，对脾生湿、湿困脾的痰湿证，一般是健脾与利湿同治，所谓"治湿不理脾，非其治也"。

3. 肾

肾主水，具有主持和调节人体水液代谢的功能。《素问·逆调论篇》说："肾者水藏，主津液。"液的输布和排泄是一个十分复杂的生理过程，肾主水的作用主要体现在以下两方面：一是调节脏腑津液代谢。津液的生成、输布与排泄，是在肺、脾、肝、胃、小肠、大肠、三焦、膀胱等脏腑的共同参与下完成的。肾为脏腑之本，肾气的蒸化、肾阴的滋润宁静、肾阳的温煦推动，对各脏腑参与津液代谢功能的正常发挥具有重要的调控作用。肾通过调控各脏腑之气及其阴阳，调节机体津液代谢的各个环节。肾调控作用失常，会导致津液输布和排泄障碍。如《素问·水热穴论篇》曰："肾者，胃之关也，关门不利，故聚水而从其类也。"二是调节尿液的生成和排泄。尿液的生成和排泄是津液代谢的一个重要环节。津液在代谢过程中，输布于全身的津液通过三焦水道下输于膀胱，在肾气的蒸腾气化作用下，津液之清者，上输于肺，重新参与津液代谢；津液之浊者，生成尿液。肾阳虚衰，激发和推动作用弱，津液不化，可致尿少水肿；肾阴不足，相火偏亢，虚热与水湿蕴结，可见尿频而数。

总之，高脂血症的形成和发展与情志失调、饮食不节、湿热瘀结、劳倦内伤、先天不足、年迈体弱等因素有关。目前，中医学界大多认为高脂血症与痰、瘀、虚有关。血脂为血液的膏脂，即津液，津液来源于中焦脾胃，由水谷精微化生，是津血的重要组成部分。清代张志聪《黄帝内经素问集注》云："中焦之气，蒸津液化精微……益于外则皮肤膏肥，余于内则膏脂丰满。"《证治准绳·蓄血》首论污血："夫人饮食起居，一失其宜，皆能使血瘀滞不行，故百病由污血者多。"说明污血即是高脂血症。于教授认为本病病机为"本虚标实"，以气、血、阴、阳亏虚为本，痰湿、痰浊、瘀血为标。肺失宣肃、脾失健运、肝失疏泄、肾失气化或三焦失利，导致水谷精微布散及气血运化失常，使水液、精血停滞产生痰湿、痰浊、瘀血而发为高脂血症。其中以脾虚致病最为多见。

（三）临床表现

1. 症状

因为脂质在血管内皮沉积所引起的动脉硬化是一种缓慢渐进的过程，故高脂血症的危害是隐匿、渐进且具有全身性的。在临床上，高脂血症患者大多没有典型症状，多数患者在体检或者出现并发症时才会发现。临床发现，高脂血症最易诱发三类疾病：一是冠心病、心肌梗死等心血管疾病；二是脑梗死、脑出血等脑血管疾病；三是肾动脉硬化引发的肾功能衰竭。

2. 实验室检测

血脂的基本检验项目为总胆固醇（TC）、甘油三酯（TG）、高密度脂蛋白胆固醇（HDL-C）和低密度脂蛋白胆固醇（LDL-C），目前如载脂蛋白A I（apoA I）、载脂蛋白B（apoB）、脂蛋白（a）[Lp（a）]、游离脂肪酸（FFA）等的检测尚处于研究之中。以下人群是血脂检查的重点对象：①已有冠心病、脑血管病或周围动脉粥样硬化病者；②有高血压、糖尿病、肥胖、吸烟史者；③有冠心病或动脉粥样硬化病家族史者；④有皮肤黄色瘤者；⑤有家族性高脂血症者。建议40岁以上男性和绝经后女性每年进行血脂检查。

（四）辨证论治

《中药新药临床研究指导原则》将高脂血症分为痰湿壅盛、脾肾阳虚、肝肾阴虚、阴虚阳亢和气滞血瘀等5个证型，其治疗原则以益气健脾，利湿化浊；疏肝理气，活血通脉；滋补肝肾，调节阴阳为主。于教授依据高脂血症多属本虚标实，其中气血阴阳亏虚为本，而脾虚作为本虚的关键，结合临床案例，认为脾虚湿困、痰浊内蕴者最为多见，故治疗以健脾渗湿除痰为基础。根据临床症状，应配合活血化瘀、疏肝清热、益气滋阴等方法。

1. 脾虚湿盛证

证候特点：形宽体胖，头重体倦，腹胀纳呆，乏力懒言，口淡不渴，大便溏薄，小便清长，健忘，面色欠华，或有下肢肿，眼睑虚浮，或肢体麻木，舌体淡胖、边有齿痕、苔白浊腻，脉缓无力。

治法：健脾祛湿。

方药：参苓白术散加减。

处方：党参30g，茯苓15g，白术10g，怀山药30g，炙甘草10g，薏苡仁30g，桔梗10g，砂仁10g（后下），泽泻15g，猪苓15g，荷叶10g。

方中党参、茯苓、白术、怀山药、炙甘草益气健脾；砂仁行气和胃；泽泻、猪苓、薏苡仁渗湿；荷叶、桔梗消脂除痰化湿。诸药配合，有益气健脾、和胃渗湿、除痰化浊消滞之效。

2. 痰浊内蕴证

证候特点：头重眩晕，胸闷恶心，纳呆，时吐痰涎，形体肥胖，反应迟钝，肢体沉重，或有胁下痞块，舌苔浊腻厚，脉象弦滑。

治法：燥湿化痰。

方药：涤痰汤加减。

处方：陈皮15g，半夏10g，胆南星10g，枳实10g，石菖蒲15g，党参30g，白术10g，茯苓15g，炙甘草10g，生姜3片，大枣4枚。

方中陈皮、半夏、胆南星燥湿除痰；枳实行气宽胸消痞；党参、白术、茯苓、炙甘草健脾益气，化湿以除痰；石菖蒲化痰以开窍。

3. 阴虚阳亢证

证候特点：眩晕头痛，烦躁易怒，失眠多梦，腰膝酸软，耳鸣目涩，五心烦热，夜间盗汗，肢体麻木，舌红少苔乏津或无苔，脉弦细数。

治法：平肝潜阳。

方药：天麻钩藤汤加减。

处方：天麻15g，钩藤20g（后下），川杜仲15g，牛膝10g，白芍15g，茯苓15g，桑寄生15g，栀子10g，石决明30g，夜交藤30g，女贞子15g，决明子15g，甘草5g。

方中天麻、钩藤、石决明、决明子平肝息风；杜仲、牛膝、女贞子补肾；白芍、桑寄生养血和肝；栀子清热除烦，夜交藤养血安神；甘草调和诸药，共同发挥补肾平肝潜阳之功效。

4. 肝肾阴虚证

证候特点：头痛眩晕，失眠健忘，耳鸣耳聋，行动迟缓，动作笨拙，手足心热，舌质淡暗、舌红少苔，脉象细数。

治法：补益肝肾。

方药：六味地黄丸合一贯煎加减。

处方：熟地黄20g，怀山药15g，山茱萸15g，茯苓15g，牡丹皮10g，当归10g，白芍10g，沙参15g，枸杞子15g，女贞子15g，麦冬10g，牛膝10g，菟丝子15g。

方中熟地黄、怀山药、山茱萸、枸杞子、菟丝子、女贞子补肾填精；当归、白芍柔肝；麦冬、沙参养阴；牡丹皮、茯苓既祛瘀利湿，又可防止以上补益药的过分滋腻。

5. 脾肾阳虚证

证候特点：头晕伴小便频数，神疲乏力，形体怯冷，面色淡白，脘腹作胀，纳差便溏，面肢浮肿，舌淡质嫩、苔白腻，脉沉细。

治法：温补脾肾。

方药：金匮肾气丸合苓桂术甘汤加减。

处方：制附子10g，桂枝10g，白术15g，熟地黄20g，怀山药15g，山茱萸15g，茯苓15g，牡丹皮10g，泽泻15g，炙甘草5g。

方中附子、桂枝补益肾阳；熟地黄、怀山药、山茱萸补肾填精；白术、炙甘草健脾化湿；牡丹皮、茯苓、泽泻防止以上补益药的过分滋腻。

6. 气滞血瘀证

证候特点：胸痹心痛，痛有定处，或兼见健忘、失眠、心悸、精神不振，面色或唇色紫暗，舌有紫斑或瘀点，脉弦涩或细涩。

治法：活血通脉。

方药：血府逐瘀汤加减。

处方：当归15g，生地黄15g，桃仁15g，红花15g，赤芍15g，枳壳15g，人参10g，全蝎8g，土鳖虫10g，瓜蒌15g，五灵脂10g。

方中桃仁、红花、赤芍、生地黄活血化瘀，其中生地黄、赤芍尚兼有养血之功；瓜蒌、全蝎、土鳖虫行气开胸，通络止痛；五灵脂加强活血化瘀。

（五）临证思考

于教授认为高脂血症是由于人到中年之后精耗神衰，气血不足，肾气衰惫；或因膏粱厚味，饮酒过度，伤及脾胃；或因情志失调，气机郁结，气郁日久，气滞血凝所致。故脾虚失运、肾失气化、肝失疏泄是形成高脂血症的内在原因；饮食不节、劳倦过度、情志失常等是促成高脂血症的外在条件。而痰浊瘀血互结之后在血管中沉积，使得脉道失柔，是促使高脂血症发展成心血管疾病或脑血管病的关键因素。

本病与中医五脏相关，其中与肺、脾、肾关系密切。五脏中任何一脏功能的失调，都会引起津液代谢障碍，运行失畅，终致膏脂蓄积。根据五脏相关理论，在生理上为木克土，而在病理上，肝病则首先传脾，导致水湿内停，痰浊内生而发病；另外，肝为刚脏，主藏血，赖肾水以滋养，若肾水亏虚，则水不涵木，阴虚阳亢，化火生风，火旺可灼津为痰。肝郁气滞可致痰凝血瘀，而痰凝血瘀又可加重肝郁，两者互相影响，导致高脂血症及其并发症的发生与发展。

（六）验案举例

李某，男，63岁，于2019年4月9日初诊。患者因高脂血症先后服用多种降脂药物，服后均出现不同程度的周身红斑、风团及瘙痒等过敏性反应7月余，但停服西药后血脂即反弹迅速，无奈寻求中医治疗。患者就诊时诉口苦口干，周身散在红斑、风团，无头晕、头痛，无胸痛、胸闷，无恶心、呕吐等不适症状，纳可，眠一般，二便调，舌边尖稍红、苔白厚伴有瘀点，脉弦。血压120/80mmHg。血脂四项检查结果：总胆固醇6.84mmol/L、甘油三酯22.36mmol/L。诊断为高脂血症。嘱患者半量服用当前降脂药物（立普妥半片，qd），并处方：柴胡15g，法半夏15g，黄芩10g，熟党参15g，甘草10g，丹参30g，牡丹皮15g，赤芍10g，生地黄10g，滑石30g（先煎），薏苡仁15g，鸡内金30g，芦根15g。患者口苦咽干，脉弦，考虑病在少阳，方取小柴胡和解少阳，配合滋阴养血，燥湿止痒之品使血行则风自灭；虑患者有内热之嫌，用芦根甘寒清热利湿。共14剂，水煎服，日1剂。

4月25日二诊，患者服用上方后，周身红斑、风团及瘙痒等过敏性反应症状稍减轻，口干口苦好转，眠一般，舌边尖稍红、苔白厚，脉弦。处方：柴胡15g，法半夏15g，黄芩10g，熟党参15g，甘草10g，丹参30g，牡丹皮15g，赤芍10g，夏枯草10g，车前草30g，薏苡仁15g，鸡内金30g，茵陈10g，牡蛎30g（先煎）。方中去生地黄、滑石、芦根，改车前草、茵陈增强除肝经湿热之功，并加牡蛎化痰潜阳，息风止痒。共14剂，水煎服，日1剂。

5月9日三诊，患者服用上方后，周身红斑、风团及瘙痒等过敏性反应症状进一步减轻，眠改善，纳可，二便调，舌边尖稍红、苔白厚，脉弦滑。血压110/70mmHg，血脂四项的检查结果为总胆固醇5.64mmol/L、甘油三酯6.61mmol/L。处方：柴胡15g，法半夏15g，黄芩10g，熟党参15g，甘草10g，丹参30g，牡丹皮15g，赤芍15g，夏枯草10g，车前草30g，薏苡仁15g，鸡内金30g，茵陈10g，滑石30g（先煎），蒺藜15g，地肤子15g。共14剂，水煎服，日1剂。

其后定期复诊，患者血压、血脂控制良好，继续服用半量降脂药物无过敏反应。追踪血脂情况，2019年6月18日胆固醇4.24mmol/L、甘油三酯3.39mmol/L；2019年7月16日胆固醇5.15mmol/L、甘油三酯9.04mmol/L；

2020年1月11日胆固醇6.21mmol/L、甘油三酯1.87mmol/L。

按：患者脉弦滑有力，舌体偏红，平素心烦气躁，是肝胆湿热，肝火上炎之象，同时有肝风蕴伏肌表，故见风疹。邪在半表半里，故选小柴胡汤为基以和解少阳，佐以牡丹皮、赤芍、生地黄等养血活血，取血行风自灭之意；其后患者舌苔白厚腻，考虑湿邪困遏较重，故加车前草、茵陈以加强清肝胆湿热之力，达清肝泻火，养血疏风之效。

（七）临证发挥

1. 跟师体会

临床上高脂血症患者大多无典型症状，故通常难以发现，患者常因高血压、卒中、冠心病等疾病或不适出现时通过体检发现。同时不乏对他汀类等降脂类药物不耐受的患者，因头痛、失眠、肝功能异常等不良反应而停服降脂药物。临床中高脂血症患者仍以肥胖者居多，以脾虚湿困、肝胆湿热证型较为多见，具体表现为形宽体倦、面色晦暗、大便黏滞或心烦易怒、头晕头痛等。治疗上除建议患者"管住嘴，迈开腿"以外，更应根据患者体质辨证论治，从整体上调畅人体阴阳气血，以达未病先防，既病防变之效。

2. 难点分析

高脂血症无明显症状、体征，故容易被忽视，发现时大多已出现冠心病、脑血管病变等相关疾病，也由于患者大多无阳性体征，故对于临床症状，患者也难以描述。于教授认为，对于高脂血症的治疗，不应拘泥于高脂血症，而应着眼于整体，注重调畅患者阴阳气血，临证中应四诊合参，或祛湿化痰，或养血活血，或平肝泻火，或滋阴潜阳；然考虑高脂血症与肝郁脾虚关系密切，故治疗中总不离疏肝理脾。

3. 用药观察

因为高脂血症常无阳性体征，大多患者因头晕头痛、心悸胸闷、形宽体倦等不适就诊。于教授在治疗中多以健脾祛湿、滋阴潜阳、行气活血等为治则，多选用参苓白术散、六味地黄丸、小柴胡汤等方药，常用药物如党参、熟地黄、白术、山药、桃仁、土鳖虫等。然针对高脂血症，于教授常用的几味药仍值得参考。丹参，别名红根、大红袍等，味苦，微寒，归心、肝经，有活血祛瘀，通经止痛，清心除烦，凉血消痈之效。《本草纲目》："活血，通心包络，治疝痛。"《别录》："养血，去心腹痼疾结气，腰脊强脚痹，除风邪留热。"在临床应用上，此药活血止痛力佳，常与当归、山楂、鸡内金等同用以达活血化瘀，消脂化积之效。薏苡仁，味甘、淡，性凉，归脾、胃、肺经。有利水渗湿，健脾止泻，除痹，排脓，解毒散结的作用。《本草纲目》："薏苡仁阳明药也，能健脾，益胃……土能胜水除湿，故泄痢水肿用之。"《本草经疏》："性燥能除湿，味甘能入脾补脾，兼淡能渗湿，故主筋急拘挛不可屈伸及风湿痹，除筋骨邪气不仁，利肠胃，消水肿令人能食。"临床中高脂血症患者大多形体肥胖，肥人多痰，同时考虑他们大多喜食肥甘厚腻之物，损伤脾胃，故取薏苡仁除湿同时健运脾土。

广东省中医院　麦梓欣

广州中医药大学第三附属医院　黄平东

附

1. 西医诊断标准

静脉血液检查符合以下一项条件即可诊断为高脂血症：①血清 LDL-C 3.64mmol/L（140mg/dL）以上。②血清HDL-C 0.91mmol/L（35mg/

dL）以下。③血清TG 1.70mmol/L（150mg/dL）以上。④血清TC 5.72mmol/L（220mg/dL）以上。

根据血清TC、TG和HDL-C的测定结果，通常临床上将高脂血症分为以下四种类型：

（1）高胆固醇血症：血清TC含量增高，超过5.72mmol/L，而TG含量正常，即TG<1.70mmol/L。

（2）高甘油三酯血症：血清TG含量增高，超过1.70mmol/L，而TC含量正常，即TC<5.72mmol/L。

（3）混合型高脂血症：血清TC和TG含量均增高，即TC>572mmol/L，TG>1.70mmol/L。

（4）低高密度脂蛋白血症：血清HDL-C<9.0mmol/L。

正确的血脂检测，应在隔夜禁食12～14h后，抽取静脉血液进行测定。

2. 英国高脂血症学会建议

（1）一般人群最佳的TC浓度<5.2mmol/L（200mg/dL）。

（2）TC为5.2～6.5mmol/L（200～250mg/dL）的人应接受一般饮食咨询和危险因素建议。

（3）TC>6.5mmol/L（250mg/dL）的人应接受饮食或饮食加药物治疗，除非其HDL-C>2.0mmol/L（77mg/dL）。

（4）TC低于6.5mmoL/L（200mg/dL）时，很少需要药物治疗。TC在6.5～7.8mmol/L（250～300mg/dL）时，少数患者需要药物治疗。TC超过7.8mmol/L（300mg/dL）时，大多数患者需要药物治疗。

3. 疗效指标

（1）美国国家胆固醇教育计划（NCEP）关于成年人高胆固醇血症检测评估和治疗的第二次专项调查报告（ATPⅡ）：HDL-C≥4.1mmol/L（160mg/dL）为理想HDL-C水平；3.4～4.1mmol/L（130～159mg/dL）为

交界性高危低密度脂蛋白胆固醇水平；LDL-C＜3.4mmol/L（130mg/dL）为理想的LDL-C水平。临床评价应包括完整的病史、体格检查和基本的实验化验检查。

（2）NCEP定义的冠心病附加危险因素包括男性性别、早发冠心病、家族病史、吸烟、高血压、重复检验证实HDL-C＜0.91mmol/L（35mg/dL）、糖尿病、有阻塞性脑血管病或严重肥胖病史。对于无冠心病和其他冠心病危险因素少于2个的患者，应LDL-C＜4.2mmol/L（160mg/dL）。对于无冠心病和有2个其他冠心病危险因素的患者，应降至LDL-C＜3.4mmol/L（130mg/dL）。对于有冠心病的患者，应降至LDL-C＜2.6mmol/L（100mg/dL）。

参考文献

［1］杨园园，吴圣贤，赵颖，等. 从湿浊论治原发性高脂血症［J］. 中华中医药杂志，2019，34（12）：5602-5604.

［2］诸骏仁，高润霖，赵水平，等. 中国成人血脂异常防治指南（2016年修订版）［J］. 中国循环杂志. 2016，33（10）：937-953.

［3］胡大一，郭艺芳. 中国慢性疾病防治基层医生诊疗手册——血脂异常防治［J］. 中国医刊，2014，49（6）：15-18.

十七、糖尿病

（一）概述

糖尿病（diabetes mellitus，DM）是一组由多种病因引起，胰岛素分泌和/或作用缺陷，以慢性高血糖为特征的内分泌代谢性疾病。其典型临床表现为多饮、多食、多尿及消瘦。长期碳水化合物及脂肪、蛋白质代谢紊乱可引起多系统损伤，导致眼、肾、神经、心脏、血管等组织器官的慢性进行性病变、功能减退及衰竭。病情严重或出现应激时可发生急性代谢紊乱，如酮症酸中毒、高血糖高渗综合征，且易并发各种感染。2020年我国约有1.164亿糖尿病患者，近5亿糖尿病前期人群。糖尿病在中医学属"消渴"范畴。于天启教授认为糖尿病中医病名用"消渴"比较符合临床。

（二）病因病机

1. 饮食失节

长期过食肥甘，醇酒厚味，辛辣香燥，损伤脾胃，致运化失职，积热内蕴，化燥伤津，消谷耗液，发为消渴。《素问·奇病论篇》曰："此肥美之所发也，此人必数食甘美而多肥也，肥者令人内热，甘者令人中满，故其气上溢，转为消渴。"

2. 情志失调

郁怒伤肝，气机郁结，郁久化火，火热内燔；或忧思伤脾，脾失健运，水湿内停，郁而化火，消灼阴津而发为消渴。《临证指南医案·三消》有云："心境愁郁，内火自燃，乃消证大病。"

3. 禀赋不足

禀赋不足，先天肾精亏虚，五脏柔弱，易发消渴。如《灵枢·五变篇》说："五脏皆柔弱者，善病消瘅。"

4. 劳逸失调

房事不节，劳欲过度，或过于安逸少动，肾精亏损，虚火内生，上炎肺胃，发为消渴。如《外台秘要·消渴消中》："房劳过度，致令肾气虚耗故也，下焦生热，热则肾燥，肾燥则渴。"

（三）临床表现

1. 症状

糖尿病系慢性进行性疾病，除1型糖尿病起病较急外，2型糖尿病一般起病徐缓，轻症早期常无症状，至症状出现长者历时数年至数十年不等。

1）无症状期

多数2型糖尿病患者无任何症状，仅于健康检查或因各种疾病就诊化验时发现高血糖。不少患者先前曾有肥胖、高血压、动脉硬化、高脂血症或心血管疾病。出现临床症状前数年，患者机体常已存在高胰岛素血症、胰岛素抵抗。糖耐量减低（IGT）和空腹血糖受损（IFG）普遍被认为是糖尿病前期状态。

2）代谢紊乱症状群

糖尿病的典型表现为"三多一少"，即多饮、多食、多尿及体重减轻。血糖升高，因渗透性利尿引起多尿，继而因口渴引起多饮。为补偿损失的体内糖分以维持机体活动，患者常出现易饥多食的表现。体内葡萄糖不能利用，蛋白质和脂肪消耗增多，引起体重减轻。1型糖尿病起病急者易出现上述症状。

另可有皮肤瘙痒，尤其是外阴瘙痒。高血糖可使眼房水、晶状体渗透压改变而致视物模糊。女性常见月经失调，男性可见阳痿等。

2. 体征

糖尿病患者体征多不明显，常见体征包括多饮、多食、多尿、消瘦及疲乏无力等。

3. 并发症

分为急性并发症、慢性并发症和感染3类。

1）急性并发症

急性并发症包括酮症酸中毒、糖尿病高渗性综合征、乳酸性酸中毒等。

2）慢性并发症

慢性并发症遍及全身各组织器官，其发生与糖尿病遗传易感性、发病年龄、病程、代谢紊乱和病情控制程度有关。这些并发症可单独或以不同组合同时或先后出现。常见的慢性并发症有糖尿病肾脏病变、糖尿病视网膜病变、糖尿病性心脏病、糖尿病性脑血管病、糖尿病性神经病、糖尿病足，以及白内障、青光眼、皮肤病变、牙周病等。

3）感染

糖尿病患者免疫功能降低，易合并各种感染。常见的感染有①化脓性细菌感染：多见于皮肤化脓性感染，如疖、痈，其他包括牙周炎、齿槽脓肿、上呼吸道感染、肺部感染、尿路感染、胆道感染等。慢性感染常顽固、难治，且易反复发作；急性感染易扩散引起败血症、脓毒血症等。②肺结核：糖尿病合并肺结核者比非糖尿病患者高4~5倍。病灶多呈渗出干酪性，易扩散并形成空洞，且疗效差，需胰岛素和抗结核药物联合治疗。③真菌感染：常见的真菌感染包括体癣、甲癣等。真菌性肠炎、泌尿道及呼吸道真菌感染常为重症患者的死因。女性常见真菌性阴道炎和巴氏腺炎。

4. 实验室和其他辅助检查

1）尿糖测定

尿糖测定是诊断糖尿病的重要线索，但非诊断依据。通常尿糖可作调整降糖药物剂量的参考。然而并发肾小球硬化症时，血糖虽升高，而尿糖可呈假阴性，尿糖阴性不能作为排除糖尿病的可能。反之，肾糖阈降低时（如妊娠），血糖虽正常，尿糖却可呈阳性。

2）血糖测定

血糖测定是诊断糖尿病的主要依据，也是长期监控病情和判断疗效的主要指标。常用葡萄糖氧化酶法测定，可用血浆、血清或全血。诊断糖尿病时必须用静脉血浆测定血糖，治疗过程中随访血糖控制程度时可用便携式血糖仪（毛细血管全血测定）。

3）口服葡萄糖耐量试验（OGTT）

血糖高于正常范围而又未达到糖尿病诊断标准者，须在清晨空腹做OGTT，现多采用WHO推荐的75g葡萄糖标准OGTT。

（四）辨证论治

于教授认为消渴的基本病机以阴虚为本，燥热为标，两者互为因果。应先辨标本，消渴初起多以燥热为主，病程较长者阴虚与燥热互见，日久则以阴虚为主。上焦、中焦病变多为燥热，下焦病变多为阴虚。其次辨部位，消渴的多饮、多食、多尿症状虽常同时存在，但根据其表现程度上的轻重不同，又有上消、中消、下消之分。通常把以肺燥为主，多饮症状较突出者称为上消，常见肺热津伤证；以胃热为主，多食善饥症状较为突出者称为中消，常见有胃热炽盛证和气阴亏虚证；以肾虚为主，多尿症状较为突出者称为下消，常见有肾阴亏虚证和阴阳两虚证。最后须重视并发症，消渴易伴并发症，一般先有本病，随病情的发展而出现并发症。但亦有少数患者与此相反，"三多"及消瘦等本病相关症状不明显，常以痈疽、眼疾、心脑病症等为线索，最后确诊为本病。

1. 上消

若以烦渴多饮、口干舌燥为主则为肺热津伤证，应选用消渴方加减，天花粉生津液，黄连清热降火，生地黄、藕汁养阴增液。烦渴不止，小便频数而脉数乏力者，为肺热津亏，气阴两伤，可选用玉泉丸或二冬汤。玉泉丸以人参、黄芪、茯苓益气，天花粉、葛根、麦冬、乌梅、甘草等清热生津止渴。二冬汤中，重用人参益气生津，天冬、麦冬、天花粉、黄芩、知母清热生津止渴。二方同中有异，前者益气作用较强，而后者清热作用较强，可根据临床需要选用。

2. 中消

若以多食易饥、口渴、形体消瘦、大便干燥为主则为胃热炽盛证，选用玉女煎加减，生石膏、知母可清胃中之热；生地黄、麦冬能滋养胃阴；川牛膝可活血化瘀，引热下行。若见心烦，可加黄连、栀子清热泻火；若大便秘结不行，可用增液承气汤润燥通腑，待大便通后，再转上方治疗。若病程较久，以及过用寒凉而致脾胃气虚，表现为口渴引饮，能食与便溏并见，或饮食减少，精神不振，四肢乏力，舌淡、苔白而干，脉弱，则治宜健脾益气、生津止渴，可用七味白术散。若口渴引饮，多食，便溏，或饮食减少，精神不振则为气阴亏虚证，应选用生脉散和七味白术散加减。其中太子参、黄芪、白术、山药健脾益气；麦冬、五味子、玉竹、石斛生津益胃；葛根升清生津。若肺燥明显，加地骨皮、知母、黄芩滋阴清肺；若气短易汗，加五味子、山茱萸敛气生津；若食少腹胀，加砂仁、佛手理气运脾。

3. 下消

若以尿频尿多，混浊如脂膏，或尿甜，腰膝酸软，乏力，头晕耳鸣为主则为肾阴亏虚证，选用六味地黄汤加减。若阴虚火旺而五心烦热，盗汗，失眠，加知母、黄柏；若尿量多而浑浊，加益智仁、桑螵蛸、五味子；若气阴两虚而伴困倦，气短乏力，可加党参、黄芪、黄精。若小便频数，混浊如膏，饮一溲一，面容憔悴，腰膝酸软，畏寒肢冷则为阴阳两虚，宜选用金匮肾气丸加减。

消渴多伴有瘀血的病变，故对于上述各种证型，尤其是对于舌质紫暗，或有瘀点瘀斑，脉涩或结或代，及兼见其他瘀血证候者，均可酌加活血化瘀的药，如丹参、川芎、郁金、红花、山楂等。或配用活血降糖方，方中用丹参、川芎、益母草活血化瘀，当归、赤芍养血活血，木香行气导滞，葛根生津止渴。

消渴容易发生多种并发症，应在治疗本病的同时，积极治疗并发症，如白内障、雀盲、耳聋等，主要病机为肝肾精血不足，不能上承耳目，治宜滋补肝肾，益精补血，可用杞菊地黄丸或左慈丸。对于并发疮毒者、痈疽者，则治宜清热解毒，消散痈肿，用五味消毒饮。在痈疽的恢复阶段，治疗上要重视托疮生肌。

（五）临证思考

于教授认为消渴病机以阴虚为本，燥热为标，故清热润燥、养阴生津为本病的治疗之法。由于本病常发生气阴两虚、痰瘀阻滞、气虚血瘀、血脉瘀滞、阴损及阳等病变，以及易并发卒中、痈疽、眼疾、肺痨等病症，故还应针对具体病情，及时合理地选用益气养阴、化痰行瘀、益气行血、活血化瘀、清热解毒、滋补肾阴、温补肾阳等治法，同时还要注意饮食与身体锻炼。在糖尿病治疗过程中，合理饮食、运动锻炼与药物治疗具有同等重要的意义与作用。目前许多糖尿病患者饮食不合理，主要呈现出高糖、高脂、高蛋白、高盐、低钙、低纤维素、低维生素的特点。适当节制饮食、少食多餐，既可避免餐后血糖过高，还能减轻胰岛细胞的负担。每日进食总量及三大营养素所占比例要根据个人具体情况包括体质和活动量而定。为了提高精力、体力、免疫力，防止消瘦，对于肾功能良好的患者，可适当提高蛋白质的比例，降低碳水化合物、脂肪的比例。通常还可以适当增加具有降糖作用的食材，如苦瓜、南瓜、洋葱、秋葵、金针菇、柚子、番石榴等。运动锻炼可降低血糖，所谓"饭后百步走，活到九十九"，应视个人体力，适当散步或骑车，加强活动，以增加葡萄糖的利用与转化，对调节血糖具有积极意义。

（六）验案举例

陈某，女，54岁，于2018年4月24日初诊。患者因明显消瘦3月余，伴口渴多饮，小便量多，收入院治疗。经检查，3个月内体重下降9kg

（原为69.5kg，入院时60.5kg）。空腹血糖13.4mmol/L；空腹尿糖（＋
＋＋）~（＋＋＋＋）；尿酮阴性；24h尿量2 650mL，尿糖定量95~150g
（3月21日尿糖定量为149g，24h尿量3 325mL）。诊断为消渴（糖尿
病）。症见口渴多饮，小便频多，形体消瘦，面色灰黑，脉沉细而缓，
舌苔淡嫩。证属肾虚下消，且阴伤及阳。治宜温阳滋肾，金匮肾气汤主
之。

处方：熟地黄20g，山药30g，山茱萸15g，牡丹皮15g，云茯苓15g，
炒泽泻15g，淡附片10g，骨碎补15g，肉桂粉3g（冲）。

4月30日二诊，服药1周，口渴之症好转，尿量减少。胃脘不舒，大
便偏稀；24h尿量1 800mL，尿糖定量5.35g；空腹血糖9.6mmol/L；空腹尿
糖转阴性；中、晚餐饭前尿糖（＋）。舌苔淡嫩，脉象沉细。以4月24日原
方续进。至5月2日尿糖定性阴性，24h尿量1 500mL；空腹血糖7.6mmol/L。
至5月4日，24h尿量1 070mL。主食增加。至5月7日复诊时，患者已出院活
动，自觉无明显症状。24h小便量1 000~1 200mL，一切检查均正常，仍
以原方巩固之。

按：患者以消瘦入院，确诊为消渴（糖尿病）。采用饮食控制并服
用中药治疗而获近期显效。于教授认为患者口渴多饮，小便频数量多，
接近于饮一溲一之程度。乃下元虚惫，真火不足。阳不能升，犹如釜底
无火，不能蒸化津液；而肾气不固，不能摄水，致精微下注，小便量
多。面色灰黑属肾气伤败之象，脉沉细而缓，舌苔淡白，皆属阳虚气化
微弱证候。辨证为下消，阴阳两虚证。选用八味丸加味，以温肾滋阴，
水火并补。方中六味地黄丸滋补肾阴；肉桂、附子、骨碎补补火扶阳，
如釜底加薪，补阳即可鼓肾气，可蒸水化气，生津以润上止渴，滋肾助
阳，水液升降功能正常，病即好转。

（七）临证发挥

1. 跟师体会

临床上，于教授在糖尿病的诊断、治疗上不拘泥于阴虚燥热，而是辨证与辨病相结合，治病与防变相结合。

辨证与辨病相结合，其具体含义如下。消渴的基本病机是阴津亏损，燥热偏盛，以阴虚为本，燥热为标。阴愈虚而燥热愈甚，燥热愈盛而阴愈虚，阴虚与燥热常互为因果。阴虚燥热常常波及肺、脾、肾三脏，因此中医治疗消渴常以"三消"立论。处方用药重在解决阴虚燥热问题，现代医学疗法主要是调整胰岛功能、纠正代谢紊乱、降低血糖。临床实践发现，辨病辨证相结合，取中西医之长，扬长避短，可提高糖尿病的治疗效果。糖尿病应主要靠西医诊断，若仅靠"三消"症状诊断，往往不能及时、及早发现。

治病与防变相结合，其具体含义如下。糖尿病如果未得到及时治疗或未得到很好控制，就很容易出现各种并发症。心、脑、肾的并发症（即冠心病、卒中、糖尿病肾病等），往往是糖尿病患者的重要死因。治疗糖尿病时，应把中医宏观的证候与西医微观的病理变化结合起来，标本兼顾。中医认为，糖尿病阴虚为本，燥热为标，阴虚血少，燥热伤气，进而出现"阴虚血必滞""气虚血必瘀"的情况。西医认为，糖尿病患者由于糖代谢紊乱，血液呈浓、黏、凝、聚状态，其结果是导致毛细血管壁增厚，血流动力学及血液成分改变，出现微循环障碍。这些都与中医所述的血滞、血瘀状态十分相似。糖尿病的各种并发症包括冠心病、卒中、肾病、视网膜病变、白内障、耳聋、周围神经炎，乃至糖尿病足，都直接或间接与中医的瘀血证有关。故常以益气养阴、活血化瘀之法为主，一般选用黄芪、山药、丹参等药物。

2. 难点分析

糖尿病的治疗需要医患双方共同努力。患者要严守自己的生活作息规律，改善饮食结构，适当运动；医者要根据患者的临床表现，辨证施治，准确用药，方能取得显效。二者缺一不可。

3. 用药观察

于教授在临床治疗糖尿病的过程中，在清热润燥、养阴生津的基础上加减配伍，临床上常用人参、山药、葛根、黄连。目前现代药理研究已发现人参、黄芪、白术、茯苓、黄精、山药、葛根、白芍、地黄、黄连等不少中药有降低血糖的作用。依古人的经验单用山药一味可治糖尿病，用量要大，一般为60~150g，煎服。配合葛根常用作治疗糖尿病的主要滋阴生津药物。黄连苦寒泻心，含3%~5%的黄连素，在治疗糖尿病时，在辨证论治针对主症的基础上，临床用药还可以充分发挥中药降糖作用的科研成果，尽量选择有降糖作用的中药，避免使用如甘草、饴糖等具有升高血糖作用的中药。如果临床组方用药时能做到既对症又降糖的话，则更容易事半功倍。此外，糖尿病需要长期服药，对于有毒理报道的中药应当避免使用，以免加重肝肾的负担。

广州中医药大学第三附属医院　李红梅　李敏

十八、痛风

（一）概述

痛风（gout）是一种单钠尿酸盐沉积所致的晶体相关性关节病，与嘌呤代谢紊乱和/或尿酸排泄减少所致的高尿酸血症直接相关，属于代谢性风湿病范畴。其临床特点为高尿酸血症、痛风性急性关节炎反复发作、痛风石沉积、慢性关节炎和关节畸形，常损及肾脏，引起间质性肾炎和肾尿酸结石形成。流行病学资料显示，痛风的发病与生活饮食习惯及高血压、肥胖、糖脂代谢紊乱、胰岛素抵抗等导致心、脑、肾疾病的危险因素密切相关。目前痛风的发病率逐年上升，出现低龄化趋势，成为仅次于糖尿病的患病率第二高的代谢性疾病。目前西医临床上以抑制尿酸合成、促进尿酸排泄、碱化尿液为主要治疗方案，而长期服用促尿酸排泄类药物存在一定毒副作用，加重肝肾功能负担，且停药后易复发。而中医治疗痛风疗效确切，能有效控制病情发展，预防并发症，更易被患者接受。在《黄帝内经》《金匮要略》等中医典籍中均无"痛风"这一病名的记载，根据痛风的证候特征可将其归于"痹病"范畴。

（二）病因病机

于天启教授根据治疗痛风的经验，提出"脾肾两虚、内浊致痹"的观点，认为痛风是先天禀赋不足，或年高脾肾亏虚，或后天恣食肥甘厚味、损伤脾胃、脾运化失常，或肾阳虚衰，肾蒸腾气化无力。致湿邪留营化为浊毒导致高尿酸血症，流注关节为痛风性关节炎、浊毒凝聚肌肉腠理为痛风石，滞留肾脏为痛风肾病。

于教授认为痛风的病因为脾肾不足，其发病之根源在于肾阳虚衰，肾阳虚衰致脾阳不足，五谷精微不得正化，流于四末，瘀而化热，导致红、肿、热、痛关节症状。本病辨证关键在于分清标本虚实，把握关节肿胀疼痛与脾肾不足的关系，以肿胀疼痛为标，脾肾不足为本。

根据临床症状，痛风具体分为五个阶段。

1. 高尿酸血症期

脾肾两虚，湿浊内生，内伏血脉，血流不畅。此期属正虚为主。当人体脾肾两虚时，湿浊内生，湿浊之邪内伏于血脉，因此于教授提出"脾肾两虚、内浊致痹"的观点。湿性黏滞、重浊，导致血液黏稠、流速缓慢，血瘀不畅，这个时期就称为高尿酸血症期，患者可无症状。

2. 痛风急性期

湿遇热阳化，或湿郁久化热，化为浊毒蕴结关节。此期本虚标实，以邪实为主。明代龚廷贤在《万病回春》中言："痛属火，肿属湿……所以膏粱之人，多食煎炒炙煿，酒肉热物熏蒸脏腑，所以患痛风、恶疮、痛疽者最多。"若本有脾肾虚弱，内有湿浊，再嗜食辛辣、肥甘厚味，影响脾胃运化，导致湿浊内生，湿浊蕴久，则酿生浊毒，浊毒随气血周流全身，阻滞经脉，致使痛风发作。

3. 痛风间歇期

浊毒余热内伏血脉，致血瘀不畅。此期属正虚邪恋。当痛风急性期过后，肿痛症状消失，在下一次痛风发作之前为痛风间歇期，无不适或少有不适，可持续数年甚至数十年。浊毒余热呈弥散状布散于体内，并流注关节，部分沉积于关节滑膜，呈沉默状态，但因量少、未脱落，故无症状。因脾肾本有亏虚、湿浊内蕴，再加上浊毒余热内伏血脉，使血液稠浊、血流不畅，呈现血瘀状态，此期或无临床症状或稍有不适，但却时时刻刻处于痛风急性发作的临界点上，稍有外邪侵袭，如酒、食所伤，或劳累、寒湿侵袭等，就可能导致浊毒之邪急剧增多或郁而化热，从而发病。

4. 间歇发作期

痛风急性期过后，余热未尽，痛风反复发作，关节间断出现红肿，且屈伸不利。痛风本自脾肾阳虚，但痛风反复发作，耗伤肾阴，致肾阴虚，表现为腰膝酸软、口渴干喜饮水，重者伴潮热盗汗，出现阴虚湿热的表现。尿酸多升高，X线检查示多有特征性痛风性关节炎表现。

5. 痛风慢性期

浊毒沉积脉外成痰浊，与瘀血互结，蚀骨、成石。此期属正虚标实。痛风反复发作，浊毒沉积于脉外，流注于关节及其周围组织内，则形成痰浊、瘀血，与坏死炎性细胞、免疫防御细胞交织在一起，形成痛风石瘤或沉积于骨内、蚀骨。湿、浊、痰、毒、瘀交织在一起形成痰瘀痹阻证，这个时期已经进入了慢性痛风性关节炎期。"久病必虚、久病必瘀"，精血同源、肝肾同源，最终由脾肾亏虚发展到肝脾肾亏虚，表现为筋脉失养、挛缩、骨骼脆弱、身体羸瘦。同时因痰瘀互结、痰浊蚀骨，导致关节僵硬、畸形、痛风石症状突出等。

（三）临床表现

1. 痛风急性发作期

症状：足趾、踝、膝、腕、肘关节红、肿、热、痛，以第一跖趾关节肿痛最多见，以后会慢慢从第一跖趾关节开始，到足跟、踝关节、膝关节、腕关节、肘关节，依次从下向上发展。疼痛往往24h内达到高峰，甚剧，以"痛不可及""灼痛难忍"，以"虎啮"来形容均不为过，更有甚者，其患处怕触及衣被，不敢行走、负重，疼痛昼轻夜重，多以饮酒、过食辛辣或每感风寒湿而诱发。症状往往2周内自动缓解。上述症状可以是首次发作，也可以是多次反复发作。

体征：关节红肿热痛、触痛明显，往往不敢触碰患处，或伴身热咽干，烦渴汗出，小便黄，大便秘结，舌质红、苔黄腻，脉弦数或脉滑数。

2. 痛风间歇发作期

症状：痛风急性期过后，余热未尽，痛风反复发作，关节间断出现红肿，且屈伸不利。伴腰膝酸软、口渴干喜饮水，重者伴潮热盗汗，为阴虚血瘀型表现。此型在痛风间歇期很常见。

体征：关节反复红肿、发热，活动不利，舌质暗红、苔少或薄黄，脉沉细、沉涩。尿酸多升高，X线检查示多有特征性痛风性关节炎表现。

3. 慢性痛风关节炎期

症状：痛风发展到慢性期，一般有漫长的病程，形成痛风石往往要8~10年的时间。在间歇期可无症状，而在慢性期，常常表现为痛风石或痛风石瘘、关节僵硬、畸形、受累关节功能障碍、肿胀、疼痛不适。此时病情多半进入痛风稳定期。

体征：多见关节肿大、畸形，痛风石形成为特征性表现。伴形体消瘦，筋骨挛缩，口干、潮热盗汗等肝肾阴虚表现，舌淡红瘦小、苔少，脉细数；或伴畏寒怕冷、性能力下降，出现腰疼耳鸣等脾肾或肝脾肾阳虚的表现，舌淡胖、边有齿痕、苔腻，脉弦细或脉沉细。

4. 常见并发症

慢性痛风晚期出现关节僵硬、畸形、功能受限等症状，结石溃破流脂，形成长期窦道不愈；痛风石累及肾脏，可以导致痛风性肾病、尿路结石，甚至肾功能衰竭；高尿酸血症可以成为高血压、高脂血症、糖尿病、冠心病的独立诱发因素，故可能出现高血压、糖尿病等并发症。

5. 实验室和其他辅助检查

生化检查示血尿酸升高、血沉加快，外周血中白细胞升高，C-反应蛋白明显升高等，X线检查显示非特异性软组织肿胀。反复发作者，骨皮质下穿凿样透亮缺损，为有痛风性关节炎的特征表现，若诊断有怀疑时，须行穿刺镜检或活检；因发现有些痛风患者在发作期尿酸值并不高，故应反复抽血查血尿酸水平，同时要排除其他因素，如肥胖、利尿剂引起的高尿酸；间歇期以血尿酸增高为主；慢性关节炎期以高尿酸加影像学反映为主，影像学在痛风方面有独特的表现，尿酸盐晶体的检测在超声为"双轮廓征"（"双轨征"）和双能CT的伪色标示反映，X线检查最能显示骨质破坏的特征，超声和MRI检查都可显示关节肌腱损害的滑膜水肿、痛风石特征等。但任何一种影像学检查都有优势和不足，都存在假阳性和假阴性，故不能过度依赖设备检查，而忽视常规的体检、血尿酸检测、关节穿刺及尿酸盐晶体检查等。在痛风的整个病程中，都可应用影像学检查，但我们往往在体检、基础验血基础上就能准确诊断痛风，就无须再做进一步影像学检查了，毕竟影像学检查价格昂贵，且存在一定误差。

（四）辨证论治

1. 湿热痹阻型

见于痛风急性发作期。治宜清热解毒，通络止痛。以白虎桂枝汤加四妙散加减。生石膏30～50g，知母10g，桂枝10g，生甘草6g，黄柏10g，苍术10g，牛膝15g，薏苡仁30g，独活10g，延胡索20g，当归10g，赤芍15g，丹参15g。生石膏主入肺经、胃经，善清热，透热出表，常用清阳明热，知母滋阴润燥、苦寒，也可清肺胃热；桂枝温阳通脉，通利关节，又可防寒药伤胃，甘草健脾、调和诸药；黄柏清热燥湿，苍术健脾燥湿；牛膝活血祛瘀、强健筋骨、通利关节；薏苡仁擅长健脾除湿、渗湿；独活可除湿、通痹止痛；延胡索入气分，行气止痛；当归及赤芍入血分，活血止痛，丹参活血、祛瘀止痛，多药配伍，谨守病机，共奏清热利湿、通络止痛之效。

2. 痰浊痹阻型

多见于痛风急性期或痛风间歇发作期。此类患者以肥胖者居多，具体表现为关节炎频繁反复发作，红肿疼痛，其性质多为刺痛，痰浊为阴邪，夜晚剧甚，局部皮肤暗红，组织肿胀或伴多发结节，大便黏滞，还可见寒热错杂的体征，如见关节红肿热痛，但患者又怕风，需局部保暖。舌体胖、舌质多淡红、苔腻，脉滑数。治宜除湿散寒通络、养阴清热。桂枝芍药知母汤加生石膏大枣：桂枝15g，白芍15g，知母15g，炙甘草10g，生姜10g，麻黄5g，防风15g，白术15g，炮附子15g，生石膏30～50g，大枣10g。在这个方子里，有甘草附子汤，善治表里阳气俱虚，对风湿并重、风湿俱盛起到祛风除湿、兼走表里，扶正达邪的作用；麻黄配防风，祛风而温散表湿；芍药配甘草，缓急止痛；更为重要的是芍药和知母，养阴而清热，对湿从阳化热有很好的清热作用。该方加上生石膏、大枣,又多出两个方子:生石膏、麻黄、白术、生姜、大枣、甘草,即越婢汤,疏风解表,宣肺利水,除关节肿胀;生石膏、知母、甘草、桂枝,即白虎桂枝汤,清气分之热并温阳通脉。诸药配合,擅治湿从热化。

3. 阴虚血瘀型

见于痛风间歇发作期。素体阳盛者,痛风急性期过后,余热内伏,余邪未尽,继续耗伤津液,致肾阴亏虚。特征为反复发作,关节间断出现红肿,屈伸不利。伴腰膝酸软、口渴干喜饮水,重者伴潮热盗汗,舌质暗红,苔少或薄黄,脉沉细、脉沉涩。尿酸多伴升高,X线检查示多有特征性痛风性关节炎表现。治宜滋补肝肾、清热活血通络。自拟化毒清热活血汤:生地黄20~30g,玄参15g,麦冬10g,生石膏15~30g,知母15g,苍术15g,黄柏15g,牡丹皮10g,络石藤30g,海桐皮20g,海风藤30g,鸡血藤20g,地龙10g,牛膝15g,川芎10g,生甘草10g。方中生地黄用量多在20~30g,育阴清热,石膏15~30g,用量不宜过大,以防过寒伤正,二药滋阴清热、化热泄浊为君药;络石藤、海桐皮、海风藤、鸡血藤宣痹通络、活血化瘀为臣药;玄参、麦冬、知母养阴清热,牡丹皮、地龙、川芎通络活血、通利关节为佐药;生甘草清热、调和诸药为使药。

4. 痰瘀痹阻型

见于慢性稳定期。多属脾肾亏虚,痰瘀痹阻,病情反复发作,经久不愈,久病耗气耗血,致脾肾阳虚,痰瘀凝滞。特征:关节肿胀、屈伸不利、变形、疼痛酸楚、入夜加重,或有痛风石。舌体胖、舌色淡或淡暗、有瘀斑。舌苔白滑,脉沉细,沉涩。治法:健脾益肾,活血化痰。自拟健脾益肾活血方:黄芪30g,党参15g,白术15g,茯苓15g,黄精15g,山药15g,淫羊藿20g,巴戟天10g,肉苁蓉10g,桃仁10g,红花6g,地龙15g,水蛭6g,炙甘草6g,畏寒加肉桂、制附子。黄芪、淫羊藿健脾益肾为君药。地龙、水蛭有血有肉之虫类药，搜剔经络，化瘀通络为臣药；党参、白术、茯苓、黄精、山药、炙甘草健脾祛湿、利水化浊，主中焦升清降浊，巴戟天、肉苁蓉温肾补阳，主肾蒸腾气化、泌别清浊，同为佐药；桃仁、红花活血化瘀，通利脉道为使药。

在痛风前期，有较长时间湿热内蕴的亚健康状态，除调摄饮食外，尚可使用药物干预治疗，于教授自拟化湿健脾方：炒白术15g，苍术15g，忍冬藤30g，土茯苓30g，萆薢15g，晚蚕沙10g，做成冲剂，每日1剂，分次温服。白术、苍术健脾燥湿化痰，忍冬藤甘寒化湿通络，蚕沙、土茯苓解毒、除湿、通利关节，萆薢味苦性平，入肝、肾、胃经，具有祛风、利湿的功效。这种预防为主的思维和做法，充分体现了中医"治未病"的思想。

5. 肝脾肾亏虚型

见于痛风晚期，往往出现关节变形，拘挛不舒，活动不利，浮肿貌，腰背酸困，畏寒，神疲乏力，气短自汗，面色不华，小便不利，舌淡白，苔薄，脉细弱。为脾肾亏虚到一定程度，波及肝，致肝血不足，血不荣筋，因肝肾同源、精血同源，故肾亏，肝亦亏，最终导致肝脾肾俱亏。治法：调补肝肾、健脾通络。独活寄生汤加活血化瘀药物：独活15g，桑寄生30g，牛膝15g，杜仲15g，秦艽20g，防风10g，细辛3g，当归20g，熟地黄15g，赤芍15g，川芎10g，党参15g，肉桂5g，茯苓20g，炙甘草10g，红花6g，丹参15g，地龙15g，水蛭6g，黄芪30g。方中熟地黄、杜仲、牛膝、桑寄生调补肝肾，强筋壮骨；当归、赤芍、川芎合营养血补血；党参、茯苓、炙甘草益气健脾；诸药以扶正气为主，独活、细辛入肾经搜风蠲痹，肉桂入肾经血分，去少阴之寒止痛；秦艽、防风去风邪，行肌表，且能胜湿，红花、丹参、地龙、水蛭通经活络，黄芪益气健脾，并引领诸药直达病所。

（五）临证思考

综上所述，于教授认为痛风证型主要有湿热痹阻型、痰浊痹阻型、阴虚血瘀型、痰瘀痹阻型、肝脾肾亏虚型。辨证的关键在于分清标本虚实，关节红肿热痛为标，脾肾亏虚为本。临床辨证主要有三个要点。

（1）急性期以湿热为标，以邪实为主。脾肾阳虚，湿浊内生、水谷精微不能运化，变为浊邪，瘀滞血脉，日久化热，经络、关节痹阻，导致关节红肿热痛。

（2）痛风间歇期发作，多以阴虚血瘀为主。痛风急性期过后，余热未清，伏于血脉，耗伤气血，致肾阴亏虚。同时因脾肾亏虚，水液不行，这个时期易出现阴虚血瘀夹湿症状，常有口干渴，喜饮水，怕热，甚至潮热盗汗，舌暗红、苔少或苔薄黄，脉细数或脉沉细等表现。

（3）痛风慢性稳定期，以脾肾阳虚或肝脾肾俱虚为主。痛风患者病情反复，迁延难愈，日久则损伤脏腑气血功能，以脾肾亏虚最为多见，肾主骨生髓，主藏精，为先天之本，脾主运化水谷精微，为后天之本。脾肾亏虚，水液不运，使气血痰凝结于关节而为患。

（六）验案举例

郑某，男，58岁，于2016年3月24日初诊。患者自诉两足第一跖趾关节肿痛10年余，饮酒，过食辛辣、荤腥食物则疼痛加剧，昼轻夜重，行动困难，近10天加重，从外地慕名前来请于教授诊治。刻见患者双足第一跖趾关节处红肿热痛，疼痛拒触摸，伴有腰酸，夜尿增多至3～5次。X线摄片提示左足第一跖骨头内侧局部骨质有虫蚀样改变，边缘不规则，骨质密度较低，右足第一跖骨头内侧、踇趾近节趾骨基底部内侧骨质缺损性改变。舌质红、苔薄黄腻，脉沉弦。血生化示血尿酸680μmol/L。诊断：痛风。辨证属脾肾两虚，痰瘀痹阻。治宜调补脾肾，利湿化浊，宣痹通络。处方：生地黄、知母、忍冬藤、鸡血藤、海风藤、桑枝、土茯苓各30g，当归、赤芍、泽泻、茯苓各15g，木瓜、红花、香附、淫羊藿、巴戟天、肉苁蓉各10g，水煎服。

4月7日二诊，服药14剂后，双侧第一跖趾关节肿痛明显减轻，仍感腰酸，夜尿多2~3次，舌质微红、苔薄白，脉沉细，复查血尿酸529μmol/L。守方加减制备成丸剂：生地黄、熟地黄、当归、红花、赤芍、丹参、薏苡仁、桑枝、海风藤、黄芪各50g，白术、茯苓、制乳香、肉苁蓉、巴戟天、秦艽、桂枝各30g，共研细面，炼蜜为丸，每次10g，每日3次，口服。至5月26日患者复诊，述关节疼痛消退、腰酸消失，步履如常，血尿酸438μmol/L。

（七）临证发挥

1. 跟师体会

在临床上体会到，中药复方对脾肾阳虚者疗效好，对肾阴虚者效果差。该结果体现出"阳虚易治，阴虚难调"的特点。肾阴虚所致的阴虚血瘀型痛风难以调理，往往临床刚刚痊愈或好转没多久就又会复发，需要在滋阴的同时再辅以清热的药物，但清热不可太过，以防伤阴。

2. 难点分析

于教授根据经验认为，本病常因饮酒及嗜食高脂、高嘌呤、高蛋白食物，受寒湿、过度劳累、情志不舒、外伤等诱因而发病，多见于中老年患者，符合中医学提出的过食膏粱厚味，湿热内生，日久成瘀，复感外邪、痹阻经络而为患的理论。于教授提出本病具有本虚标实的病机特点，治疗当以湿热痹阻为标，脾肾亏虚为本，确立了清热利湿、化瘀通络，调补脾肾的治疗原则。本病临床表现湿热痹阻、痰浊痹阻、阴虚血瘀、脾肾亏虚、肝脾肾亏虚多见，辨证多为本虚标实、虚实错杂。痛风整个病程以脾肾阳虚多见，但在间歇发作期，多为肾阴虚且夹瘀夹湿，急性期以湿热痹阻为多见。

3. 用药观察

在急性发作期，关节红肿热痛明显者，应重用生石膏、知母直折其邪热，苍术、黄柏、薏苡仁燥湿、通利关节，当归、赤芍、丹参活血化瘀通络；在间歇发作期，阴虚明显者重用地黄、生石膏滋阴清热，辅以玄参、麦冬，但滋阴不可太过；苍术、黄柏燥湿化痰，同时防大量滋阴药过寒伤正；络石藤、海风藤、鸡血藤、地龙、川芎搜剔络脉，活血化瘀。以脾肾亏虚为主时，当以调补脾肾为主，四君子汤配黄精、山药健脾化浊利水，淫羊藿、巴戟天、肉苁蓉补肾壮阳，蒸腾化气。痰瘀明显时用桃仁、红花、三棱、莪术，痰瘀重时用地龙、水蛭等有血有肉之品，搜剔络道，化瘀通脉。

广州中医药大学第三附属医院　叶国强　马如意

附

1. 痛风诊断标准

痛风的诊断标准目前使用的是美国风湿病学会（ACR）、欧洲抗风湿联盟（EULAR）痛风协作组制定的痛风分类标准（《2015年美国风湿病学会/欧洲抗风湿联盟痛风分类标准》，简称2015年新标准），但要强调的是：若遇到特殊病例，按2015年新标准仍不能明确诊断的，则按1977年美国痛风指南提供的分类标准诊断。

2015新标准适用人群：存在外周关节或滑囊肿痛的患者。

2015新标准包含三个标准：①适用标准；②确定标准；③分类诊断标准。分类诊断标准中包含3个项目，8个条目，共计27分，满足

8分即可诊断为痛风。2015新标准简明扼要、诊断效力高，敏感性和特异性分别为92%和89%；可同时适用于急性期和慢性期痛风的评估。

表4-8　2015年美国风湿病学会/欧洲抗风湿联盟痛风分类标准

	评分
适用标准（符合准入标准方可应用本标准）：存在至少1次外周关节或滑囊的肿胀、疼痛或压痛	
确定标准（金标准，无须进行分类诊断）：偏振光显微镜镜检证实在（曾）有症状关节或滑囊或痛风石中存在尿酸钠晶体	
分类标准（符合准入标准但不符合确定标准时）：累计≥8分可诊断为痛风	
临床特点	
受累关节分布：曾有急性症状发作的关节/滑囊部位（单或寡关节炎）	
踝关节或足部（非第一跖趾关节）关节受累	1
第一跖趾关节受累	2
受累关节急性发作时症状：①皮肤发红（患者主诉或医生查体）；②触痛或压痛；③活动障碍	
符合上述1个特点	1
符合上述2个特点	2
符合上述3个特点	3
典型的急性发作：①疼痛达峰＜24h；②症状缓解≤14天；③发作间期完全缓解；符合上述≥2项（无论是否抗炎治疗）	
首次发作	1
反复发作	2
痛风石证据：皮下灰白色结节，表面皮肤薄，血供丰富；典型部位：关节、耳廓、鹰嘴滑囊、手指、肌腱（如跟腱）	
没有痛风石	0
存在痛风石	4
实验室检查	

血尿酸水平：非降尿酸治疗中、距离发作＞4周时检测，可重复检测；以最高值为准

＜4mg/dL（＜240μmol/L）	−4
4～＜6mg/dL（240～＜360μmol/L）	0
6～＜8mg/dL（360～＜480μmol/L）	2
8～＜10mg/dL（480～＜600 μmol/L）	3
≥10 mg/dL（≥600μmol/L）	4

关节液分析：由有经验的医生对有症状关节或滑囊进行穿刺及偏振光显微镜镜检

未做检查	0
尿酸钠晶体阴性	−2

影像学特征

（曾）有症状的关节或滑囊处尿酸钠晶体的影像学证据：关节超声"双轨征"*，或双能CT的尿酸钠晶体沉积**

无（两种方式）或未做检查	0
存在（任一方式）	4

痛风相关关节破坏的影像学证据：手/足X线存在至少一处骨侵蚀（皮质破坏，边缘硬化或边缘突出）***

无或未做检查	0
存在	4

注：*表示双轨征：透明软骨表面的不规则强回声，且与超声探头角度无关，如在改变超声探头角度后"双轨征"消失则为假阳性。

**表示双能CT尿酸钠晶体沉积：通过80 kV和140 kV两个能量进行扫描，采用特定软件进行物质分解算法，将关节及关节周围的MSU晶体标上绿色伪色，需鉴别甲床、亚毫米、皮肤，运动、射线硬化和血管伪影与尿酸钠沉积的区别。

***表示骨侵蚀需除外远端趾间关节和"鸥翼征"。

2. 痛风的疗效标准

痛风的疗效标准分临床治愈、好转和无效三级。

1）临床治愈

具体包括：①临床症状消失。②血及尿液中尿酸含量正常，肾功能正常。③连续随访2年以上无复发。

2）好转

具体包括：①在服药情况下，症状缓解。②血及尿液中尿酸含量接近正常，肾功能好转。

3）无效

临床症状和化验结果无明显变化。

参考文献

［1］中华医学会风湿病学分会. 原发性痛风诊断和治疗指南［J］. 中华风湿病学杂志，2011，15（6）：410-413.

［2］杨良山，钟琴. 痛风性关节炎中医病因病机研究综述［J］. 风湿病与关节炎，2014，3（8）：53-56.

［3］殷玉兰，马秀琴. 从"毒"邪角度论痛风的病因病机［J］. 世界最新医学信息文摘，2019，19（35）：233，235.

［4］王永志，刘阳，崔炎. 崔公让运用祛痹痛风饮治疗痛风性关节炎经验［J］. 河南中医，2019，39（10）：1493-1496.

［5］张琳琪. 吕承全治疗痛风经验［J］. 北京中医药大学学报，2003，26（3）：88-89.

［6］雷瑷琳，吉海旺. 吉海旺治疗痛风经验［J］. 中医杂志，2011，52（12）：1061-1063.

［7］曾学军.《2015年美国风湿病学会/欧洲抗风湿联盟痛风分类标准》解读［J］. 中华临床免疫和变态反应杂志，2015，9（4）：235-238.

后　记

"宝藏医生"于天启：让患者花"小钱"看"大病"

凌晨五点多的惠东，天刚蒙蒙亮，张蕙兰轻轻叫醒儿子起床洗漱。等会儿，他们母子俩要跟几个病友一起拼车，坐三个小时车到广州找于天启教授复诊。

"肿瘤长在孩子股骨上，做了两次手术又复发，走起路来歪歪扭扭，经常喊屁股'剧疼'难忍，无法再做手术，也不适宜放疗……"说到这里，张蕙兰指向诊室里面正在把脉的医生，心情有些激动地说："幸好遇到了于教授，两年来在他的精心调治下，孩子的病情得到控制，而且越来越稳定。"

早上八点钟，张蕙兰跟病友们就到达了广州中医药大学第三附属医院，候诊室已经来了二十来个患者，一半都是从外地过来的。若不是受疫情影响，于教授一上午至少要看五六十个患者，经常饿着肚子看诊到下午两点多钟。

于教授从医四十多年，擅长中西医结合治疗内科疑难杂症，尤其对血液病贫血、紫癜、白血病、骨髓瘤、淋巴瘤、肺癌、肠癌、高脂血症、高尿酸等疾病的防治有独特研究。看诊很仔细，对患者很耐心，医术精湛，这是于教授留给患者最深的印象。

（一）中医"学霸"39岁成功考研

2020年，一场突如其来的"新冠肺炎"疫情，激发了很多年轻人学医的热情。

"家族中的一位伯父是乡村医生，自己从小耳濡目染。"于天启在接受媒体专访时回忆学医的初衷，表示自己看到伯父屡屡妙手施治，用中医药解除患者痛苦，在当地很受人尊敬。这份伴随成长的崇高希望，让他认识并爱上中医，且最终领悟到中医的博大精深，简、验、廉、便。

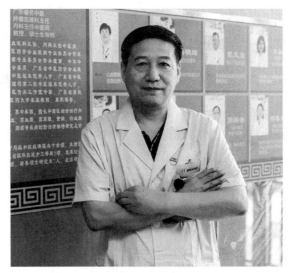

于天启，广东省名中医，广州中医药大学第三附属医院血液肿瘤科主任、内科主任中医，教授，硕士生导师。

学好中医不容易，中医的理论、古老术语晦涩难懂，背诵是基本功。在大学的象牙塔里，青年学生于天启刻苦努力，从熟背熟记"十八反""十九畏"到反复熟读中药药性、方剂组成等，对每一味药都下真工夫去反复研究。即便现在到了五六十岁的年纪，于天启照样能够对经典倒背如流。

大学毕业后，于天启回到家乡河南周口市，在一家县级医院工作。他说："待遇比不上大城市，但是很锻炼人，什么病都要看，腰穿、骨髓穿刺等操作技术也是在那时候练出来的。"15年的基层历练，让于天启迅速成长，积累了大量的有效经典方，医术一路精进，到三十多岁已是副高职称，在当地小有名气。

不过，这一切因为偶然的一次同学聚会而改变，于天启不想安于现状，决定去广东闯一闯。摆在面前就两条路：要么通过工作调动，要么通过考研，他理性地选择了后者。距离毕业已经15年，39岁的他以优异的成绩考上了广州中医药大学的研究生，在同学口中传为佳话。

自律上进、求知若渴，于天启不满足于中医领域的深耕细作，而将视野拓宽到现代医学。在读研期间，于天启到中山医科大学进修，学习西医临床。他说："中医跟西医虽是两个不同的理论体系，但并不矛盾，目的都是治病救人。中西医也各有优缺点，对于很多疾病来说，中西医结合的治疗方法效果更好。"因此，于天启不仅拥有扎实的中医理论基础，还有很强的临床能力，善于将中西医融会贯通。

更难能可贵的是，于天启还能紧跟学科前沿动态，熟悉肿瘤、血液病的现代医学新进展、新技术，以及最新的药物。这些被于天启视为看病的"基本功"，练好了随时拎出来，就可能成为精准打击目标的"利器"。

（二）看诊很仔细，药方有神效

2020年8月18日上午8：30，广州中医药大学第三附属医院于天启名中医传承工作室人头攒动，来自全国各地的求诊者，或安静坐着等候，或焦急站在诊室门口张望。

诊室里面，面容和蔼、一头乌黑亮发的于教授带着5位医学生，一边为患者悉心诊治，一边带教、传道授业。

本以为，来看中医的患者应该是以普通内科疾病居多，没想到大部分求诊者竟然患了系统性红斑狼疮、纤维瘤、肺癌、胃癌、脑癌、白血病等重病乃至绝症。有的癌症晚期不能手术又害怕化疗，有的做了手术又复发，有的晚期肿瘤已发生转移，被病痛折磨得夜不能寐，四处求医，通过口口相传，才找到了于天启。

"别着急，慢慢来！"几乎对每个走进诊室的患者，他都会先说这样一句话，然后把脉问诊。

在大家的固有印象中，中医诊断疾病无非是依靠把把脉、看看舌头而已。于天启是一个不一样的中医师，除了望闻问切、看片读报告之外，他还会叫患者做出各种"奇怪"的动作测试病情进展。

"闭上眼睛，手指拉开，对上，拉开，再对上……"38岁的薛先生听从于天启的口令，将左右手平行举起，闭眼伸出食指想要进行对合，但几次都对合不上。

几秒的功夫，于天启对病情了然于心，迅速判断出患者的癌细胞已经影响到脑神经。看他眼角有眼屎，于天启提示热气，调整药方，加上密蒙花。

薛先生走出诊室之后，进来的是一位五十多岁的肺癌患者，患有乙型肝炎，肿瘤已经切除，但她最近喉咙一痒，就想咳嗽。

于天启提醒她不要闻炒菜气味，建议戴口罩。他一边把脉，一边看电脑里之前开的药方，又细看了她最新的CT报告，然后决定检查一下患者的脖子。

"请吞一下口水""很好，再来一次"，于天启表示，摸着患者的脖子让其做"吞口水"动作可以帮助发现脖子的异常。

正因为看病仔细，于天启才能对症下药，经常上演"一剂起效"的神奇故事。73岁的朱伯，因罹患胃癌无法手术，在住院的9天里，8天都吃不下、睡不着。越吃西药，身体越虚，又拉又吐。经于天启诊治，一剂中药下去，朱伯马上就有了食欲，当晚也能安然入睡。

在很多人看来，中医和西医是两个互相独立的医学体系。但于天启认为，只要对患者有益，他不在乎是中医手段还是西医方法，都会取长补短进行采用。许多患者在他手里重获新生，生活质量大大提高。

52岁"带瘤生存"的林先生，由于肺癌晚期多发转移无法手术，化疗两个疗程之后无法再忍受痛苦，2012年开始找于天启调治。西药替加氟配合中药治疗，使用止嗽散、金铃子散、葶苈大枣泻肺汤加减、礞石滚痰丸……这样门诊调治八年，检查显示肿瘤原发病灶缩小一半，远处转移出现钙化。林先生从五年前开始停西药、中成药，现在只需中药汤剂即可。

（三）不让患者花一分冤枉钱

于天启平时的门诊患者很多，出门诊最快也是下午一点下班，有时候要从早上八点半看到下午三点，直到看完患者才会去吃饭，厕所都来不及上。

而推迟下班，常常是因为给患者加号造成的。他说："很多患者来自外地，网上没挂到号，又急于看病。医者父母心，作为医生能为患者解除痛苦，我觉得自己辛苦点没关系，值得！"

不停地给患者看病，连小朋友都心疼他。有一回，有个小女孩专程拿着两盒自己心爱的饼干给于天启，说："于教授，这两盒是我最喜欢吃的饼干，很好吃的。你看病都看那么辛苦，给你补充能量。"

今天，朱伯坐车三小时从惠东过来复诊，虽然身体瘦削，但精神矍铄，提及于天启赞不绝口。他说，"于教授人很好，没脾气，总是交代得特别清楚"。

于天启常常对患者进行可爱的"唠叨"：

"一个药方最多吃两个月就要调整。"

"吃了药方，大便有点烂，身子有点热，不必担心。"

"吃了如果没热气，就坚持吃；吃了若有热气，你就把白术10g换成党参15g。"

……　……

担心患者家属记不住，他又拿出准备好的小纸条写下来。

不仅如此，于天启还在经济上为患者减负，希望患者用小钱就看好大病。他的一位学生透露，从来没有见老师开过贵药，他的药方里头没有鹿茸、人参等名贵药材，白血病患者的一个月药钱也就几百块。于天启从不让患者花一分冤枉钱，检查报告只要是他认可的，即便是外地医院做的，也不会再让患者重新检查。

（四）"做名医一定要胆大心细"

从周口市15年的基层工作，到广州市中医医院组建血液专科，再到广州中医药大学第三附属医院，40多年从医，于天启感悟良多。

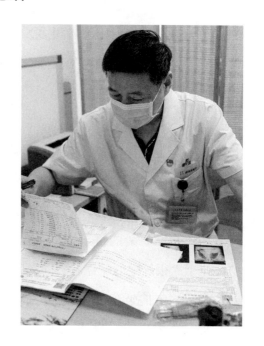

医生是一份特殊职业，健康所系，生命所托，容不得半点马虎。所以当医生要有责任感，要有使命感。在于天启看来，当一位好医生必须多读经典，多临床，只有诊疗水平提高了才能做好医生。但是成为一位名医则需要胆大心细，如临深渊，如履薄冰。

"遇到疑难患者，诊断清楚了，就要大胆用药，考虑周全的同时注重细节，遇到问题，心里有'刀'才能让它迎刃而解。"于天启如是说。

范婷婷是于天启的研究生，跟师已经两年了。她说血液肿瘤的患者一般病情比较严重，与其他科室相比，可能需要医生更多的细心、耐心和爱心。"于老师不仅医术精湛，胆大心细，还能源源不断地把同情心和善意传递给患者，这一点让我非常敬佩！"

古代药王孙思邈的《大医精诚》，备受历代医家推崇，被誉为"东方的希波克拉底誓言"。不少中医院校至今仍以它作为医学生的行为准则，要求每个医者秉承"大医精诚之心"，全心全意为患者服务。

"医生在诊疗中，除必备精湛的医疗技术外，对患者要有爱心、善心，要学会换位思考，理解患者心情，体察患者的痛苦。"这是于天启对"医者仁心"的深刻解读，也是对自己的要求。他表示，孙思邈《大医精诚》的核心思想正是当前和谐医患关系的灵丹妙药。

（注：患者及家属姓名均为化名）

撰文／叶芳

图／胡超杨、黎茵摄

通讯员／戚正涛、王剑